CONTENTS

特集 ICUにおける抗菌薬：new era strategy

責任編集　藤井 元輝，吉田 英樹，林 淑朗

1　巻頭言：ICUにおける抗菌薬 ……… 147
抗菌薬をロジカルに使うために
　　藤井 元輝　亀田総合病院 集中治療科/感染症内科

2　患者背景をふまえた抗菌薬選択 ……… 151
初期治療開始前の評価のためのストラテジー
　　黒田 浩一　藤田医科大学岡崎医療センター 総合診療科

【コラム】侵襲性真菌感染症患者における抗真菌薬選択 ……… 168
初期治療開始前の評価のためのストラテジー
　　黒田 浩一

3　微生物検査 ……… 173
その上手な使い方
　　藤原 辰也　大阪大学大学院医学系研究科 感染制御学
　　　　　　　島根大学医学部附属病院 麻酔科/感染制御部
　　松尾 裕央　大阪大学大学院医学系研究科 感染制御学

4　antimicrobial de-escalation（ADE） ……… 187
抗菌薬適正使用の要 ADEの考え方・進め方
　　後藤 崇夫　東京都立墨東病院 集中治療科

5　治療期間の設定 ……… 195
shorter is better は絶対か？
　　宮本 恭兵　和歌山県立医科大学 救急集中治療医学講座

6　抗菌薬投与各論　抗真菌薬 ……… 205
侵襲性真菌感染症治療のためのポイント
　　蓮池 俊和　神戸市立医療センター中央市民病院 感染症科/総合内科

7　抗菌薬投与各論　抗ウイルス薬 ……… 219
知っておくべき特徴と使い分け，注意点
　　蛭子 洋介　亀田総合病院 感染症内科

8　抗菌薬投与各論　耐性菌と新規抗菌薬 ……… 231
ポイントは耐性菌の疫学とカルバペネム耐性機序
　　西村 翔　兵庫県立はりま姫路総合医療センター 感染症内科

9　抗菌薬投与各論　敗血症患者に対するβ-ラクタム薬の持続投与/投与時間延長 ……… 245
有用性に関するエビデンスと実務上の観点から考える
　　橋本 英樹　日立総合病院 救急集中治療科・感染症科
　　　　　　　筑波大学附属病院日立社会連携教育研究センター 感染症内科

【コラム】バンコマイシンの持続投与 256
過大腎クリアランス患者には有効か？
　　尾田 一貴　熊本大学病院 薬剤部

⑩ **予防的抗菌薬** 261
ICUでのエビデンスに基づく予防的抗菌薬投与戦略
　　脇本 優司　日立総合病院 救急集中治療科
　　岡本 耕　東京科学大学病院 感染症内科・感染制御部

⑪ **抗菌薬の有害事象** 273
安全な抗菌薬治療を実現するために留意するポイントとは？
　　大久保 綾香・中薗 健一　聖マリアンナ医科大学横浜市西部病院 薬剤部

連載

◆ **え？知らないの？NPPVマスクの使い方** 290
　〈シリーズ構成：上岡 晃一　東京医科大学病院 臨床工学部〉
　　石橋 一馬　神戸市立医療センター中央市民病院 臨床工学技術部

◆ **集中治療に関する最新厳選20論文** 298
　　田邊 翔太　松江赤十字病院 救急部
　　吉田 英樹　聖マリアンナ医科大学 救急医学

◆ 倫理規定 306
◆ 訂正とお詫び 307
◆ 次号予告 307

注意　本誌に携わった全員が，本誌に示す情報が正確で，実臨床を反映したものとなるよう極力努力した。しかしながら，編著者ならびに出版社は，本誌の情報を用いた結果生じたいかなる不都合に対しても責任を負うものではない。薬物の使用にあたっては，個々の薬物の添付文書を参照し，適応，用量，付加された注意・警告に関する変化を常に確認されたい。

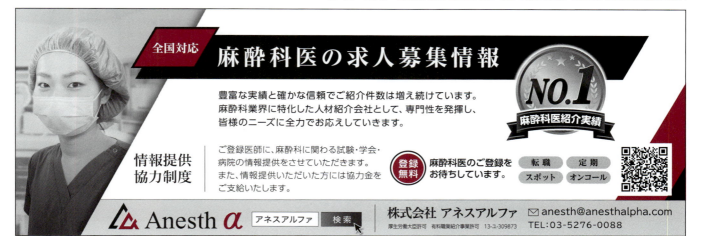

2025年 年間購読 受付中

エビデンスの先のベストプラクティスを描く
クオータリー・マガジン

- 「世界標準の集中治療を誰にでもわかりやすく」をコンセプトに、若手医師の育成や情報交換を目的として発足した「日本集中治療教育研究会」(Japanese Society of Education for Physicians and Trainees in Intensive Care = JSEPTIC) の活動をベースに、年4回発行。
- 毎号1つのテーマを決め、最新のエビデンスに基づいて、現在わかっていること／わかっていないことを検証、徹底的に解説。施設ごとに異なる診療を見直し、これからの集中治療のスタンダードを提示する。
- エビデンスレビューにとどまらず、エビデンスを吟味し、目の前の患者に応用するための思考法を提示。「実臨床ではどうすれば良いのか？」という問いに対して、私見と明確にしたうえでエキスパートの経験に基づいた実践例や回答例を十分に掲載。
- 重症患者の治療にあたる医師として最低限必要な知識を手中に収めるべく、テーマは集中治療にとどまらず、内科、呼吸器、救急、麻酔、循環器にまで及び、ジェネラリストとしてのインテンシヴィストを追求する。
- 集中治療専門医、それを目指す若手医師をはじめ、専門ナース、臨床工学技士、さらには各科臨床医に対し、集中治療を体系的に語り、議論し、意見交換ができる共通の場（＝アゴラ）を提供する。

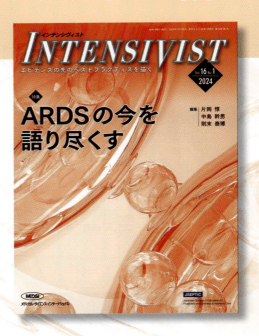

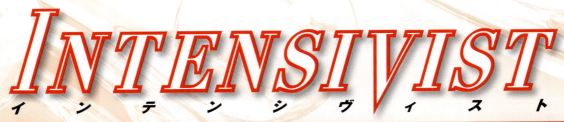
INTENSIVIST
インテンシヴィスト

年間購読料

季刊：1、4、7、10月刊行
19,800円（本体 18,000円＋税 10％）

＊ 毎号お手元に直送します。（送料無料）
＊ 1部ずつお買い求めいただくのに比べ、約4％の割引となります。

1部 定価 5,170円（本体 4,700円＋税 10％）

詳しくは弊社ホームページをご覧ください。
https://www.medsi.co.jp

公式サイト

INTENSIVIST編集委員

編集委員		
則末 泰博	東京ベイ・浦安市川医療センター 救急集中治療科 呼吸器内科
真弓 俊彦	独立行政法人地域医療機能推進機構中京病院 ICU診療部
武居 哲洋	横浜市立みなと赤十字病院 救命救急センター
安田 英人	自治医科大学附属さいたま医療センター 救急科
瀬尾 龍太郎	神戸市立医療センター中央市民病院 救命救急センター
植西 憲達	藤田医科大学 救急総合内科
牧野 淳	東京都立墨東病院 集中治療科
片岡 惇	練馬光が丘病院 総合救急診療科 集中治療部門
櫻谷 正明	JA広島総合病院 救急・集中治療科
中島 幹男	東京都立広尾病院 救命救急センター
岩永 航	浦添総合病院 救急集中治療部
岡田 和也	東京都立墨東病院 集中治療科
藤谷 茂樹	聖マリアンナ医科大学 救急医学／東京ベイ・浦安市川医療センター
讃井 將満	自治医科大学 麻酔科学・集中治療医学講座
林 淑朗	鉄蕉会亀田総合病院 集中治療科

編集協力委員　植田 育也／内野 滋彦／大庭 祐二／志馬 伸朗／田中 竜馬
橋本 圭司／橋本 悟／平岡 栄治／松浦 謙二

日本集中治療教育研究会（JSEPTIC）

メディカル・サイエンス・インターナショナル

特集 ICUにおける抗菌薬：new era strategy

巻頭言

ICUにおける抗菌薬
抗菌薬をロジカルに使うために

藤井 元輝 FUJII, Motoki
亀田総合病院 集中治療科/感染症内科

ICUにおける抗菌薬[*1]の使用は，治療効果と薬剤耐性化リスクという2つの相反する要素のバランスの上に成り立っている。敗血症性ショックをはじめとした重症患者では，広域抗菌薬を開始せざるを得ない状況が多いものの，その安易な乱用は耐性菌を生み出すリスクがある。このジレンマに対応するためには，重症患者であるからこそ論理的な抗菌薬の使用が求められる。すなわち，感染症診療の原則と抗菌薬の特性を理解したうえで，目の前の患者にどのような感染症が起きていて，その原因となる微生物は何かを突き詰め，患者ごとに最適な抗菌薬を選択し，投与量，投与期間を決定する必要がある。しかしICUでこれらを実践することは，以下の要因からなかなか難しいのが現状である。

1. 重症患者の全身管理と並列して抗菌薬選択を求められる

ICUで感染症の治療を要する患者の大半は，敗血症による循環不全をはじめとした多臓器不全を呈している。人工呼吸器管理や輸液，昇圧薬の調整といった全身管理を行いながら，同時に患者背景，感染臓器，原因微生物を推定し，抗菌薬の種類を検討する時間的余裕はあまりない。

2. 患者背景が複雑で，どの抗菌薬を選択すべきか（そもそも抗菌薬を開始すべきか）の判断が難しい

患者背景は多岐にわたり，周術期や腎代替療法 renal replacement therapy（RRT），体外式膜型人工肺 extracorporeal membrane oxygenation（ECMO）などの使用下にある患者も少なくない。そもそも病態増悪の原因が感染症なのか，原疾患の増悪や他の合併症なのか，鑑別に難渋することは多々ある。多くの患者では抗菌薬投与歴があり，耐性菌の関与も個別に評価する必要がある。免疫不全状態の患者も多く存在する。現代のICUでは，抗悪性腫瘍薬や免疫抑制剤使用中の患者，造血幹細胞移植後や固形臓器移植後の患者の入室も日常的にある。こうした複雑な背景疾患をもつ患者では，原因微生物を推定し，それに応じた適切な抗菌薬を選択することが一層難しくなる。

3. 抗菌薬の投与設計が難しい

重症患者では，ICUでよく用いられるβ-ラクタム系抗菌薬やグリコペプチド系抗菌薬に

[*1] 本特集のタイトルには「抗菌薬」を冠しているが，抗真菌薬や抗ウイルス薬についても解説している。本文中では文脈に応じて「抗微生物薬」という表現も用いている。

*2
2025年4月12日の時点で，日本国内の感染症専門医は1868名．ICU患者の感染症診療について実際に相談できる専門医は，さらにその一部に限られる．
日本感染症学会ホームページ．専門医名簿（2025年3月1日更新）．<https://www.kansensho.or.jp/uploads/files/senmoni/meibo_250301.pdf> Accessed Apr. 12, 2025.

*3
151ページ参照．

*4
261ページ参照．

*5
173ページ参照．

代表される水溶性抗菌薬の薬物動態パラメータが著しく変動する．この主たる機序として，①大量輸液や血管透過性亢進，体外循環に伴う分布容積の拡大と，②過大腎クリアランス augmented renal clearance（ARC）や急性腎障害 acute kidney injury（AKI）などに伴う薬物クリアランスの変化が想定されている[1]．従来の血清クレアチニン値のみに基づいた投与設計では，多くの場合，初期の抗菌薬の過小投与をまねき，治療失敗や耐性菌リスクを上昇させる可能性が危惧される．

4. 感染症専門医の絶対的な不足

本邦特有の問題点として，感染症専門医への相談体制が整備された施設が著しく限定的であることが挙げられる*2．複雑な感染症診療の意思決定を，主治医や集中治療医が単独で行わざるを得ない状況が多く存在する．

一方で，近年の感染症診療は次のような進歩がみられる．

第一に，微生物検査技術の進歩が挙げられる．従来の塗抹鏡検と培養後の生化学同定法に加え，質量分析装置や迅速遺伝子検査機器を導入する医療機関が増加している．特に新型コロナウイルス感染症（COVID-19）のパンデミックを契機として，本邦でもこれらの機器の導入が加速した．

第二に，新規の抗微生物薬の開発である．世界的にはカルバペネム耐性を含む多剤耐性グラム陰性桿菌による感染症が重大な脅威となっており，本邦においても同様の問題が顕在化しつつある．近年，耐性グラム陰性桿菌に対する新規のβ-ラクタム系抗菌薬や，新規の抗真菌薬，抗ウイルス薬が本邦でも相次いで使用可能となった．

第三に，大規模無作為化比較試験 randomized controlled trial（RCT）による検証である．感染症診療では，抗菌薬選択や治療期間などの多くが，慣習や専門家の意見に大きく依存してきた．しかし近年では，大規模な RCT が複数実施され，エビデンスが蓄積されつつある．特に ICU における治療期間の短縮やβ-ラクタム系抗菌薬の持続投与の RCT は，今後の診療方針の転換点となり得る研究として注目されている[2,3]．

以上から，本特集では ICU における抗菌薬治療について，開始時の選択から変更，終了に至るまでの思考過程を，近年の知見をふまえて体系的に整理できる構成とした．

感染症診療では，感染症の認知に始まり，①患者背景の理解，②感染臓器の推定，③患者背景と感染臓器に基づく原因微生物の推定および微生物検査の実施，④重症度，緊急性の把握，⑤治療対象とすべき微生物の範囲の決定，⑥抗菌薬の選択，⑦薬物動態学・薬力学を考慮した抗菌薬の投与設計，⑧適切な経過観察（臓器特異的パラメータの評価，有害事象のモニタリング），⑨微生物検査結果に基づく抗菌薬の変更（de-escalation），⑩治療期間の設定，について順を追って評価する必要がある（図1）．

抗菌薬を選択する際は，患者背景，感染臓器，原因微生物，重症度の4つの要素の評価が不可欠である（図2）．抗菌薬は，その薬物に感受性のある微生物にしか効かない．そのため，原因微生物とその薬剤感受性の推定が極めて重要である．この推定において最も重要な情報となるのが，患者背景と感染臓器である．この観点から，「**患者背景をふまえた抗菌薬選択**」*3では，免疫不全状態や耐性菌リスクといった患者背景に基づく初期抗菌薬選択の考え方を解説し，「**予防的抗菌薬**」*4の後半では，免疫不全を有する患者における予防的投与の適応について解説している．

次に，原因微生物とその薬剤感受性の推定から同定へのステップの理解として，「**微生物検査**」*5では，検査室での微生物の同定手順に加え，迅速診断検査（Direct MALDI-TOF

図1 抗菌薬開始から終了までの思考過程

```
[感染症の認知]
   ↓
[初期抗菌薬の選択]
  1. 患者背景の理解
     ・発症場所，免疫不全の有無，過去の抗菌薬投与歴・培養歴，アレルギー
     ・院内アンチバイオグラム
  2. 感染臓器の推定
     ・局在化した臓器特異的な情報を拾い上げる（病歴聴取，身体診察，検査）
     ・感染臓器が不明：心血管内の感染症（感染性心内膜炎，カテーテル関連血流感染症）
                   人工物感染症，深部膿瘍，細胞内寄生菌（結核，リケッチア）
                   輸入感染症，感染症以外
  3. 原因微生物とその薬剤感受性の推定，微生物検査の実施
     ・患者背景と感染臓器から，具体的な微生物名とその薬剤感受性はおおむね推定できる
     ・頻度を考慮して優先順位をつける
     ・微生物検査：グラム染色や迅速検査の活用。培養検査の提出
  4. 重症度，緊急性の把握
     ・敗血症性ショック，好中球減少症，脾臓摘出後の感染症は緊急性が高い
     ・骨髄炎や細胞性免疫不全に特徴的な感染症（肺の腫瘤性病変など）では原因微生物が多彩か
       つ治療開始までの時間的猶予があり，生検などの検査を優先したい
  5. 想定される微生物のなかでどこまでを治療対象とするか決める
     ・頻度，重症度，緊急性をふまえ判断
  6. 抗菌薬の特性をふまえ選択
   ↓
[7. 抗菌薬の投与設計]
  ・投与経路，1回投与量，投与時間，投与間隔
  ・薬力学
     抗菌薬の要素：時間依存性，濃度依存性
     微生物の要素：菌種，最小発育阻止濃度（MIC）
  ・薬物動態の変化（分布容積とクリアランス）の推定
     抗菌薬の要素：水溶性，脂溶性，タンパク質結合率
     患者・医療介入の要素：血管透過性亢進，輸液負荷，昇圧薬，出血，ドレーン排液，低アルブミン血
                        症，AKI，ARC，RRT，ECMO，血漿交換
   ↓
[8. 適切な経過観察]
  ・臓器特異的なパラメータの改善の有無
  ・全身状態
  ・有害事象の有無
   ↓
[9. 微生物検査結果に基づく抗菌薬の変更]
  ・de-escalation もしくは escalation
  ・検査結果と臨床経過に矛盾はないか
   ↓
[10. 治療期間の設定]
  ・感染臓器，原因微生物，治療反応性
```

MS[*6]や多項目遺伝子迅速診断機器など）をICUでの感染症診療にどう活用すべきか解説している。

さらには，抗微生物薬を選択する際は，その特性を理解している必要がある。**抗菌薬投与各論「抗真菌薬」**[*7]**「抗ウイルス薬」**[*8]**「耐性菌と新規抗菌薬」**[*9] では，使用機会が増加しているものの，感染症を専門としない医師には馴染みの少ないと思われる抗真菌薬，抗ウイルス薬，新規β-ラクタム系抗菌薬の特徴と使い分けに関して解説している。

続いて，投与開始した抗菌薬の投与設計として，**「敗血症患者に対するβ-ラクタム薬の持続投与/投与時間延長」**[*10] とコラム**「バンコマイシンの持続投与」**[*11] では，重症患者における薬物動態の変動への対応戦略としての

[*6] MALDI-TOF MS：matrix assisted laser desorption/ionization time of flight mass spectrometry

[*7] 205ページ参照。

[*8] 219ページ参照。

[*9] 231ページ参照。

[*10] 245ページ参照。

[*11] 256ページ参照。

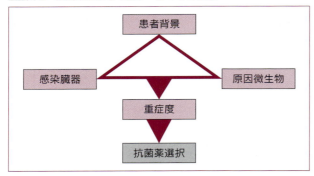

■図2 抗菌薬選択で考慮すべき4つの要素

*12 273ページ参照。

*13 187ページ参照。

*14 195ページ参照。

*15 261ページ参照。

持続投与法の理論的基盤と実践的応用について解説している。

適切な経過観察として，抗菌薬投与中は臓器特異的なパラメータだけでなく，有害事象の把握も重要である。「**抗菌薬の有害事象**」*12では，抗菌薬関連脳症，腎障害，薬剤性過敏症症候群の機序と対策を解説している。

抗菌薬の効果と耐性菌リスクのジレンマを解決するために考案された戦略の1つが，抗菌薬のde-escalationである。「**antimicrobial de-escalation（ADE）**」*13では，そのエビデンスとICUにおける具体的な実践方法を解説している。

抗菌薬投与の最後のステップとして，「**治療期間の設定**」*14では，抗菌薬投与期間について，最新のエビデンスに基づき，ICUでも"shorter is better"（より短い治療期間が望ましい）は妥当かに関して解説している。

最後に，予防的抗菌薬はICUで使用されている抗菌薬の多くを占める。「**予防的抗菌薬**」*15では，ICUにおける手術部位感染症予防，人工呼吸器関連肺炎予防，免疫不全患者の感染予防という3つの観点から，その適応を解説している。

…

感染症診療では，患者背景，病態の多様性から，教科書的な知識があっても実臨床で判断に苦慮することが少なくない。本特集では，各稿で具体的な症例を提示し，エキスパートの考え方と実践方法を詳しく解説していただいた。ECMOや人工呼吸器などの循環呼吸管理と比べると，集中治療医にとって抗菌薬は地味な印象をもたれるかもしれない。しかし対症療法が中心となる集中治療において，抗菌薬は数少ない根本的治療薬の1つである。本特集が，皆様のICUにおける論理的な抗菌薬使用の一助となれば幸いである。

文 献

1. Fujii M, Karumai T, Yamamoto R, et al. Pharmacokinetic and pharmacodynamic considerations in antimicrobial therapy for sepsis. Expert Opin Drug Metab Toxicol 2020 ; 16 : 415-30.　PMID : 32238005
2. Daneman N, Rishu A, Pinto R, et al. Antibiotic treatment for 7 versus 14 days in patients with bloodstream infections. N Engl J Med 2025 ; 392 : 1065-78.　PMID : 39565030
3. Dulhunty JM, Brett SJ, De Waele JJ, et al. Continuous vs intermittent β-lactam antibiotic infusions in critically ill patients with sepsis : the BLING III randomized clinical trial. JAMA 2024 ; 332 : 629-37.　PMID : 38864155

利益相反（COI）：なし

特集 ICUにおける抗菌薬：new era starategy

患者背景をふまえた抗菌薬選択
初期治療開始前の評価のためのストラテジー

黒田 浩一 KURODA, Hirokazu
藤田医科大学岡崎医療センター 総合診療科

キーワード
免疫不全
薬剤耐性菌
侵襲性真菌感染症
発症場所
感染臓器

はじめに

感染症が疑われる患者に抗微生物薬を開始する際には，患者背景，感染臓器・部位，原因微生物，重症度の4つの要素を整理することが重要である。これらを正確に把握してはじめて適切な抗微生物薬の選択が可能となる[1]。特に敗血症診療では，不適切な初期治療が予後悪化をまねくため，これら4要素の検討は不可欠である。

本稿では，ICUでの感染症診療において，初期治療開始前に評価すべき「患者背景」に焦点を当て，「発症場所」「免疫不全」「薬剤耐性菌リスク」の各視点から解説する。

ICUでの感染症診療では短時間で正確に患者背景を把握する必要がある

敗血症，特に敗血症性ショックでは，治療開始の遅れが予後の悪化に直結する[2〜5]ため，認知後1時間以内に抗菌薬を開始することが推奨されている[6]。

しかし，この短時間での初期評価では，患者背景の確認や感染臓器，原因微生物の推定が不十分になるリスクが高い[1]。特に，不適切な初期治療が予後悪化をまねくことは複数の研究[7〜9]で報告されており，その結果，初期治療には広域スペクトラム抗菌薬が選択される傾向がある。しかし，これらの多くは過剰な治療となる可能性が指摘されている。例えば，市中発症の敗血症の初期治療では，抗緑膿菌活性を有するβ-ラクタム系抗菌薬と抗メチシリン耐性黄色ブドウ球菌 methicillin-resistant *Staphylococcus aureus* (MRSA)活性のある抗菌薬の併用が選択されることが多い[9,10]が，60%以上でこれらのカバーが過剰であった[9]とした報告がある。このような広域スペクトラム抗菌薬の過剰使用は，薬剤耐性菌の増加や副作用*1のリスクを高めるため[11,12]，可能なかぎり回避すべきである。

一方で，近年増加している多様な免疫不全患者[13〜16]や薬剤耐性菌による感染症に対して，不十分なスペクトラムの初期治療が選択されることで予後が悪化する危険性も存在する。そのため，特にICUでは限られた時間内に効率的かつ正確に患者背景を整理する能力が求められる。検討すべき重要な患者背景を**表1**に示す。

発症場所による感染臓器・部位と原因微生物の違い

感染臓器・部位と原因微生物は，発症場所に

*1
副作用：即時型アレルギー，infusion reaction，薬疹，腎障害，*Clostridioides difficile* 感染症など。

表1　ICU患者の感染症の初期治療選択時に整理すべき患者背景

発症場所	市中発症 院内発症
免疫不全	好中球減少 細胞性免疫不全 液性免疫不全 皮膚・粘膜バリア障害
薬剤耐性菌リスク	MRSA ESBL産生腸内細菌目細菌 AmpC産生腸内細菌目細菌 カルバペネム耐性腸内細菌目細菌 緑膿菌 *Acinetobacter*属 *Stenotrophomonas maltophilia*
侵襲性真菌感染症リスク	侵襲性カンジダ症 侵襲性アスペルギルス症

表2　ICUの感染症患者の主な感染臓器・部位

市中発症の敗血症の初期感染巣	院内発症の感染症
肺炎（31〜68%） 腹腔内感染症（19〜31%） 尿路感染症（6〜18%） 皮膚軟部組織感染症（7〜13%）	人工呼吸器関連肺炎 カテーテル関連血流感染症 カテーテル関連尿路感染症 腹腔内感染症 手術部位感染症

文献17, 19〜28を参考に作成

表3　ICUの感染症患者の原因微生物

肺炎

市中肺炎	人工呼吸器関連肺炎
肺炎球菌（38〜42%） *Legionella pneumophila*（8〜14%） 腸内細菌目細菌（1〜5%） 緑膿菌（3〜5%） 黄色ブドウ球菌（2〜5%）	黄色ブドウ球菌（20〜32%） 緑膿菌（13〜27%） *Klebsiella*属（7〜19%） *Enterobacter*属（7〜10%） 大腸菌（5〜13%） *Serratia*属（4〜7%） *Acinetobacter*属（3〜10%）

尿路感染症

市中発症*	院内発症
大腸菌（75〜90%以上） *Klebsiella pneumoniae*（〜10%） *Proteus mirabilis*（〜6%） 他の腸内細菌目細菌（まれ） *Enterococcus*属（まれ） 緑膿菌（まれ）	大腸菌（23〜39%） 緑膿菌（10〜22%） *Klebsiella*属（10〜18%） *Enterococcus*属（15〜22%） *Enterobacter*属（3〜15%） *Proteus*属（4〜11%） *Candida*属（5〜13%）

*入院を要した尿路感染症の原因微生物の頻度であり，ICUに限定したデータではない．

文献24, 29〜46を参考に作成

よって大きく異なり，市中発症と院内発症（入院後48時間以降の発症）[17,18]の2つに分類される．

ICUに入室した市中発症の敗血症患者[17,19〜23]とICUで発症した感染症[24〜28]の主な感染臓器・部位を表2に示す[*2]．

ICUの感染症患者から検出される代表的な微生物には，黄色ブドウ球菌，コアグラーゼ陰性ブドウ球菌 coagulase-negative Staphylococci（CNS），*Streptococcus*属，*Enterococcus*属，大腸菌，*Klebsiella*属，*Enterobacter*属，緑膿菌，*Acinetobacter baumannii*，*Candida*属などが含まれる[17,20,22〜25]．これらの微生物の分布は，感染臓器・部位や発症場所によって大きく異なっている．原因微生物の頻度を表3[24,29〜46]に示す．

免疫不全者における感染症

症例1
42歳の男性．急性骨髄性白血病（AML）に対する寛解導入療法（イダルビシンとシラタビンの併用療法）目的で入院した．
治療開始7日目に好中球数が500/μL未満となった．14日目に軽度の咳が出現し，翌日から38℃台の発熱を認めた．AML以外の既往歴はなく，感染症予防のためフルコナゾールとアシクロビルを内服していた．全身状態は良好で，意識清明，体温38.5℃，脈拍103/min，血圧112/61 mmHg，呼吸回数18回/min，SpO$_2$ 98%（室内気）．身体診察では明らかな異常所見を認めず，右内頸静脈に中心静脈カテーテルが留置されていた．
血液培養採取後にセフェピムを開始したが解熱せず，治療開始4日目に血圧76/46 mmHg，脈拍140/min整，呼吸回数24回/min，SpO$_2$ 86%（室内気）となり，ICU入室となった．自覚症状は，乾性咳嗽，倦怠感，下痢であった．

本項では，免疫不全者の感染症の特徴および免疫不全の分類とその特徴を概説し，それらをふまえた初期評価のポイントを解説する．

免疫不全者の感染症の特徴

免疫不全者の感染症の特徴を表4[6,15,47~60]に示す。特に病原性の低い微生物による感染症の発生頻度が上昇し、さらに一般的な感染症が重症化しやすく、急速に進行する傾向がみられる。これらの特性は、治療の方針の決定に大きく影響を及ぼす[15,47~49]。

また、細胞性免疫不全や重度の好中球減少症[*3]では、同時に複数の病態が存在することがある[50~54]。例えば、進行したヒト免疫不全ウイルス（HIV）感染者でニューモシスチス肺炎 Pneumocystis pneumounia（PCP）と肺結核が同時発生（同一臓器での複数の病原体による感染）したり、発熱性好中球減少症 febrile neutropenia（FN）患者でCNSによるカテーテル関連血流感染症（CRBSI）と肺アスペルギルス症が同時発生（異なる臓器の感染症）したりすることがある。さらに、細菌性肺炎や肺アスペルギルス症に、肺胞出血、薬剤性肺炎、肺水腫、肺梗塞、白血病の肺浸潤などの非感染性疾患が合併する場合もある。

ただし、特殊な感染症に注目しがちだが、免疫正常者で一般的な微生物は、免疫不全者でも頻度が高いことも認識する必要がある。例えば、悪性腫瘍や副腎皮質ステロイド使用中、進行したHIV感染症などの免疫不全者における市中肺炎で最も頻度の高い原因微生物は肺炎球菌である[14~16,61,62]。

また、市中肺炎の診療ガイドライン[63,64]のように、免疫不全者が対象から除外されることもある[15]。これは、免疫不全者が免疫正常者と比較して、幅広い病原微生物による感染症が起こりやすく、複雑かつ個別化した治療が必要であり、また臨床試験から除外されることが多い[15]ためである。

これらの特徴から、免疫不全者の感染症診療は、免疫正常者に比べ検討すべき事項が多く、その結果、対応がより複雑になる。

表4 免疫不全者の感染症の主な特徴と診療の要点

特徴
- 免疫正常者と比較して感染症の発生頻度が高く、原因微生物が多様化する
  - 免疫正常者にみられる一般的な病原微生物による感染症が増加する
  - 病原性の低い微生物による感染症の頻度が増加する
- 一般的な感染症が重症化しやすくなる
- 炎症を示す症状・身体所見・検査所見が乏しい場合がある
  - FNでは発熱以外の症状が乏しいことが多い
  - 進行したHIV感染症患者のPCPでは、発症初期の胸部単純X線は10~25％で正常である
- 初診時に安定しているようにみえても、分~時間単位で急速に悪化することがある
  - 特にFNまたは脾臓摘出後/脾機能低下患者の敗血症で顕著である
- 複数の病態が同時または連続的に発生することがある
  - 特に細胞性免疫不全または重度の好中球減少症でみられやすい
  - 複数の病原微生物による感染症や非感染性疾患が併発することがある
- 診療ガイドラインの対象から免疫不全者は除外されることがある

診療の要点
- 基本的な診療方法は、免疫正常者と同じである
  - 病歴聴取と過去の診療録で患者背景を確認する
  - 患者背景・身体所見・検査結果から、感染臓器・部位と原因微生物を推定する
- 免疫不全のどのカテゴリーに該当するか検討する
  - 複数のカテゴリーの免疫不全が存在することもある
    例：同種造血幹細胞移植
  - 免疫不全の原因疾患/薬物、免疫不全の程度、持続期間を確認する
- 原因微生物の同定が特に重要である
  - 想定される原因微生物1つ1つに対して、適切な検査を実施する
- 短時間で初期評価を行い、すみやかに治療を開始する必要がある病態がある
  - 特に、FNや敗血症を呈している場合、脾臓摘出後の発熱患者の場合

文献6, 15, 47~60を参考に作成

免疫不全の4カテゴリー

「免疫不全」と一言にいっても、その種類は多岐にわたり、原因となる疾患や薬物によって、障害される免疫機能の種類、程度、持続期間が異なる。これによって、罹患しやすい感染症の種類も大きく変化する[15,47,53]。感染症診療においては、免疫不全を「好中球減少」「細胞性免疫不全」「液性免疫不全」「皮膚・粘膜バリア障害」の4カテゴリーに分類することで[56,65]、原因微生物を検討しやすくなる（表5）。本項では、この分類に基づき各カテゴリーについて解説する。

ただし、複数のカテゴリーが同時または時期をずらして問題となる場合もある。例えば、同種造血幹細胞移植患者では、前処置開始から生着までは主に好中球減少が、その後は細

[*2] 院内発症の頻度は、報告間で大きな差があるため記載を省略した。

[*3] 進行したヒト免疫不全ウイルス（HIV）感染症、急性白血病に対するがん薬物療法・造血幹細胞移植など。

表5 免疫不全とその主な原因と問題となる微生物

免疫不全の種類	原因となる疾患・医療行為	問題となる微生物
好中球減少	急性白血病 再生不良性貧血 がん薬物療法 放射線治療 造血幹細胞移植	黄色ブドウ球菌 CNS 緑膿菌 腸内細菌目細菌 Candida 属, Aspergillus 属
細胞性免疫不全	悪性リンパ腫 造血幹細胞移植 固形臓器移植後 HIV 感染症 副腎皮質ステロイド 免疫抑制剤 　カルシニューリン阻害薬 　TNF-α阻害薬 　シクロフォスファミド	細菌 　黄色ブドウ球菌 　Salmonella 属 　Legionella 属, Nocardia 属 　Listeria monocytogenes 抗酸菌 　結核菌 　非結核性抗酸菌 真菌 　Pneumocystis jirovecii 　Aspergillus 属, Candida 属 　Cryptococcus neoformans 　ムーコル目 ウイルス 　インフルエンザウイルス 　RSウイルス 　HSV, VZV, CMV, EBV, 　HHV-6 寄生虫 　トキソプラズマ, 糞線虫
液性免疫不全	慢性リンパ性白血病 多発性骨髄腫 造血幹細胞移植 脾臓摘出後/脾機能低下 抗 CD20 抗体（リツキシマブ）	肺炎球菌 インフルエンザ菌 髄膜炎菌 Capnocytophaga canimorsus
皮膚・粘膜バリア障害	熱傷, 外傷 重度の皮膚疾患 褥瘡, 潰瘍 血管内カテーテル 膀胱留置カテーテル がん薬物療法による口腔・消化管粘膜障害	皮膚障害 　黄色ブドウ球菌 　CNS 　緑膿菌 　Candida 属 口腔・消化管粘膜障害 　viridans group streptococci 　腸内細菌目細菌, 緑膿菌 　Candida 属

CMV：サイロメガロウイルス, EBV：Epstein-Barr ウイルス, HHV-6：ヒトヘルペスウイルス 6 型, HSV：単純ヘルペスウイルス, TFN：腫瘍壊死因子, VZV：水痘・帯状疱疹ウイルス
文献 56, 65 を参考に作成

*4 例えば, 好中球減少期間が 7 日未満では侵襲性真菌感染のリスクは低いが, 7 日を超えるとその頻度は増加する[47]。

*5 一部の細菌, 抗酸菌, ウイルス, 真菌, 寄生虫など, 多種多様な病原微生物。

胞性免疫不全と液性免疫不全が主な問題となる。また, 同じカテゴリーの免疫不全でも, 原因疾患や薬物や免疫不全の程度・持続期間によって感染症リスクは異なる*4。

● 好中球減少

好中球減少によって, 異物の貪食能が低下するため, 細菌感染症や侵襲性真菌感染症が増加する。好中球減少症は「好中球が 500/μL 未満, または, 48 時間以内に 500/μL 未満に減少する状態」[47,57,66]と定義される。主な原因は, がん薬物療法と放射線治療である。FN の発症リスクは, 好中球減少期間が特に重要であり, 期間が延びるほどリスクは増大し, 感染症を引き起こす病原微生物の範囲が拡大する[47,57,66,67]（表 6）。

FN では, 感染臓器や原因微生物が判明する頻度は 20〜30% と低い。診断される感染症の臓器・部位としては, 腸管・肺・副鼻腔, 皮膚, 血管内カテーテル, 肛門周囲などが多い。また, FN 患者から分離される頻度が高い細菌として, グラム陽性菌では CNS, 黄色ブドウ球菌, viridans group streptococci（緑色レンサ菌）, グラム陰性菌では大腸菌や Klebsiella pneumoniae などの腸内細菌目細菌と緑膿菌が挙げられる[47]。特にグラム陰性桿菌による感染症は急速に進行することがあり, 認知後 1〜2 時間以内の迅速な治療が推奨される[58〜60]。

● 細胞性免疫不全

細胞性免疫は, 主に T リンパ球が関与し, 悪性リンパ腫, 造血幹細胞移植, 固形臓器移植後, HIV 感染症, 副腎皮質ステロイドや免疫抑制剤の使用によって低下する。その結果, 細胞内寄生する微生物*5 による感染症が増加する。さらに, 複数の病原微生物が同時感染する場合もあるため, 広範な鑑別診断が求められる。

また, 感染リスクの高い病原微生物は, 細胞性免疫不全の原因となる疾患や薬物によって異なるため, 基礎疾患の把握が診断と治療において特に重要である。具体的な内容は, 各疾患や各薬物に関するガイドラインを参考にする必要がある*6。

細胞性免疫不全は, 免疫不全において最も鑑別診断が複雑であり, 使用する薬物〔ST（スルファメトキサゾール/トリメトプリム）

合剤，アムホテリシンB脂質製剤，ガンシクロビルなど〕には副作用が問題となるものも多い。そのため，適切な検査計画や治療方針の策定には，感染症専門医へのコンサルテーションが推奨される。なお，細胞性免疫不全に特徴的な感染症は，FNや脾摘後敗血症のように急速に進行することは少なく，治療開始まである程度の時間的猶予が存在する。

● 液性免疫不全

液性免疫は，Bリンパ球，形質細胞，補体が関与する免疫機構であり，慢性リンパ性白血病や多発性骨髄腫などで低下する。また，脾臓摘出術後や脾機能低下（先天的無脾症，脾臓低形成，鎌状赤血球症による繰り返す脾梗塞など）[48,49]のある患者でも液性免疫の低下が認められる。これは，脾臓が人体最大のリンパ組織で，体内の約半分の免疫グロブリン産生Bリンパ球が存在し，かつオプソニン化された細菌や莢膜を有する細菌[*7]の除去に重要な役割を果たしているためである。

液性免疫の低下により，莢膜を有する細菌による感染症が増加する。特に，脾摘後の患者では，致死率が約50％と非常に高く，時間単位に急速に進行する脾摘後重症感染症 overwhelming post-splenectomy infection（OPSI）が知られており，発熱時には迅速な受診，精査，および治療開始が不可欠である[48,49,68,69]。

● 皮膚・粘膜バリア障害

皮膚や粘膜（口腔内，消化管，尿路生殖器，気道など）は，微生物の侵入を防ぐバリアとして機能している。このバリアが障害されることで，その部位の常在菌（CNS, viridans group streptococci, 腸内細菌目細菌，嫌気性菌，Candida属など）や医療施設の環境に存在する微生物（MRSA，緑膿菌など）による感染症の発生頻度が高まる。

表6　がん薬物療法中の患者の感染症リスク

感染症リスク	免疫不全の原因疾患/原因薬物	頻度の高い微生物
低	好中球減少＜7日 大半の固形癌に対するがん薬物療法	細菌（黄色ブドウ球菌，緑膿菌など）
中	好中球減少 7～10日 自家造血幹細胞移植 悪性リンパ腫，骨髄腫 慢性リンパ性白血病 プリンアナログ CAR-T細胞療法	低リスク ＋一部の真菌（Candida属，Pneumocystis jirovecii） ＋ウイルス（HSV, VZV）
高	好中球減少＞10日 アレムツズマブ 同種造血幹細胞移植 急性白血病（寛解導入/地固め療法） 中等度～重度GVHD	中リスク ＋糸状菌（Aspergillus属，ムーコル目）

CAR：キメラ抗原受容体，GVHD：移植片対宿主病
文献47, 57, 66, 67を参考に作成

■ 免疫不全者の感染症を初期評価・治療開始する際のポイント（表4）

免疫不全者における感染症の基本的な診療は免疫正常者と大きな違いはないが，免疫不全の詳細な検討が必要である点と，想定される微生物が多岐にわたる点が，特徴として挙げられる。具体的には，病歴聴取や診療録をもとに既往歴（免疫不全の原因疾患とその他の基礎疾患），過去の感染歴，渡航歴，地域で流行中の感染症への曝露歴，予防的抗微生物薬の使用歴，最近の医療曝露歴などを詳細に確認し，身体所見や迅速検査の結果をふまえて，感染臓器と原因微生物を推定する（表7）[15,50,53,56,57,70]。

免疫不全者における原因微生物の同定は，適切な治療とそれによる予後改善に寄与するだけでなく，不要な広域抗菌薬の中止とそれによる耐性菌の出現抑制，腎毒性や骨髄抑制などの副作用や薬物相互作用の回避にもつながる[15,50～52]。

ただし，原因微生物の同定には，侵襲的検査（気管支鏡検査，リンパ節生検，骨髄生検など）や高コスト検査（核酸増幅検査など）が必要となることが多いため，絨毯爆撃的な検査は避け，患者背景を十分に考慮し，推定される病原微生物に基づいて実施することが

*6
例えば，がん薬物療法によって増加する感染症は，文献57に詳しく記載されている。

*7
肺炎球菌，インフルエンザ菌，髄膜炎菌など。

表7 免疫不全者の感染症の原因微生物の推定に必要な情報

免疫不全の状態
　原因疾患（罹患期間と重症度）
　免疫抑制剤・抗がん薬による治療歴（使用期間と治療強度）
　CD4陽性Tリンパ球数（HIV感染者の場合）
免疫不全疾患以外の既往歴
過去1年の培養検査歴，過去の感染歴
最近の医療曝露歴（入院歴，抗菌薬使用歴，輸血歴など）
予防的抗微生物薬の使用歴（ST合剤，抗真菌薬など）
曝露歴（インフルエンザ，COVID-19，その他の呼吸器ウイルス，結核など）
渡航歴，渡航先での医療曝露歴，温泉や公衆浴場の利用歴
画像所見（胸部CT検査，頭部MRI検査など）
臨床経過（発症様式・進行スピード，感染症の重症度）
迅速検査結果（PCR検査，臨床検体のグラム染色，迅速抗原検査）

COVID-19：新型コロナウイルス感染症，PCR：ポリメラーゼ連鎖反応
文献15，50，53，56，57，70を参考に作成

表8 免疫不全者の肺炎に対する微生物学的検査

微生物学的検査は，以下の要素を考慮し，個別化して決定する
・患者背景・身体所見・画像検査などから推定される病原微生物
・国や地域における利用可能な検査の範囲（例：保険適用，外注検査の有無）
血液培養
喀痰検査
・一般細菌・真菌・抗酸菌の塗抹・培養検査
・PCR検査（結核菌，MAC，*Pneumocystis jirovecii*）
鼻咽頭ぬぐい液
・呼吸器ウイルスと非定型肺炎のmultiplex PCR
・インフルエンザ迅速抗原検査
・SARS-CoV-2検査（抗原定性検査，抗原定量検査，核酸増幅検査）
血清検査（ガラクトマンナン抗原，クリプトコッカス抗原，β-D-グルカン）
尿中抗原検査（肺炎球菌，レジオネラ）
血中CMV PCR，CMVアンチゲネミア
皮膚病変がある場合：生検，水疱性病変の抗原検査・PCR検査（HSV，VZV）
気管支鏡検査（気管支肺胞洗浄）
　適応：上記検査で微生物学的診断ができない肺炎
・塗抹検査（グラム染色，抗酸菌染色，キニヨン染色，真菌染色）
・培養検査（一般細菌，*Nocardia*属，真菌，結核菌，非結核性抗酸菌）
・PCR検査（結核菌，MAC，*P. jirovecii*，CMV，呼吸器ウイルス，非定型肺炎，VZV）
・ガラクトマンナン抗原（または*Aspergillus* PCR）
・鏡検（*P. jirovecii*：グロコット染色・Diff-Quik染色・蛍光染色）
・細胞分画
・細胞診（CMV感染，悪性疾患，肺胞出血）

MAC：*Mycobacterium avium* complex，SARS-CoV-2：severe acute respiratory syndrome coronavirus 2
文献15，51，57，71を参考に作成

求められる[15,51,57,71,72]）。

なお，診療ガイドラインが存在するFNを除けば，免疫不全者の感染症において「推奨される検査セット」は確立していない。そのため，どの程度まで原因検索を行うかは，患者個々の状況に応じた判断が必要であり[15]，

必要に応じて感染症専門医へのコンサルテーションを検討することが望ましい。

免疫不全者の感染症で最も頻度が高い肺炎を例にして，微生物学的検査と初期治療選択の考え方を表8と表9に示す。ICU入室中の免疫不全者では，感染症を認知してから1時間以内に，薬剤耐性菌を含む一般細菌を基本として，一部の呼吸器ウイルス，*Pneumocystis jirovecii*（肺炎），*Candida*属（CRBSI）を対象とした経験的治療が行われることが多い。一方，*Aspergillus*属，ムーコル目，抗酸菌，ヘルペスウイルス属は，特徴的な危険因子や身体所見・検査所見が確認された段階（推定診断または確定診断の段階）で，治療（先制攻撃的治療または標的治療）を開始することが多い。

●症例1への対応

本症例は，好中球減少期間が2週間以上持続することが予測されるFNで，フルコナゾールとアシクロビルが予防投与されており，セフェピムによる初期治療に反応せず，4日目に敗血症を発症してICUに入室した。

感染臓器としては，症状と中心静脈カテーテル留置歴から，肺または消化管由来の敗血症とCRBSIを想定した。感染巣検索のため，頸部〜骨盤腔の造影CT検査を実施したところ，右肺にhalo signを伴う多発結節影を認め，細菌性肺炎や侵襲性肺アスペルギルス症の可能性が示唆された。

肺病変・消化管病変・CRBSIの原因微生物として，MRSAや*Enterococcus*属などの耐性グラム陽性球菌，グラム陰性桿菌〔基質特異性拡張型β-ラクタマーゼ（ESBL）産生腸内細菌目細菌，緑膿菌など〕，腸管内の偏性嫌気性菌（*Bacteroides*属など），真菌（*Aspergillus*属またはフルコナゾール耐性*Candida*属）を想定した。

これらをふまえ，血液培養，尿培養，喀痰培養，血清ガラクトマンナン抗原，血清β-

表9 免疫不全者の肺炎に対する初期治療選択の考え方

初期治療薬は，以下の要素を考慮して決定する
・患者背景・身体所見・画像検査などから推定される病原微生物
・血液検査・喀痰グラム染色など迅速に結果が得られる検査の結果
・重症度
・施設内の分離菌と薬剤感受性パターン（アンチバイオグラム）
以下に挙げる病原微生物の可能性をそれぞれ評価し，治療の対象とするか判断する
・通常，経験的治療の対象には，大半の細菌，呼吸ウイルス，*P. jirovecii* などが含まれる
・*Nocardia* 属・その他のウイルス・真菌・抗酸菌の治療は，診断の根拠が一定程度明確になったあとに開始することが一般的である

病原微生物	想定される状況	治療薬の例
免疫正常者の市中肺炎で頻度の高い微生物（肺炎球菌，インフルエンザ菌，マイコプラズマなど）	全例	セフトリアキソン＋アジスロマイシン
緑膿菌	好中球減少 細胞性免疫不全 　ステロイド 　免疫抑制剤 重症肺炎（ICU 入室例） 院内発症（院内肺炎，VAP） 過去の培養から検出歴あり	セフェピム T/P メロペネム
多剤耐性グラム陰性桿菌 　ESBL 産生菌 　AmpC 過剰産生菌 　カルバペネマーゼ産生菌	過去の培養から検出歴あり	表 13 参照
MRSA	好中球減少 重症肺炎（ICU 入室例） 院内発症（院内肺炎，VAP） 過去の培養からの検出歴 インフルエンザ後 壊死性肺炎	バンコマイシン リネゾリド
P. jirovecii	重度の細胞性免疫不全 　進行した HIV 感染症 　造血幹細胞移植 　固形臓器移植後 ST 合剤予防内服なし 血清 β-D-グルカン高値	ST 合剤 ※副腎皮質ステロイドが併用されることが多い
Aspergillus 属	好中球減少 　長期間（10 日以上） 細胞性免疫不全 　長期のステロイド 　免疫抑制剤 血清・BALF ガラクトマンナン抗原高値	ボリコナゾール アムホテリシン B 脂質製剤
ムーコル目	好中球減少 　長期間（3 週間以上） 細胞性免疫不全 　高用量ステロイド 血清・BALF ガラクトマンナン抗原陰性 抗糸状菌活性のある抗真菌薬予防内服中 長期間持続する高血糖	アムホテリシン B 脂質製剤
Nocardia 属	細胞性免疫不全 　固形臓器移植後 　造血幹細胞移植 慢性呼吸器疾患	ST 合剤＋アミカシン ST 合剤＋イミペネム/シラスタチンなど
呼吸器ウイルス 　インフルエンザウイルス 　SARS-CoV-2 　その他（RS ウイルスなど）	地域で流行中 家庭内などでの曝露	インフルエンザ：オセルタミビル SARS-CoV-2：ニルマトレルビル/リトナビル（呼吸不全なし），レムデシビル
結核	細胞性免疫不全 　TNF-α 阻害薬 　ステロイド 　HIV 感染症 透析 珪肺 空腸回腸バイパス	リファンピシン，イソニアジド，エタンブトール，ピラジナミドの 4 剤併用治療
VZV	細胞性免疫不全 　ステロイド 　HIV 感染症 　固形臓器移植後 　造血幹細胞移植 小水疱性皮疹（水痘または帯状疱疹）の存在	アシクロビル
HSV	細胞性免疫不全 ICU 入室中の重症患者	アシクロビル
CMV	細胞性免疫不全 　造血幹細胞移植 　固形臓器移植後	ガンシクロビル，ホスカルネット

文献 15，47，57，62，63，71，73 〜 77 を参考に作成

D-グルカンを提出したうえで，経験的治療はメロペネム，バンコマイシン，アムホテリシンB脂質製剤の3剤併用療法で開始した。

ICUで考慮すべき薬剤耐性菌による感染症の危険因子と初期治療薬の選択

症例2
82歳の男性。急性発症の腹痛と意識障害，血圧低下のため救急搬送され，S状結腸穿孔に伴う敗血症性ショックと診断された。タゾバクタム/ピペラシリン（T/P）とバンコマイシン（VCM）の併用療法が開始され，緊急S状結腸切除術と人工肛門造設術が施行された。術後もショック状態が遷延したため，人工呼吸器管理を継続しICUに入室した。

血液培養から*Bacteroides fragilis*，腹水培養から*Escherichia coli*, *B. fragilis*, *Enterococcus faecalis*が検出された。入院3日目には血行動態は改善し，感受性検査結果をもとに抗菌薬をアンピシリン/スルバクタム単剤へde-escalationした。しかし，入院5日目に発熱と膿性痰が出現し，呼吸状態が悪化した。

日本のICUにおける感染症診療で，初期治療の選択に影響を与える重要な薬剤耐性菌としては，MRSA，第3世代セファロスポリン耐性腸内細菌目細菌〔ESBL産生菌，AmpC βラクタマーゼ（AmpC）産生菌〕，カルバペネム耐性腸内細菌目細菌，緑膿菌，*Acinetobacter*属，*Stenotrophomonas maltophilia*が挙げられる。

敗血症診療では治療失敗が予後悪化に直結するため，各薬剤耐性菌のリスクを評価し，適切な初期治療を選択する必要がある。薬剤耐性菌による感染症の最も重要な危険因子は，その耐性菌の検出歴（感染症または定着）である[63,78〜81]。多くの薬剤耐性菌は定着確認後3か月以内に感染症を起こす可能性が高く，1年を超えると頻度は低下する[82〜86]。そのため，過去1年以内の培養結果を確認することが推奨される。

ただし，薬剤耐性菌の検出リスクを考慮すべき期間の十分なデータはない。そのため，特に敗血症患者において，1年以上前の培養検査で薬剤耐性菌が検出され，その後，同一検体が採取されず陰性確認がされていない場合には，薬剤耐性菌の関与を考慮したほうがよいかもしれない。

このほか，抗菌薬使用歴，海外渡航歴，入院歴，アンチバイオグラムなども重要である。以下，各薬剤耐性菌による感染症の危険因子となる患者背景と初期治療薬の選択について解説する。

MRSAを想定すべき患者背景

日本の黄色ブドウ球菌のメチシリン耐性率は，外来検体で約30%，入院検体で約45%と高率であり[87,88]，黄色ブドウ球菌感染症による敗血症が疑われる場合にはMRSAの関与を考慮する。黄色ブドウ球菌が主な原因となる感染症は，皮膚軟部組織感染症，手術部位感染症（SSI），CRBSI，骨髄炎，化膿性関節炎，感染性心内膜炎，インフルエンザ後の市中肺炎，壊死性肺炎，院内肺炎・人工呼吸器関連肺炎（VAP）など多岐にわたる[1,89]。

MRSA感染症の可能性を評価する際，最も重要な情報は感染臓器・部位であるが，患者のMRSA感染症の危険因子（表10）[89〜108]やグラム染色像も有用な情報となる。

ESBL産生腸内細菌目細菌を想定すべき患者背景

●基質特異性拡張型β-ラクタマーゼとは？

基質特異性拡張型β-ラクタマーゼ extended-spectrum β-lactamase（ESBL）は，ペニシリン系，第1〜3世代セファロスポリン系，モノバクタム系抗菌薬を分解するβ-ラクタマーゼであり，大腸菌，*K. pneumoniae*, *K. oxytoca*, *Proteus mirabilis*の薬剤耐性で問題となる[109]。

2023年の厚生労働省院内感染対策サーベイランス事業 Japan Nosocomial Infections

Surveillance（JANIS）の公開情報によると，入院検体・外来検体から検出された大腸菌，*K. pneumoniae*，*P. mirabilis* のセフォタキシム非感性率は，それぞれ 27.8%・18.1%，14.2%・7.0%，18.2%・8.5% であった[87, 88]。これらの非感性株の大半は ESBL 産生菌であると推定されるため，院内発症例だけでなく市中発症例でも，特に大腸菌で ESBL 産生株が問題となっていることがわかる[*8]。

● **ESBL 産生腸内細菌目細菌による感染症を想定すべき状況**

大腸菌や *Klebsiella* 属は，市中発症の尿路感染症・腹腔内感染症と多くの医療関連感染[*9]の主要な原因微生物である[17, 33〜35, 37〜41, 110〜114]。これらの感染症が疑われる場合，「施設ごとのアンチバイオグラム」と「ESBL 産生菌感染症の危険因子」をもとに ESBL 産生菌の可能性を検討し，重症度もふまえて初期治療の対象に含めるかを判断する。敗血症診療では，可能性のある微生物を 90% 以上カバーできる初期治療薬が求められる[114]ため，大腸菌や *Klebsiella* 属が高率に原因微生物として検出される尿路感染症や腹腔内感染症では，ESBL 産生菌に対する治療閾値はかなり低くなる。

ESBL 産生菌による感染症の主な危険因子（表10）[97〜101]のなかでも，検出歴・抗菌薬使用歴・海外渡航歴は強い関連があり，特に重要である。ESBL 保有率の高い地域への渡航後の ESBL 産生菌保菌は，複数の研究で報告されている。便培養での ESBL 産生菌の検出率は，南アジアと東南アジアから帰国した渡航者で，それぞれ 30〜75% と 30〜40%[102, 115, 116] であり，特に高い。

● **AmpC 産生腸内細菌目細菌を想定すべき患者背景**

AmpC は，第 3 世代セファロスポリン耐性の原因として ESBL とならび，重要な臨床的意義をもち，Ambler 分類のクラス C に分類される β-ラクタマーゼである[109, 117]。染色体上に ampC 遺伝子をもつ代表的な腸内細菌目細菌として，*Enterobacter cloacae*，*Klebsiella aerogenes*，*Citrobacter freundii*，*Serratia marcescens*，*Morganella morganii* などが挙げられる。これらの菌種は主に医療関連感染症で問題となる。例えば，ICU で発症する VAP・カテーテル関連尿路感染症（CAUTI）・SSI・血流感染症（CRBSI 以外も含んだ血液培養陽性例）では，*Enterobacter* 属がそれぞれ全体の 7〜10%・3〜15

表10 薬剤耐性腸内細菌目細菌による感染症の主な危険因子

MRSA 感染症	**MRSA の検出歴（感染または定着）** MRSA 保菌者への曝露 最近の入院歴 最近の外科手術 ICU 入室 最近の静注抗菌薬投与 血液透析 HIV 感染症 MSM（men who have sex with men） 高齢者施設入所
ESBL 産生腸内細菌目細菌による感染症	**過去 6〜12 か月以内の ESBL 産生菌の検出歴（定着・感染）** **過去 3〜6 か月以内の第 2〜4 世代セファロスポリン系抗菌薬またはフルオロキノロン系抗菌薬などの広域スペクトラム抗菌薬使用歴** **過去 6〜12 か月以内の腸内細菌目細菌の ESBL 保有率が高い地域（南アジア，東南アジア，中国，中東，南米，地中海沿岸地域）での入院歴** 医療関連感染 膀胱留置カテーテルまたは腎瘻カテーテルの使用 経鼻胃管の使用 繰り返す尿路感染症の既往 長期留置されている血管内デバイス（中心静脈カテーテルなど） 高齢
CRE 獲得（定着・感染症）	**海外渡航歴（特に，現地での入院や抗菌薬投与などの医療曝露がある場合）** 広域抗菌薬使用歴（セファロスポリン，カルバペネム，β-ラクタマーゼ阻害薬配合ペニシリン） 血液透析 ICU 入室 侵襲的処置 胃瘻造設，経鼻胃管留置 膀胱留置カテーテルの使用 **CRE 保菌者との濃厚接触歴** 高齢者施設入所中 日常生活動作（ADL）の低下した状態

特に薬剤耐性菌の可能性を高める項目は赤字で記載した。
文献 89〜108 を参考に作成

*8
ただし，このデータは JANIS に参加している病院（全国の病院の約 30%）の集計であり，医療機関ごとのアンチバイオグラムとの差は存在する可能性がある。

*9
尿路感染症，腹腔内感染症，肺炎，CRBSI，SSI など。

表11　緑膿菌が原因となる主な感染症

- 人工呼吸器関連肺炎
- カテーテル関連尿路感染症
- カテーテル関連血流感染症
- 手術部位感染症
- 発熱性好中球減少症
- 熱傷部の創部感染症
- 市中肺炎の一部（下記は主な危険因子）
  - 気道検体からの緑膿菌検出歴（目安は1年以内）
  - 過去90日間に入院し静注抗菌薬投与を受けた患者の重症市中肺炎
  - 構造異常をきたす既存の肺疾患（重症慢性閉塞性肺疾患、気管支拡張症）
  - 気管切開後
  - 免疫不全
    - 副腎皮質ステロイドまたは免疫抑制剤の使用
    - 好中球減少、骨髄移植後、HIV感染症、固形臓器移植後

文献 17, 34～36, 42, 44, 45, 47, 111, 118, 126, 127 を参考に作成

*10　AmpC産生量が増加する詳しいメカニズムは文献117を参照。

*11　詳しい耐性機序については「耐性菌と新規抗菌薬：ポイントは耐性菌の疫学とカルバペネム耐性機序」（231ページ）を参照いただきたい。

*12　例：CREのアウトブレイクが発生した施設からの転院患者。

*13　東南アジア・南アジア・南米・ロシアを含む東欧諸国など。

%・5～9%・3～6%を占め、次いで頻度の高い *Serratia* 属は4～7%・1～2%・1～2%・1～4%を占める[17,24,35～37,45,46,118]。

AmpCは、ペニシリン系、セファロスポリン系、セファマイシン系、モノバクタム系を加水分解することができる。セファロスポリン系のどの世代まで耐性を示すかは、AmpCの産生量に依存する。また、従来のβ-ラクタマーゼ阻害薬（クラブラン酸、タゾバクタム、スルバクタム）ではほとんど阻害されない[117,119]。染色体性AmpC産生菌は、抗菌薬曝露によってAmpC産生量が増加することがあり（AmpC過剰産生株）、治療開始時に第3世代セファロスポリンに感受性があった菌株が、治療中に耐性化することがある[109]*10。特に *E. cloacae*, *K. aerogenes*, *C. freundii* ではリスクが高く、曝露後の耐性化率は約20%[109]と報告されている。なお、これらの菌種のAmpC過剰産生株は、T/Pに対しても通常耐性を示す[120,121]。

このような特徴をふまえ、特に抗菌薬使用歴のある患者で、AmpC産生腸内細菌目細菌が原因となる可能性のある医療関連感染症、特に原因微生物である可能性が10%を超えるVAPやCAUTIが疑われる場合は、AmpC過剰産生株の関与を念頭において、治療方針を検討する必要がある。

カルバペネム耐性腸内細菌目細菌を想定すべき患者背景

世界的にみると、日本でのカルバペネム耐性腸内細菌目細菌 carbapenem-resistant Enterobacterales（CRE）の分離頻度は低い。2023年のJANISの公開情報によると、主要な腸内細菌目細菌のメロペネム非感性率（中等度耐性と耐性を含む）は、入院検体で0.2%、外来検体で0.05%と非常に低く、そのうち約70%は *K. aerogenes* と *E. cloacae* が占め、*E. coli* や *K. pneumoniae* の割合は低い[87,88,122]*11。

日本では極めてまれな耐性菌であることをふまえると、CREによる感染症を想定すべき状況は、①過去にCRE検出歴がある場合、②CRE保菌者との濃厚接触歴がある場合*12、③CRE検出頻度の高い地域[123]*13での医療曝露歴がある場合、に限定される（表10）[102～108]。なお、渡航先で医療曝露のない海外渡航者におけるCRE獲得率は極めて低い[124,125]。

緑膿菌を想定すべき患者背景

緑膿菌は、医療関連感染の主要な原因微生物の1つである。ICUでの感染症の原因微生物として頻度が高く、VAPの13～27%、CAUTIの10～22%、血流感染症（CRBSIを含む）の8%、SSIの6～10%の原因となる（表11）[17,34～36,42,44,45,111,118,126,127]。また、FN[47]や熱傷患者の創部感染[127]の主要な原因微生物でもあり、これらの感染症を疑う場合には緑膿菌の関与を考慮する必要がある。

一方、市中発症の単純性腎盂腎炎や肺炎ではまれ[30,38～40,112]であり、複雑性腎盂腎炎や重症肺炎の場合でも、検出頻度はそれぞれ約5%[29,32,113]とわずかに増加するにとどまる。ただし、構造異常をきたす肺疾患をもつ場合や免疫不全者の市中肺炎では、緑膿菌が原因となるリスクは上昇する[15,63,128～131]。

2023年のJANISの公開情報によると，入院検体（外来検体）の緑膿菌のT/P，セフェピム，メロペネム非感性率は，それぞれ15.7％（6.6％），12％（5.7％），13％（4.9％）[91,92]であった[*14]。なお，日本で検出されるカルバペネム耐性緑膿菌の4～10％がカルバペネマーゼ産生株であり，その大半がIMP型メタロβ-ラクタマーゼ metallo β-lactamase（MBL）産生株である[132～134][*15]。

緑膿菌の薬剤耐性を予測する確立された方法はない。現状は，過去の培養検査で検出した緑膿菌の薬剤感受性検査結果とアンチバイオグラム，多剤耐性緑膿菌 multidrug-resistant *Pseudomonas aeruginosa*（MDRP）[135]感染症の危険因子（表12）[136～152]などをもとに予測し，抗菌薬を選択する。例えば，過去3か月以内に使用した抗緑膿菌活性のあるβ-ラクタム系薬は耐性化の懸念があるため，経験的治療としての使用は避けたほうがよい可能性がある[136]。

Acinetobacter 属を想定すべき患者背景

Acinetobacter 属は，ICUで発症する医療関連感染の原因となるブドウ糖非発酵グラム陰性桿菌の1種である。主にVAPの原因として知られ，原因微生物の3～10％を占める[34～37,139,153,154]。また，血流感染症，皮膚軟部組織感染症，創部感染症，尿路感染症，脳神経外科術後の髄膜炎の原因にもなり得るが，頻度は低い[17,35,140,153,154]。

Acinetobacter 属で最も検出頻度の高い *Acinetobacter baumannii* による感染症の危険因子を表12に示す[139～145]。典型的には，広域抗菌薬使用歴のあるICU患者がVAPを発症した場合に，その関与を考慮する。ただし，この菌は気道と創部に定着しやすいため，発熱，膿性痰，呼吸状態悪化などの症状や画像検査による肺炎像の有無などを参考に，定着と感染を適切に区別する必要がある[109,139,141,154]。

■表12　薬剤耐性ブドウ糖非発酵菌による感染症の主な危険因子

MDRP感染症	MDRPの検出歴 MDRP率が10～20％を超えている病棟に3日を超えて入院中 過去3か月以内の抗緑膿菌活性のあるβ-ラクタム系抗菌薬の使用 医療関連感染 敗血症性ショック 人工呼吸器関連肺炎 ICU入室 過去6か月の入院歴
*Acinetobacter baumannii*感染症	ICU入室 人工呼吸器使用 気管切開 長期入院 中心静脈カテーテル留置，動脈カテーテル留置 中心静脈栄養の実施 膀胱留置カテーテルの使用 過去30日以内の入院歴 過去30日以内の広域抗菌薬使用歴 過去30日以内の化学療法実施歴 併存疾患が多い 外科手術 外傷
*Stenotrophomonas maltophilia*感染症	人工呼吸器使用 気管切開後 最近の広域抗菌薬使用歴（カルバペネム系抗菌薬，T/Pなど） ICU入室中 過去の検出歴 中心静脈カテーテル留置 免疫不全 　好中球減少 　悪性腫瘍（特に血液悪性腫瘍） 　造血幹細胞移植後 　HIV感染症 長期入院 囊胞性線維症

特に薬剤耐性菌の可能性を高める項目は赤字で記載した。
文献136～152を参考に作成

A. baumannii は，世界的に薬剤耐性化が進んでおり，特にOXA型カルバペネマーゼ産生によるカルバペネム耐性が深刻な問題となっている[109,123,154,155]。例えば，韓国・中国・東南アジア・南アジア，南米，ロシアを含む東欧諸国では，カルバペネム耐性率が80％以上，米国でも50％以上に達している[123,156～158]。一方，日本では約2％と非常に低い[87,155]。そのため日本で想定すべき状況は，①過去に検出歴がある場合，②カルバペネム耐性率の高い国・地域での医療曝露歴がある場合，に限定される[102,159]。

[*14] 多剤耐性緑膿菌の定義は，「耐性菌と新規抗菌薬：ポイントは耐性菌の疫学とカルバペネム耐性機序」（231ページ）を参照いただきたい。

[*15] ただし，地域・施設ごとに感受性の分布は異なるため，各施設のアンチバイオグラムを参照する必要がある。

表13 各薬剤耐性菌による敗血症を想定した場合の初期治療薬の主な選択肢

薬剤耐性菌	初期治療薬
MRSA	バンコマイシン ダプトマイシン（肺炎と中枢神経感染症には不可） リネゾリド（菌血症では上記2剤の代替薬という位置づけ）
ESBL産生腸内細菌目細菌	メロペネム ※T/Pの有効性は低い可能性がある
AmpC産生腸内細菌目細菌	セフェピム メロペネム ※T/Pの有効性は低い可能性がある
カルバペネム耐性腸内細菌目細菌	・non-CP-CREが想定される場合 　感受性のあるβ-ラクタム系抗菌薬の高用量投与 　セフタジジム/アビバクタム 　イミペネム/シラスタチン/レレバクタム ・CPEが想定される場合（MBLの場合） 　セフィデロコル 　セフタジジム/アビバクタム＋アズトレオナム
緑膿菌	・難治耐性緑膿菌が想定されない場合 　下記のうち感性の可能性が高いものを選択する 　T/P 　セフタジジム 　セフェピム 　メロペネム 　※1剤目の予想される感性率が不十分の場合（目安：90％未満） 　　以下のいずれかの併用を検討する 　　アミノグリコシド（トブラマイシン，アミカシン） 　　フルオロキノロン（シプロフロキサシン，レボフロキサシン） ・難治耐性緑膿菌が想定される場合 　-MBL非産生株が想定される場合 　　セフトロザン/タゾバクタム 　　イミペネム/シラスタチン/レレバクタム 　　セフタジジム/アビバクタム 　-MBL産生株が想定される場合 　　セフィデロコル 　-すべての新規β-ラクタム系抗菌薬に対して非感性の株が想定される場合 　　コリスチンまたはトブラマイシン 　　※非感性だがMICが低く感性の範囲に近いと推定されるβ-ラクタム系抗菌薬を併用する
Acinetobacter属	・カルバペネム感性の場合（日本では98％を占める） 　メロペネム 　セフェピム 　アンピシリン/スルバクタム ・カルバペネム耐性の場合 　アンピシリン/スルバクタムと以下の1剤以上を併用する 　　コリスチン 　　ミノサイクリンまたはチゲサイクリン 　　セフィデロコル
Stenotrophomonas maltophilia	・下記4剤から2剤を選択する 　ST合剤 　ミノサイクリン 　レボフロキサシン 　セフィデロコル ・セフタジジム/アビバクタム＋アズトレオナム

non-CP-CRE：カルバペネマーゼ非産生カルバペネム耐性腸内細菌目細菌，MBL：メタロ-β-ラクタマーゼ

文献109，136，165～167を参考に作成

Stenotrophomonas maltophiliaを想定すべき患者背景

S. maltophiliaは，医療関連感染の原因微生物として，まれに検出されるブドウ糖非発酵グラム陰性桿菌である[146〜149, 156, 160]。染色体性にL1（MBL）と，L2*[16]を保有するため，カルバペネム系をはじめとするほぼすべてのβ-ラクタム系抗菌薬に耐性を示す[109, 149]。いくつかの調査[24, 35]では，VAPの原因微生物の4%を占めるとされるが，喀痰培養で検出されるS. maltophiliaの50%以上が定着とされる[146, 150, 161, 162]。感染と定着の鑑別が難しく[109]，実際の頻度はさらに低い可能性がある。

また，VAP以外の呼吸器感染症の病型として，血液悪性腫瘍に対するがん薬物療法中の患者に発生する急速進行性の出血性肺炎が知られており，これはS. maltophiliaによる感染症で最も重篤で致死率の高い病態である[109, 163, 164]。一方，院内発症の血流感染症の原因微生物としての頻度は1%未満と少なく，主な感染源はCRBSIと肺炎である[24, 35, 148, 149, 160, 164]。

S. maltophilia感染症の主な危険因子を表12[146〜152]に示す。ICUでは「長期入院中」の「最近の広域抗菌薬使用歴」のある「人工呼吸器管理中」の患者で，VAPが疑われる場合に，その関与を考慮する。

薬剤耐性菌を想定した初期治療薬の選択

ICUで薬剤耐性菌による敗血症が疑われる場合の初期治療薬の主な選択肢を表13[109, 136, 165〜167]に示す。複数の薬剤耐性菌が原因として考えられる場合は，それぞれをカバーできる抗菌薬（単剤または2剤以上の併用）を選択する必要がある。

選択肢が複数ある場合は，薬剤耐性菌リスクに加え，患者の重症度（例：敗血症性ショックの有無），感染臓器・部位（臓器移行性），施設のアンチバイオグラム，腎機能・肝機能，

使用中の薬物との相互作用，アレルギー歴などを，総合的に評価して治療薬を決定する[109, 136, 165〜167]。

症例2への対応

胸部単純X線で新規の肺浸潤影を認めVAPと診断した。気道吸引痰のグラム染色ではグラム陰性桿菌が検出された。

グラム染色像と「院内発症/ICU入室中」「免疫不全なし」「広域スペクトラムのβ-ラクタム系抗菌薬投与歴」という患者背景をふまえ，耐性グラム陰性桿菌（緑膿菌，*Enterobacter*属などのAmpC産生腸内細菌目細菌，ESBL産生腸内細菌目細菌，*Acinetobacter*属）を原因微生物として想定した。アンチバイオグラムも参考にして，メロペネムを経験的治療に選択した。頻度の低い*S. maltophilia*は治療対象に含めなかった。その後，喀痰培養検査からT/Pと第3世代セファロスポリンに耐性を示す*E. cloacae*が検出されたため，治療をセフェピムにde-escalationした。

文献

1. Egi M, Ogura H, Yatabe T, et al. The Japanese clinical practice guidelines for management of sepsis and septic shock 2020 (J-SSCG 2020). J Intensive Care 2021；9：53. PMID：34433491
2. Seymour CW, Gesten F, Prescott HC, et al. Time to treatment and mortality during mandated emergency care for sepsis. N Engl J Med 2017；376：2235-44. PMID：28528569
3. Kumar A, Roberts D, Wood KE, et al. Duration of hypotension before initiation of effective antimicrobial therapy is the critical determinant of survival in human septic shock. Crit Care Med 2006；34：1589-96. PMID：16625125
4. Peltan ID, Brown SM, Bledsoe JR, et al. ED door-to-antibiotic time and long-term mortality in sepsis. Chest 2019；155：938-46. PMID：30779916
5. Liu VX, Fielding-Singh V, Greene JD, et al. The timing of early antibiotics and hospital mortality in sepsis. Am J Respir Crit Care Med 2017；196：856-63. PMID：28345952
6. Evans L, Rhodes A, Alhazzani W, et al. Surviving sepsis campaign：international guidelines for management of sepsis and septic shock 2021. Intensive Care Med 2021；47：1181-247. PMID：34599691
7. Paul M, Shani V, Muchtar E, et al. Systematic review and meta-analysis of the efficacy of appropriate empiric antibiotic therapy for sepsis. Antimicrob Agents Chemother 2010；54：4851-63. PMID：20733044
8. Ibrahim EH, Sherman G, Ward S, et al. The influence of inadequate antimicrobial treatment of bloodstream infections on patient outcomes in the ICU setting. Chest 2000；118：146-55. PMID：10893372
9. Rhee C, Kadri SS, Dekker JP, et al. Prevalence of antibiotic-resistant pathogens in culture-proven sepsis and outcomes associated with inadequate and broad-spectrum empiric antibiotic use. JAMA Netw Open 2020；3：e202899. PMID：32297949
10. Prescott HC, Seelye S, Wang XQ, et al. Temporal trends in antimicrobial prescribing during hospitalization for potential infection and sepsis. JAMA Intern Med 2022；182：805-13. PMID：35759274
11. Goldstein EJ. Beyond the target pathogen：ecological effects of the hospital formulary. Curr Opin Infect Dis 2011；24 Suppl 1：S21-31. PMID：21200181
12. Klompas M, Calandra T, Singer M. Antibiotics for sepsis—finding the equilibrium. JAMA 2018；320：1433-4. PMID：30242350
13. Harpaz R, Dahl RM, Dooling KL. Prevalence of immunosuppression among US adults, 2013. JAMA 2016；316：2547-8. PMID：27792809
14. Di Pasquale MF, Sotgiu G, Gramegna A, et al. Prevalence and etiology of community-acquired pneumonia in immunocompromised patients. Clin Infect Dis 2019；68：1482-93. PMID：31222287
15. Ramirez JA, Musher DM, Evans SE, et al. Treatment of community-acquired pneumonia in immunocompromised adults：a consensus statement regarding initial strategies. Chest 2020；158：1896-911. PMID：32561442
16. Sousa D, Justo I, Domínguez A, et al. Community-acquired pneumonia in immunocompromised older patients：incidence, causative organisms and outcome. Clin Microbiol Infect 2013；19：187-92. PMID：22390624
17. Tabah A, Buetti N, Staiquly Q, et al. Epidemiology and outcomes of hospital-acquired bloodstream infections in intensive care unit patients：the EUROBACT-2 international cohort study. Intensive Care Med 2023；49：178-90. PMID：36764959
18. Haque M, Sartelli M, McKimm J, et al. Health care-associated infections—an overview. Infect Drug Resist 2018；11：2321-33. PMID：30532565
19. Ogura H, Gando S, Saitoh D, et al. Epidemiology of severe sepsis in Japanese intensive care units：a prospective multicenter study. J Infect Chemother 2014；20：157-62. PMID：24530102
20. Abe T, Ogura H, Kushimoto S, et al. Variations in infection sites and mortality rates among patients in intensive care units with severe sepsis and septic shock in Japan. J Intensive Care 2019；7：28. PMID：31073407
21. Leligdowicz A, Dodek PM, Norena M, et al. Association between source of infection and hospital mortality in patients who have septic shock. Am J Respir Crit Care Med 2014；189：1204-13. PMID：24635548
22. Finfer S, Bellomo R, Lipman J, et al. Adult-population incidence of severe sepsis in Australian and New Zealand intensive care units. Intensive Care Med 2004；30：589-96. PMID：14963646
23. Vincent JL, Sakr Y, Sprung CL, et al. Sepsis in European intensive care units：results of the SOAP study. Crit Care Med 2006；34：344-53. PMID：16424713
24. European Centre for Disease Prevention and Control. Annual epidemiological report for 2019. Healthcare-associated infections acquired in intensive care units. In：ECDC. Annual epidemiological report for 2018. Stockholm：ECDC, 2023.
25. van Vught LA, Klein Klouwenberg PM, Spitoni C, et al. Incidence, risk factors, and attributable mortality of secondary infections in the intensive care unit after admission for sepsis. JAMA 2016；315：1469-79. PMID：26975785
26. Shrestha SK, Trotter A, Shrestha PK. Epidemiology and risk factors of healthcare-associated infections in critically ill patients in a tertiary care teaching hospital in Nepal：a prospective cohort study. Infect Dis (Auckl) 2022；15：11786337211071120. PMID：35095279
27. Blot S, Ruppé E, Harbarth S, et al. Healthcare-associated infections in adult intensive care unit patients：changes in epidemiology, diagnosis, prevention and contributions of new technologies. Intensive Crit Care Nurs 2022；70：103227. PMID：35249794

*16
広域スペクトラムのセファロスポリン系抗菌薬とアズトレオナムを分解するβ-ラクタマーゼ。Ambler分類でclass Aに属する。

28. Despotovic A, Milosevic B, Milosevic I, et al. Hospital-acquired infections in the adult intensive care unit—epidemiology, antimicrobial resistance patterns, and risk factors for acquisition and mortality. Am J Infect Control 2020 ; 48 : 1211-5. PMID : 32093978
29. Cillóniz C, Ewig S, Polverino E, et al. Microbial aetiology of community-acquired pneumonia and its relation to severity. Thorax 2011 ; 66 : 340-6. PMID : 21257985
30. Ishiguro T, Takayanagi N, Yamaguchi S, et al. Etiology and factors contributing to the severity and mortality of community-acquired pneumonia. Intern Med 2013 ; 52 : 317-24. PMID : 23370738
31. Jain S, Self WH, Wunderink RG, et al. Community-acquired pneumonia requiring hospitalization among US adults. N Engl J Med 2015 ; 373 : 415-27. PMID : 26172429
32. Vaughn VM, Dickson RP, Horowitz JK, et al. Community-acquired pneumonia : a review. JAMA 2024 ; 332 : 1282-95. PMID : 39283629
33. Weiner LM, Webb AK, Limbago B, et al. Antimicrobial-resistant pathogens associated with healthcare-associated infections : summary of data reported to the National Healthcare Safety Network at the Centers for Disease Control and Prevention, 2011-2014. Infect Control Hosp Epidemiol 2016 ; 37 : 1288-301. PMID : 27573805
34. Sievert DM, Ricks P, Edwards JR, et al. Antimicrobial-resistant pathogens associated with healthcare-associated infections : summary of data reported to the National Healthcare Safety Network at the Centers for Disease Control and Prevention, 2009-2010. Infect Control Hosp Epidemiol 2013 ; 34 : 1-14. PMID : 23221186
35. Weiner-Lastinger LM, Abner S, Edwards JR, et al. Antimicrobial-resistant pathogens associated with adult healthcare-associated infections : summary of data reported to the National Healthcare Safety Network, 2015-2017. Infect Control Hosp Epidemiol 2020 ; 41 : 1-18. PMID : 31767041
36. Gaynes R, Edwards JR, National Nosocomial Infections Surveillance System. Overview of nosocomial infections caused by gram-negative bacilli. Clin Infect Dis 2005 ; 41 : 848-54. PMID : 16107985
37. Jones RN. Microbial etiologies of hospital-acquired bacterial pneumonia and ventilator-associated bacterial pneumonia. Clin Infect Dis 2010 ; 51 Suppl 1 : S81-7. PMID : 20597676
38. Johnson JR, Russo TA. Acute pyelonephritis in adults. N Engl J Med 2018 ; 378 : 48-59. PMID : 29298155
39. Hooton TM. Clinical practice. Uncomplicated urinary tract infection. N Engl J Med 2012 ; 366 : 1028-37. PMID : 22417256
40. Gupta K, Hooton TM, Naber KG, et al. International clinical practice guidelines for the treatment of acute uncomplicated cystitis and pyelonephritis in women : a 2010 update by the Infectious Diseases Society of America and the European Society for Microbiology and Infectious Diseases. Clin Infect Dis 2011 ; 52 : e103-20. PMID : 21292654
41. Aguilar-Duran S, Horcajada JP, Sorlí L, et al. Community-onset healthcare-related urinary tract infections : comparison with community and hospital-acquired urinary tract infections. J Infect 2012 ; 64 : 478-83. PMID : 22285591
42. Duszyńska W, Rosenthal VD, Szczęsny A, et al. Urinary tract infections in intensive care unit patients—a single-centre, 3-year observational study according to the INICC project. Anaesthesiol Intensive Ther 2016 ; 48 : 1-6. PMID : 26966105
43. López MJ, Cortés JA. Urinary tract colonization and infection in critically ill patients. Med Intensiva 2012 ; 36 : 143-51. PMID : 21839547
44. Bagshaw SM, Laupland KB. Epidemiology of intensive care unit-acquired urinary tract infections. Curr Opin Infect Dis 2006 ; 19 : 67-71. PMID : 16374221
45. Gando S, Nanzaki S, Sasaki S, et al. Activation of the extrinsic coagulation pathway in patients with severe sepsis and septic shock. Crit Care Med 1998 ; 26 : 2005-9. PMID : 9875912
46. Leone M, Albanèse J, Garnier F, et al. Risk factors of nosocomial catheter-associated urinary tract infection in a polyvalent intensive care unit. Intensive Care Med 2003 ; 29 : 1077-80. PMID : 12743682
47. Freifeld AG, Bow EJ, Sepkowitz KA, et al. Clinical practice guideline for the use of antimicrobial agents in neutropenic patients with cancer : 2010 update by the Infectious Diseases Society of America. Clin Infect Dis 2011 ; 52 : e56-93. PMID : 21258094
48. Rubin LG, Schaffner W. Clinical practice. Care of the asplenic patient. N Engl J Med 2014 ; 371 : 349-56. PMID : 25054718
49. Di Sabatino A, Carsetti R, Corazza GR. Post-splenectomy and hyposplenic states. Lancet 2011 ; 378 : 86-97. PMID : 21474172
50. Kontoyiannis DP. Rational approach to pulmonary infiltrates in leukemia and transplantation. Best Pract Res Clin Haematol 2013 ; 26 : 301-6. PMID : 24309535
51. Azoulay E, Russell L, Van de Louw A, et al. Diagnosis of severe respiratory infections in immunocompromised patients. Intensive Care Med 2020 ; 46 : 298-314. PMID : 32034433
52. Azoulay E, Pickkers P, Soares M, et al. Acute hypoxemic respiratory failure in immunocompromised patients : the Efraim multinational prospective cohort study. Intensive Care Med 2017 ; 43 : 1808-19. PMID : 28948369
53. Benito N, Moreno A, Miro JM, et al. Pulmonary infections in HIV-infected patients : an update in the 21st century. Eur Respir J 2012 ; 39 : 730-45. PMID : 21885385
54. Huang L, Crothers K. HIV-associated opportunistic pneumonias. Respirology 2009 ; 14 : 474-85. PMID : 19645867
55. Huang L, Cattamanchi A, Davis JL, et al. HIV-associated Pneumocystis pneumonia. Proc Am Thorac Soc 2011 ; 8 : 294-300. PMID : 21653531
56. Oh YW, Effmann EL, Godwin JD. Pulmonary infections in immunocompromised hosts : the importance of correlating the conventional radiologic appearance with the clinical setting. Radiology 2000 ; 217 : 647-56. PMID : 11110924
57. National Comprehensive Cancer Network. NCCN clinical practice guidelines in oncology : prevention and treatment of cancer-related infections. Version 3.2024. 2024.<https://www.nccn.org>Accessed Apr. 7, 2025.
58. Taplitz RA, Kennedy EB, Bow EJ, et al. Outpatient management of fever and neutropenia in adults treated for malignancy : American Society of Clinical Oncology and Infectious Diseases Society of America clinical practice guideline update. J Clin Oncol 2018 ; 36 : 1443-53. PMID : 29461916
59. Lynn JJ, Chen KF, Weng YM, et al. Risk factors associated with complications in patients with chemotherapy-induced febrile neutropenia in emergency department. Hematol Oncol 2013 ; 31 : 189-96. PMID : 23303687
60. Evans SE, Ost DE. Pneumonia in the neutropenic cancer patient. Curr Opin Pulm Med 2015 ; 21 : 260-71. PMID : 25784246
61. Kohli R, Lo Y, Homel P, et al. Bacterial pneumonia, HIV therapy, and disease progression among HIV-infected women in the HIV epidemiologic research (HER) study. Clin Infect Dis 2006 ; 43 : 90-8. PMID : 16758423
62. Hirschtick RE, Glassroth J, Jordan MC, et al. Bacterial pneumonia in persons infected with the human immunodeficiency virus. Pulmonary Complications of HIV Infection Study Group. N Engl J Med 1995 ; 333 : 845-51. PMID : 7651475
63. Metlay JP, Waterer GW, Long AC, et al. Diagnosis and treatment of adults with community-acquired pneumonia. An official clinical practice guideline of the American Thoracic Society and Infectious Diseases Society of America. Am J Respir Crit Care Med 2019 ; 200 : e45-67. PMID : 31573350
64. Lim WS, Baudouin SV, George RC, et al. BTS guidelines for the management of community acquired pneumonia in adults : update 2009. Thorax 2009 ; 64 Suppl 3 : iii1-55. PMID : 19783532
65. Dropulic LK, Lederman HM. Overview of infections in the immunocompromised host. Microbiol Spectr 2016 ; 4 : 10. PMID : 27726779
66. Klastersky J, de Naurois J, Rolston K, et al. Man-

agement of febrile neutropaenia : ESMO clinical practice guidelines. Ann Oncol 2016 ; 27 (suppl 5) : v111-8.　　　　　　　　PMID : 27664247
67. Taplitz RA, Kennedy EB, Bow EJ, et al. Antimicrobial prophylaxis for adult patients with cancer-related immunosuppression : ASCO and IDSA clinical practice guideline update. J Clin Oncol 2018 ; 36 : 3043-54.　　　　　　　PMID : 30179565
68. Working Party of the British Committee for Standards in Haematology Clinical Haematology Task Force. Guidelines for the prevention and treatment of infection in patients with an absent or dysfunctional spleen. BMJ 1996 ; 312 : 430-4.
　　　　　　　　　　　　　　　　　PMID : 8601117
69. Brigden ML, Pattullo AL. Prevention and management of overwhelming postsplenectomy infection—an update. Crit Care Med 1999 ; 27 : 836-42.
　　　　　　　　　　　　　　　　　PMID : 10321679
70. Fishman JA. Infection in organ transplantation. Am J Transplant 2017 ; 17 : 856-79.
　　　　　　　　　　　　　　　　　PMID : 28117944
71. Maschmeyer G, Carratalà J, Buchheidt D, et al. Diagnosis and antimicrobial therapy of lung infiltrates in febrile neutropenic patients (allogeneic SCT excluded) : updated guidelines of the Infectious Diseases Working Party (AGIHO) of the German Society of Hematology and Medical Oncology (DGHO). Ann Oncol 2015 ; 26 : 21-33.
　　　　　　　　　　　　　　　　　PMID : 24833776
72. Patterson TF, Thompson GR 3rd, Denning DW, et al. Practice guidelines for the diagnosis and management of aspergillosis : 2016 update by the Infectious Diseases Society of America. Clin Infect Dis 2016 ; 63 : e1-60.　　　　　PMID : 27365388
73. Fishman JA, Gans H ; AST Infectious Diseases Community of Practice. *Pneumocystis jiroveci* in solid organ transplantation : guidelines from the American Society of Transplantation Infectious Diseases Community of Practice. Clin Transplant 2019 ; 33 : e13587.　　　　　PMID : 31077616
74. Del Corpo O, Butler-Laporte G, Sheppard DC, et al. Diagnostic accuracy of serum (1-3)-β-D-glucan for *Pneumocystis jirovecii* pneumonia : a systematic review and meta-analysis. Clin Microbiol Infect 2020 ; 26 : 1137-43.　　PMID : 32479781
75. Bozzette SA, Sattler FR, Chiu J, et al. A controlled trial of early adjunctive treatment with corticosteroids for *Pneumocystis carinii* pneumonia in the acquired immunodeficiency syndrome. California Collaborative Treatment Group. N Engl J Med 1990 ; 323 : 1451-7.　　　　　PMID : 2233917
76. Kontoyiannis DP, Lewis RE. How I treat mucormycosis. Blood 2011 ; 118 : 1216-24.　PMID : 21622653
77. Feldman S. Varicella-zoster virus pneumonitis. Chest 1994 ; 106 (1 Suppl) : 22S-7S.
　　　　　　　　　　　　　　　　　PMID : 8020329
78. MacFadden DR, Ridgway JP, Robicsek A, et al. Predictive utility of prior positive urine cultures. Clin Infect Dis 2014 ; 59 : 1265-71.　PMID : 25048850
79. MacFadden DR, Coburn B, Shah N, et al. Utility of prior cultures in predicting antibiotic resistance of bloodstream infections due to Gram-negative pathogens : a multicentre observational cohort study. Clin Microbiol Infect 2018 ; 24 : 493-9.
　　　　　　　　　　　　　　　　　PMID : 28811241
80. MacFadden DR, Ellisgen M, Robicsek A, et al. Utility of prior screening for methicillin-resistant *Staphylococcus aureus* in predicting resistance of S. aureus infections. CMAJ 2013 ; 185 : E725-30.
　　　　　　　　　　　　　　　　　PMID : 24016794
81. Aliberti S, Reyes LF, Faverio P, et al. Global initiative for meticillin-resistant *Staphylococcus aureus* pneumonia (GLIMP) : an international, observational cohort study. Lancet Infect Dis 2016 ; 16 : 1364-76.　　　　　　　　　PMID : 27593581
82. Blagojevic C, Brown KA, Diong C, et al. Long-term risk of infection among patients colonized with antimicrobial-resistant pathogens : a population-wide cohort study. Open Forum Infect Dis 2024 ; 11 : ofae712.　　　　　　　PMID : 39703788
83. Huang SS, Platt R. Risk of methicillin-resistant *Staphylococcus aureus* infection after previous infection or colonization. Clin Infect Dis 2003 ; 36 : 281-5.　　　　　　　　　　PMID : 12539068
84. Ridgway JP, Peterson LR, Brown EC, et al. Clinical significance of methicillin-resistant *Staphylococcus aureus* colonization on hospital admission : one-year infection risk. PLoS One 2013 ; 8 : e79716.
　　　　　　　　　　　　　　　　　PMID : 24278161
85. McConville TH, Sullivan SB, Gomez-Simmonds A, et al. Carbapenem-resistant Enterobacteriaceae colonization (CRE) and subsequent risk of infection and 90-day mortality in critically ill patients, an observational study. PLoS One 2017 ; 12 : e0186195.　　　　　　　　　PMID : 29023567
86. Isendahl J, Giske CG, Hammar U, et al. Temporal dynamics and risk factors for bloodstream infection with extended-spectrum β-lactamase-producing bacteria in previously-colonized individuals : national population-based cohort study. Clin Infect Dis 2019 ; 68 : 641-9.　　　PMID : 29961883
87. JANIS. 公開情報 院内感染対策サーベイランス 検査部門 入院検体 2023. <https://janis.mhlw.go.jp/report/open_report/2023/3/1/ken_Open_Report_202300.pdf> Accessed Mar. 23, 2025.
88. JANIS. 公開情報 2023年1月～12月年報 院内感染対策サーベイランス 検査部門 外来検体 2023. <https://janis.mhlw.go.jp/report/open_report/2023/3/1/ken_Open_Report_202300_Outpatient.pdf> Accessed Mar. 23, 2025.
89. Klevens RM, Morrison MA, Nadle J, et al. Invasive methicillin-resistant *Staphylococcus aureus* infections in the United States. JAMA 2007 ; 298 : 1763-71.　　　　　　　　　　　　PMID : 17940231
90. Asensio A, Guerrero A, Quereda C, et al. Colonization and infection with methicillin-resistant *Staphylococcus aureus* : associated factors and eradication. Infect Control Hosp Epidemiol 1996 ; 17 : 20-8.　　　　　　　　　　　　PMID : 8789683
91. Davis KA, Stewart JJ, Crouch HK, et al. Methicillin-resistant *Staphylococcus aureus* (MRSA) nares colonization at hospital admission and its effect on subsequent MRSA infection. Clin Infect Dis 2004 ; 39 : 776-82.　　　　　　　　PMID : 15472807
92. Schneider-Lindner V, Delaney JA, Dial S, et al. Antimicrobial drugs and community-acquired methicillin-resistant *Staphylococcus aureus*, United Kingdom. Emerg Infect Dis 2007 ; 13 : 994-1000.
　　　　　　　　　　　　　　　　　PMID : 18214170
93. Mathews WC, Caperna JC, Barber RE, et al. Incidence of and risk factors for clinically significant methicillin-resistant *Staphylococcus aureus* infection in a cohort of HIV-infected adults. J Acquir Immune Defic Syndr 2005 ; 40 : 155-60.
　　　　　　　　　　　　　　　　　PMID : 16186732
94. Centers for Disease Control and Prevention (CDC). Invasive methicillin-resistant *Staphylococcus aureus* infections among dialysis patients—United States, 2005. MMWR Morb Mortal Wkly Rep 2007 ; 56 : 197-9.　　　　　　　　　　　　PMID : 17347644
95. Spindel SJ, Strausbaugh LJ, Jacobson C. Infections caused by *Staphylococcus aureus* in a Veterans' Affairs nursing home care unit : a 5-year experience. Infect Control Hosp Epidemiol 1995 ; 16 : 217-23.
　　　　　　　　　　　　　　　　　PMID : 7636169
96. Wertheim HF, Melles DC, Vos MC, et al. The role of nasal carriage in *Staphylococcus aureus* infections. Lancet Infect Dis 2005 ; 5 : 751-62.
　　　　　　　　　　　　　　　　　PMID : 16310147
97. Rodríguez-Baño J, Picón E, Gijón P, et al. Community-onset bacteremia due to extended-spectrum beta-lactamase-producing *Escherichia coli* : risk factors and prognosis. Clin Infect Dis 2010 ; 50 : 40-8.　　　　　　　　　　　　PMID : 19995215
98. Goodman KE, Lessler J, Cosgrove SE, et al. A clinical decision tree to predict whether a bacteremic patient is infected with an extended-spectrum β-lactamase-producing organism. Clin Infect Dis 2016 ; 63 : 896-903.　　　　PMID : 27358356
99. Rodríguez-Baño J, Alcalá JC, Cisneros JM, et al. Community infections caused by extended-spectrum beta-lactamase-producing *Escherichia coli*. Arch Intern Med 2008 ; 168 : 1897-902.
　　　　　　　　　　　　　　　　　PMID : 18809817
100. Rottier WC, Bamberg YR, Dorigo-Zetsma JW, et al. Predictive value of prior colonization and antibiotic use for third-generation cephalosporin-resistant enterobacteriaceae bacteremia in patients with sepsis. Clin Infect Dis 2015 ; 60 : 1622-30.　　　　　　　　　　　PMID : 25694654

101. Kang CI, Wi YM, Lee MY, et al. Epidemiology and risk factors of community onset infections caused by extended-spectrum β-lactamase-producing *Escherichia coli* strains. J Clin Microbiol 2012 ; 50 : 312-7.　　　　　　　PMID : 22162561
102. Moriyama Y, Doi A, Shinkai N, et al. Clinical characteristics and risk factors for multidrug-resistant bacterial isolation in patients with international travel history. Am J Infect Control 2023 ; 51 : 660-7.　　　　　　　　　　　　　　　PMID : 36031036
103. Hayakawa K, Nakano R, Hase R, et al. Comparison between IMP carbapenemase-producing Enterobacteriaceae and non-carbapenemase-producing Enterobacteriaceae : a multicentre prospective study of the clinical and molecular epidemiology of carbapenem-resistant Enterobacteriaceae. J Antimicrob Chemother 2020 ; 75 : 697-708.　　　　　　　　　　　　　　PMID : 31789374
104. Saito S, Hayakawa K, Tsuzuki S, et al. A matched case-case-control study of the impact of clinical outcomes and risk factors of patients with IMP-type carbapenemase-producing carbapenem-resistant Enterobacteriaceae in Japan. Antimicrob Agents Chemother 2021 ; 65 : e01483-20.　　　　　　　　　　　　　　PMID : 33257451
105. van Loon K, Voor In't Holt AF, Vos MC. A systematic review and meta-analyses of the clinical epidemiology of carbapenem-resistant Enterobacteriaceae. Antimicrob Agents Chemother 2017 ; 62 : e01730-17.　　　　　　　　　PMID : 29038269
106. Schwartz-Neiderman A, Braun T, Fallach N, et al. Risk factors for carbapenemase-producing carbapenem-resistant Enterobacteriaceae (CP-CRE) acquisition among contacts of newly diagnosed CP-CRE patients. Infect Control Hosp Epidemiol 2016 ; 37 : 1219-25.　　　PMID : 27452597
107. Vink JP, Otter JA, Edgeworth JD. Carbapenemase-producing Enterobacteriaceae—once positive always positive? Curr Opin Gastroenterol 2020 ; 36 : 9-16.　　　　　　　　　PMID : 31633563
108. Kohler PP, Melano RG, Patel SN, et al. Emergence of carbapenemase-producing Enterobacteriaceae, South-Central Ontario, Canada. Emerg Infect Dis 2018 ; 24 : 1674-82.　　　　　　PMID : 30124197
109. Tamma PD, Heil EL, Justo JA, et al. Infectious Diseases Society of America 2024 guidance on the treatment of antimicrobial-resistant gram-negative infections. Clin Infect Dis 2024. [Epub ahead of print]　　　　　　　　　　PMID : 39108079
110. Raoofi S, Pashazadeh Kan F, Rafiei S, et al. Global prevalence of nosocomial infection : a systematic review and meta-analysis. PLoS One 2023 ; 18 : e0274248.　　　　　　　　　　PMID : 36706112
111. Diekema DJ, Hsueh PR, Mendes RE, et al. The microbiology of bloodstream infection : 20-year trends from the SENTRY antimicrobial surveillance program. Antimicrob Agents Chemother 2019 ; 63 : e00355-19.　　　　　PMID : 31010862
112. Taniguchi T, Tsuha S, Shiiki S, et al. Point-of-care urine Gram stain led to narrower-spectrum antimicrobial selection for febrile urinary tract infection in adolescents and adults. BMC Infect Dis 2022 ; 22 : 198.　　　　　　　PMID : 35227212
113. Hayano S, Hidaka T, Tadakuma R, et al. Diagnostic accuracy of point-of-care Gram stains in obstructive pyelonephritis due to ureteral stones. Open Forum Infect Dis 2024 ; 11 : ofae026.　　　　　　　　　　　　　　PMID : 38444822
114. Cressman AM, MacFadden DR, Verma AA, et al. Empiric antibiotic treatment thresholds for serious bacterial infections : a scenario-based survey study. Clin Infect Dis 2019 ; 69 : 930-7.　　　　　　　　　　　　　　　PMID : 30535310
115. Kantele A, Lääveri T, Mero S, et al. Antimicrobials increase travelers' risk of colonization by extended-spectrum betalactamase-producing Enterobacteriaceae. Clin Infect Dis 2015 ; 60 : 837-46.　　　　　　　　　　　　　　　PMID : 25613287
116. Arcilla MS, van Hattem JM, Haverkate MR, et al. Import and spread of extended-spectrum β-lactamase-producing Enterobacteriaceae by international travellers (COMBAT study) : a prospective, multicentre cohort study. Lancet Infect Dis 2017 ; 17 : 78-85.　　　　　　　PMID : 27751772
117. Jacoby GA. AmpC beta-lactamases. Clin Microbiol Rev 2009 ; 22 : 161-82.　　PMID : 19136439
118. Richards MJ, Edwards JR, Culver DH, et al. Nosocomial infections in medical intensive care units in the United States. National Nosocomial Infections Surveillance System. Crit Care Med 1999 ; 27 : 887-92.　　　　　　　　　PMID : 10362409
119. Yahav D, Giske CG, Grāmatniece A, et al. New β-lactam-β-lactamase inhibitor combinations. Clin Microbiol Rev 2020 ; 34 : e00115-20.　　　　　　　　　　　　　　PMID : 33177185
120. Kohlmann R, Bähr T, Gatermann SG. Species-specific mutation rates for ampC derepression in Enterobacterales with chromosomally encoded inducible AmpC β-lactamase. J Antimicrob Chemother 2018 ; 73 : 1530-6.　　PMID : 29566147
121. Hilty M, Sendi P, Seiffert SN, et al. Characterisation and clinical features of *Enterobacter cloacae* bloodstream infections occurring at a tertiary care university hospital in Switzerland : is cefepime adequate therapy? Int J Antimicrob Agents 2013 ; 41 : 236-49.　　　　　　　　PMID : 23313399
122. 国立感染症研究所．カルバペネム耐性腸内細菌目細菌（carbapenem-resistant Enterobacterales, CRE）病原体サーベイランス，2022 年．IASR 2024 ; 45 : 129-30.〈https://www.niid.go.jp/niid/ja/cre-m/cre-iasrd/12784-533d02.html〉Accessed Mar. 23, 2025.
123. Antimicrobial Resistance Collaborators. Global burden of bacterial antimicrobial resistance in 2019 : a systematic analysis. Lancet 2022 ; 399 : 629-55.　　　　　　　　　　PMID : 36183727
124. Lübbert C, Straube L, Stein C, et al. Colonization with extended-spectrum beta-lactamase-producing and carbapenemase-producing Enterobacteriaceae in international travelers returning to Germany. Int J Med Microbiol 2015 ; 305 : 148-56.　　　　　　　　　　　　　　PMID : 25547265
125. van Hattem JM, Arcilla MS, Bootsma MC, et al. Prolonged carriage and potential onward transmission of carbapenemase-producing Enterobacteriaceae in Dutch travelers. Future Microbiol 2016 ; 11 : 857-64.　　　PMID : 27357522
126. Moise PA, Gonzalez M, Alekseeva I, et al. Collective assessment of antimicrobial susceptibility among the most common Gram-negative respiratory pathogens driving therapy in the ICU. JAC Antimicrob Resist 2021 ; 3 : dlaa129.　　　　　　　　　　　　　　PMID : 34223078
127. Church D, Elsayed S, Reid O, et al. Burn wound infections. Clin Microbiol Rev 2006 ; 19 : 403-34.　　　　　　　　　　　　　　　PMID : 16614255
128. Mandell LA, Wunderink RG, Anzueto A, et al. Infectious Diseases Society of America/American Thoracic Society consensus guidelines on the management of community-acquired pneumonia in adults. Clin Infect Dis 2007 ; 44 Suppl 2 (Suppl 2) : S27-72.　　　　　　　　　PMID : 17278083
129. Restrepo MI, Babu BL, Reyes LF, et al. Burden and risk factors for Pseudomonas aeruginosa community-acquired pneumonia : a multinational point prevalence study of hospitalised patients. Eur Respir J 2018 ; 52 : 1701190.　PMID : 29976651
130. Arancibia F, Bauer TT, Ewig S, et al. Community-acquired pneumonia due to gram-negative bacteria and pseudomonas aeruginosa : incidence, risk, and prognosis. Arch Intern Med 2002 ; 162 : 1849-58.　　　　　　　　　　　　PMID : 12196083
131. Musher DM, Thorner AR. Community-acquired pneumonia. N Engl J Med 2014 ; 371 : 1619-28.　　　　　　　　　　　　　　　PMID : 25337751
132. Nakayama R, Inoue-Tsuda M, Matsui H, et al. Classification of the metallo β-lactamase subtype produced by the carbapenem-resistant *Pseudomonas aeruginosa* isolates in Japan. J Infect Chemother 2022 ; 28 : 170-5.　　　PMID : 34863648
133. Ishii Y, Tateda K, Yamaguchi K ; Japan Antimicrobial Resistance Surveillance Participants Group (JARS). Evaluation of antimicrobial susceptibility for beta-lactams using the Etest method against clinical isolates from 100 medical centers in Japan (2006). Diagn Microbiol Infect Dis 2008 ; 60 : 177-83.　　　　　　　　　　　　　PMID : 17931820
134. Yano H, Hayashi W, Kawakami S, et al. Nationwide genome surveillance of carbapenem-resistant *Pseudomonas aeruginosa* in Japan. Antimicrob Agents Chemother 2024 ; 68 : e0166923.

135. Magiorakos AP, Srinivasan A, Carey RB, et al. Multidrug-resistant, extensively drug-resistant and pandrug-resistant bacteria: an international expert proposal for interim standard definitions for acquired resistance. Clin Microbiol Infect 2012;18:268-81. PMID:21793988
136. Mensa J, Barberán J, Soriano A, et al. Antibiotic selection in the treatment of acute invasive infections by *Pseudomonas aeruginosa*: guidelines by the Spanish Society of Chemotherapy. Rev Esp Quimioter 2018;31:78-100. PMID:29480677
137. Hernández-Jiménez P, López-Medrano F, Fernández-Ruiz M, et al. Derivation of a score to predict infection due to multidrug-resistant *Pseudomonas aeruginosa*: a tool for guiding empirical antibiotic treatment. J Glob Antimicrob Resist 2022;29:215-21. PMID:35339736
138. Lodise TP, Bonine NG, Ye JM, et al. Development of a bedside tool to predict the probability of drug-resistant pathogens among hospitalized adult patients with gram-negative infections. BMC Infect Dis 2019;19:718. PMID:31412809
139. Munoz-Price LS, Weinstein RA. Acinetobacter infection. N Engl J Med 2008;358:1271-81. PMID:18354105
140. Wisplinghoff H, Edmond MB, Pfaller MA, et al. Nosocomial bloodstream infections caused by *Acinetobacter* species in United States hospitals: clinical features, molecular epidemiology, and antimicrobial susceptibility. Clin Infect Dis 2000;31:690-7. PMID:11017817
141. Martín-Aspas A, Guerrero-Sánchez FM, García-Colchero F, et al. Differential characteristics of *Acinetobacter baumannii* colonization and infection: risk factors, clinical picture, and mortality. Infect Drug Resist 2018;11:861-72. PMID:29922077
142. Chopra T, Marchaim D, Johnson PC, et al. Risk factors and outcomes for patients with bloodstream infection due to *Acinetobacter baumannii*-calcoaceticus complex. Antimicrob Agents Chemother 2014;58:4630-5. PMID:24890594
143. Lee HY, Chen CL, Wu SR, et al. Risk factors and outcome analysis of *Acinetobacter baumannii* complex bacteremia in critical patients. Crit Care Med 2014;42:1081-8. PMID:24394630
144. Zheng YL, Wan YF, Zhou LY, et al. Risk factors and mortality of patients with nosocomial carbapenem-resistant *Acinetobacter baumannii* pneumonia. Am J Infect Control 2013;41:e59-63. PMID:23523521
145. Henig O, Weber G, Hoshen MB, et al. Risk factors for and impact of carbapenem-resistant *Acinetobacter baumannii* colonization and infection: matched case-control study. Eur J Clin Microbiol Infect Dis 2015;34:2063-8. PMID:26205665
146. Hase R, Sakurai A, Suzuki M, et al. Clinical characteristics and genome epidemiology of *Stenotrophomonas maltophilia* in Japan. J Antimicrob Chemother 2024;79:1843-55. PMID:38842502
147. Brooke JS. Advances in the microbiology of *Stenotrophomonas maltophilia*. Clin Microbiol Rev 2021;34:e0003019. PMID:34043457
148. Safdar A, Rolston KV. *Stenotrophomonas maltophilia*: changing spectrum of a serious bacterial pathogen in patients with cancer. Clin Infect Dis 2007;45:1602-9. PMID:18190323
149. Brooke JS. *Stenotrophomonas maltophilia*: an emerging global opportunistic pathogen. Clin Microbiol Rev 2012;25:2-41. PMID:22232370
150. Denton M, Kerr KG. Microbiological and clinical aspects of infection associated with *Stenotrophomonas maltophilia*. Clin Microbiol Rev 1998;11:57-80. PMID:9457429
151. Ibn Saied W, Merceron S, Schwebel C, et al. Ventilator-associated pneumonia due to *Stenotrophomonas maltophilia*: risk factors and outcome. J Infect 2020;80:279-85. PMID:31682878
152. Saugel B, Eschermann K, Hoffmann R, et al. *Stenotrophomonas maltophilia* in the respiratory tract of medical intensive care unit patients. Eur J Clin Microbiol Infect Dis 2012;31:1419-28. PMID:22057419
153. Wong D, Nielsen TB, Bonomo RA, et al. Clinical and pathophysiological overview of *Acinetobacter* infections: a century of challenges. Clin Microbiol Rev 2017;30:409-47. PMID:27974412
154. Peleg AY, Seifert H, Paterson DL. *Acinetobacter baumannii*: emergence of a successful pathogen. Clin Microbiol Rev 2008;21:538-82. PMID:18625687
155. Matsui M, Suzuki M, Suzuki M, et al. Distribution and molecular characterization of *Acinetobacter baumannii* international clone II lineage in Japan. Antimicrob Agents Chemother 2018;62:e02190-17. PMID:29203489
156. Gales AC, Seifert H, Gur D, et al. Antimicrobial susceptibility of Acinetobacter calcoaceticus-*Acinetobacter baumannii* complex and *Stenotrophomonas maltophilia* clinical isolates: results from the SENTRY antimicrobial surveillance program (1997-2016). Open Forum Infect Dis 2019;6(Suppl 1):S34-46. PMID:30895213
157. Hsu LY, Apisarnthanarak A, Khan E, et al. Carbapenem-resistant *Acinetobacter baumannii* and Enterobacteriaceae in South and Southeast Asia. Clin Microbiol Rev 2017;30:1-22. PMID:27795305
158. Chen CH, Wu PH, Lu MC, et al. Geographic patterns of carbapenem-resistant, multi-drug-resistant and difficult-to-treat *Acinetobacter baumannii* in the Asia-Pacific region: results from the Antimicrobial Testing Leadership and Surveillance (ATLAS) program, 2020. Int J Antimicrob Agents 2023;61:106707. PMID:36608719
159. Tojo M, Mawatari M, Hayakawa K, et al. Multidrug-resistant *Acinetobactor baumannii* isolated from a traveler returned from Brunei. J Infect Chemother 2015;21:212-4. PMID:25444675
160. Boktour M, Hanna H, Ansari S, et al. Central venous catheter and *Stenotrophomonas maltophilia* bacteremia in cancer patients. Cancer 2006;106:1967-73. PMID:16565968
161. Pathmanathan A, Waterer GW. Significance of positive *Stenotrophomonas maltophilia* culture in acute respiratory tract infection. Eur Respir J 2005;25:911-4. PMID:15863651
162. Laing FP, Ramotar K, Read RR, et al. Molecular epidemiology of *Xanthomonas maltophilia* colonization and infection in the hospital environment. J Clin Microbiol 1995;33:513-8. PMID:7751349
163. Kim SH, Cha MK, Kang CI, et al. Pathogenic significance of hemorrhagic pneumonia in hematologic malignancy patients with *Stenotrophomonas maltophilia* bacteremia: clinical and microbiological analysis. Eur J Clin Microbiol Infect Dis 2019;38:285-95. PMID:30421302
164. Araoka H, Fujii T, Izutsu K, et al. Rapidly progressive fatal hemorrhagic pneumonia caused by *Stenotrophomonas maltophilia* in hematologic malignancy. Transpl Infect Dis 2012;14:355-63. PMID:22283869
165. Liu C, Bayer A, Cosgrove SE, et al. Clinical practice guidelines by the infectious diseases society of america for the treatment of methicillin-resistant *Staphylococcus aureus* infections in adults and children. Clin Infect Dis 2011;52:e18-55. PMID:21208910
166. Do Rego H, Timsit JF. Management strategies for severe *Pseudomonas aeruginosa* infections. Curr Opin Infect Dis 2023;36:585-95. PMID:37823536
167. 厚生労働省健康・生活衛生局 感染症対策部 感染症対策課. 抗微生物薬適正使用の手引き. 第三版. 別冊. 2023.〈https://www.mhlw.go.jp/content/10900000/001169114.pdf〉Accessed Mar. 23, 2025.

利益相反（COI）：なし

特集 ICUにおける抗菌薬：new era starategy コラム

侵襲性真菌感染症患者における抗真菌薬選択
初期治療開始前の評価のためのストラテジー

黒田 浩一 KURODA, Hirokazu
藤田医科大学岡崎医療センター 総合診療科

キーワード
侵襲性真菌感染症
侵襲性カンジダ症
侵襲性アスペルギルス症
初期治療
予測モデル

はじめに

侵襲性真菌感染症は，重度の免疫不全患者に発生することが多いが，明らかな免疫不全のないICU患者にも発生することのある重篤な病態であり，主な原因微生物は，Candida属とAspergillus属である[1~4]。特にCandida属は，ICUで検出頻度が高い病原微生物であり，血流感染症（感染部位を問わない）の8%[5]，カテーテル関連血流感染症 catheter-related bloodstream infection（CRBSI）の25%の原因となる[6]。本コラムでは，この2種類の真菌による侵襲性感染症を考慮すべき患者背景について解説する[*1]。

侵襲性カンジダ症

侵襲性カンジダ症 invasive candidiasis（IC）は，皮膚や消化管粘膜に定着しているCandida属が，血管内カテーテルや消化管粘膜の損傷部位を介して体内に侵入することで発症する全身性感染症である。ICU患者で最も頻度の高い侵襲性真菌感染症であり[2~9]，その致死率は30～40%[8,9]，敗血症性ショックを伴う場合は50%を超える[2,10]。

ICは，カンジダ血症と深在性カンジダ症の2つに分類される[2,4,7][*2]。カンジダ血症の頻度が高く，主な初期感染巣はCRBSIと腹腔内感染症である[2,7,9]。一方，深在性カンジダ症には，腹腔内カンジダ症，骨髄炎，化膿性関節炎，縦隔炎，眼内炎，髄膜炎，尿路感染症などが含まれる。ICU患者では腹腔内カンジダ症が最も多い[2,7,8]。

通常，ICU患者のICは，無菌検体（血液など）からCandida属が検出される場合（例：カンジダ血症），消化管または生殖泌尿器の損傷（穿孔または手術）後に採取した腹腔・縦隔・胸腔内の検体の培養からCandida属が検出され，画像検査でICに一致する所見がみられる場合（深在性カンジダ症）に診断される[1,2,11]。例外的に，重度の免疫不全や再発性消化管穿孔などのICのリスクが特に高い患者では，ICに一致する画像所見があり，血清β-D-グルカン検査が2回連続で陽性で，他のβ-D-グルカン高値となる原因を除外できる場合，感染部位からCandida属の証明がなくてもICと推定診断できる[11,12]。

ICに対する初期治療の考え方

カンジダ血症はICの最も頻度が高い病型であり，血液培養採取から12～24時間以内の適切な抗真菌薬投与と早期の感染源コントロール[*3]によって予後が改善する[4,8,9,13,14]。特に，敗血症性ショックを呈する患者では，適切な治療の遅れは致死率の上昇と強く関連する[10,12]。

しかし，血液培養でCandida属を検出するのに通常2～3日要する[4,15~18]ことと，血液培養2セットの感度が十分ではない[*4]ことから，確定診断前に経験的治療の必要性を検討すること[9]が重要となる。

経験的治療は，複数のICの危険因子（**表1**）[1~4, 8, 9, 11, 19~21, 23~26]を有し，広域抗菌薬使用中に原因不明の持続する発熱を認める患者で考慮する[1,9,18,19]。ICのリスク評価は，危険因子だけでなく，IC予測モデル，血清β-D-グルカン，以前の培養検査結果なども参考にして行うとよい。リスク評価をしたうえで，症状や画像検査から推定される感染臓器・部位（CRBSIや腹腔内感染症など）と重症度をふまえて，経験的治療の必要性を判断する[8,9]。しかし，治療適応の明確な基準はないため，症例ごとに「ICらしさ」を総合的に評

*1 ICUでの感染症診療の基本である，初期治療開始前に評価すべき「患者背景」である「発症場所」「免疫不全」「薬剤耐性菌リスク」については，前稿を参照いただきたい。
*2 これらの病態は排他的ではない（例：カンジダ血症を伴う腹腔内カンジダ症）。
*3 中心静脈カテーテル抜去，病変部の洗浄・ドレナージなど。
*4 カンジダ血症で70～80％，深在性カンジダ症で約20％，IC全体で約50％[4,8,15,22]。
*5 複数の臓器障害，カンジダ定着あり，4日以上の広域抗菌薬使用にもかかわらず発熱が持続する人工呼吸器管理中の患者。
*6 詳細は「抗真菌薬：侵襲性真菌感染症治療のためのポイント」（205ページ）を参照いただきたい。

価・臨床判断する必要がある。

しかし，この「総合的な評価」は難しい。例えば，複数のICの危険因子をもつICUの敗血症患者[*5]に対するミカファンギンの経験的治療の効果を検討したプラセボ対照無作為化比較試験[29]では，治療群とプラセボ群で28日生存の差が認められなかった。これから示唆されるように「ICの危険因子」の有無や，その数のみで治療適応を決定することは難しい[9,15,30]と考えられている。一方，敗血症性ショックを伴う患者では，治療の遅れが致命的となるため，ICの危険因子が認められる場合は経験的治療を迅速に開始することが推奨されており，治療閾値は低く設定されている[9]。すなわち，細菌感染症の診療時と同様に，患者背景（危険因子），感染臓器・部位，原因微生物（Candida属），重症度の4つの要素を整理することが重要である。

初期治療薬には，エキノキャンディン系抗真菌薬，代替薬としてアムホテリシンBリポソーム製剤が使用される[4,9,18,19]*6。

なお，ICに対する経験的治療を開始したが，その後，ICの診断に至らない場合（血液培養陰性の場合），抗真菌薬に臨床効果を示した患者ではICとみなして2週間程度治療継続することを検討する。一方，経験的治療開始後5日経過しても臨床効果がみられない患者では，特に後述する陰性的中率の高いIC予測モデルやβ-D-グルカンが陰性であれば，抗真菌薬の中止を検討する[9]。

表1　侵襲性真菌感染症の主な危険因子

侵襲性カンジダ症	免疫不全 　長期間持続する好中球減少（7～10日以上） 　血液悪性腫瘍，造血幹細胞移植 　癌薬物療法中（特に，消化管粘膜障害を引き起こす薬物） 　固形臓器移植後 　副腎皮質ステロイド 　免疫抑制剤　重症患者・長期のICU滞在 腹部手術（特に，縫合不全や再開腹術の場合） 消化管穿孔 広域抗菌薬への曝露 中心静脈カテーテル留置 中心静脈栄養 複数部位でのCandida属の定着 制酸薬の使用 血液透析 外傷・熱傷 急性壊死性膵炎 新生児
侵襲性アスペルギルス症	免疫不全 　長期間持続する好中球減少（10日以上） 　血液悪性腫瘍 　造血幹細胞移植 　固形臓器移植後 　副腎皮質ステロイドの長期使用 　T細胞またはB細胞の機能を抑制する免疫抑制剤 　重度の先天性免疫不全症 　（慢性肉芽腫症，重症複合免疫不全症，など） 侵襲性糸状菌感染症の既往（1年以内） 中等症～重症の慢性閉塞性呼吸器疾患 非代償性肝硬変 重症インフルエンザ 重症COVID-19 制御されていないHIV感染症（CD4リンパ球数200/μL未満） 固形癌 低栄養 糖尿病

COVID-19：新型コロナウイルス感染症，HIV：ヒト免疫不全ウイルス
文献1～4, 8, 9, 11, 19～21, 23～26, 28を参考に作成

IC予測モデルと非培養検査の有用性

IC予測モデルは複数提案されているが，いずれも診断精度が不十分であり，単独で経験的治療開始の判断に用いることはできない[8,9,31]。

●予測モデル

非好中球減少患者のICのリスク評価のために考案されたカンジダスコアでは，以下の因子を点数化して評価する。

・ICU入室時の手術（1点）
・複数箇所のCandida属定着（1点）

*7 好中球減少，血液悪性腫瘍，固形臓器移植後，免疫抑制剤，副腎皮質ステロイドの長期使用などで，古典的宿主因子 classical host factors と呼ばれることもある。

表2 血清β-D-グルカン使用時の注意点

侵襲性カンジダ症での感度は比較的高いが，特異度が低い
血清β-D-グルカンが陽性となり得る状況
他の真菌感染症（*Aspergillus* 属，*Pneumocystis jirovecii*，*Histoplasma* 属）
血液透析，手術用ガーゼ，アルブミン製剤，真菌の定着
免疫グロブリン製剤，グラム陽性またはグラム陰性菌による菌血症
国際的なガイドラインなどで使用が推奨されているFungitell®は日本では使用できない
日本で使用されているファンギテック®GテストMKⅡ「ニッスイ」やβ-グルカンテストワコーのIC診断における適切なカットオフ値に関するデータは不足している

文献 9, 11, 12, 36 を参考に作成

・Sepsis-1の基準[32]を用いた重症敗血症/敗血症性ショック（2点）
・中心静脈栄養（1点）

合計スコアが3点以上の場合，感度は約80％，特異度は40～70％[33～35]と報告されている。そのため，ICの有病率が10％未満である一般的なICU患者において，陽性的中率は30％未満で陰性的中率95％以上となるため，確定診断には不適だが，除外診断には有用である[4～7,8]。

その他，Candida colonization index（*Candida* 属検出部位/培養提出部位≧0.5）が参考にされることもあるが，カンジダスコアより精度が低い[34,35]。

●血清β-D-グルカン

血清β-D-グルカン（表2）は，ICを疑う際に最も使用されるバイオマーカーであり，感度65～86％，特異度53～78％[1,8,34,35]と報告されている。特異度が不十分なため，β-D-グルカン陽性のみで治療開始を判断することは推奨されない[1,7]。一方，感度は比較的高く，陰性的中率が90％以上であるため，除外診断には有用である[7,9,12,15]。

その他，血清カンジダ抗原検査や血中カンジダPCR（ポリメラーゼ連鎖反応）検査が実施されることもある。しかし，それらの有用性は現時点では十分に検討されていない[1,7,9]。

侵襲性アスペルギルス症

侵襲性アスペルギルス症 invasive aspergillosis（IA）は，通常，重度の免疫不全者（特に長期間持続する好中球減少患者）に発症する感染症である。EORTC/MSGERC（European Organization for Research and Treatment of Cancer/Mycoses Study Group Education and Research Consortium）のIAの診断基準[11]に含まれている宿主因子*7をもたないICU患者にも発症することがある[2,4,7]。

IAは，ICU患者に発症する侵襲性真菌感染症で2番目に多いが，血液悪性腫瘍に対するがん薬物療法中でフルコナゾールを予防内服している患者に限定すると最も多い[37,38]。なお，ICUでのIAの大半は，侵襲性肺アスペルギルス症である[1]。

免疫不全のないICU患者におけるIAの危険因子として，慢性閉塞性呼吸器疾患，非代償性肝硬変，重症インフルエンザ，重症新型コロナウイルス感染症（COVID-19）[1,2,4,7]などが報告されている。

●IAの診断

IAの診断では，EORTC/MSGERC[11]またはFUNDICU（Invasive Fungal Diseases in Adult Patients in ICU）[2]の診断基準を参考にすることが多い。しかし，これらは臨床研究用の基準であり，診療現場向けではない点に留意する。

確定診断には，免疫不全の有無にかかわらず，無菌検体の病理組織検査または培養での *Aspergillus* 属の検出が必要である。しかし，血行動態不安定・重症呼吸不全・凝固異常・血小板減少などのため，肺生検の実施は難しい場合が多い[2,7,11]。そのため，症状（3日以上の適切な抗菌薬治療にもかかわらず持続する発熱，胸痛，呼吸困難，血痰，呼吸不全の悪化）・危険因子（表1）[1,2,4,11,20,21,27,28]，胸部CT画像所見（臨床的基準），真菌学的基準をふまえてIAの推定診断を行い，治療開始の判断を行うことが一般的である[2,11]。

●画像所見

IAの胸部CT画像所見として，辺縁明瞭な病変，halo sign，air-crescent sign，空洞性病変，楔形で区域性または大葉性の浸潤影，などが挙げられる。ただし，これらの所見のなかでも免疫不全者のIAにおいて典型的な halo sign と air-crescent sign は，免疫不全のない患者ではほとんどみられない[2,39]ため，注意が必要である。

●真菌学的基準

真菌学的基準には，気管支肺胞洗浄液 bronchoalveolar lavage fluid（BALF）の培養または鏡検での *Aspergillus* 属の検出と，血清またはBALFのガラクトマンナン抗原検査

*8 多くの場合フルコナゾールの予防投薬中である。
*9 主に IA とフルコナゾール耐性 Candida 属による IC。

陽性（カットオフ値はそれぞれ 0.5, 0.5～1.0）が含まれる[2,7,11,40,41]。血清ガラクトマンナン抗原検査の感度は，血液悪性腫瘍患者の IA では 70～82％ と比較的高いが，固形臓器移植後の患者や慢性肺疾患患者の IA では 40％ 未満と低い（いずれの場合も特異度は約 90％ と高い）[41-45]。一方，BALF のガラクトマンナン抗原検査は免疫状態によってあまり影響を受けず，基礎疾患に関係なく感度・特異度ともに約 90％ と非常に高い[41,46-49]。そのため，非侵襲的検査のみで診断に至らない場合は，気管支鏡検査の実施を積極的に検討する[2]。

なお，IA の診断における血清 β-D-グルカンは，感度・特異度ともに不十分であり，治療開始の判断には用いない[2,11,12]。

IA に対する早期治療の考え方

IA のリスクが特に高い患者，具体的には好中球減少期間が 10 日以上持続することが予想される好中球減少症 febrile neutropenia（FN）患者[*8]で，広域抗菌薬開始後も発熱が 4～7 日以上持続する場合，侵襲性真菌感染症[*9]の可能性を考慮する。このような状況では，明確な所見がなくとも経験的抗真菌薬治療が推奨される。抗真菌薬としては，エキノキャンディン，アムホテシリン B 製剤，ボリコナゾールが選択される[50,51]。

一方，経験的治療を行わず，血清または BALF のガラクトマンナン抗原検査陽性，または，侵襲性真菌感染症を示唆する CT 異常所見が確認され，侵襲性真菌感染症の可能性が想定される場合に抗真菌薬を開始する先制攻撃的治療（preemptive therapy または biomarker-driven therapy）も有力な選択肢である。このアプローチは，経験的治療と同等の臨床効果をもちつつ，抗真菌薬の使用量を減少させる[37,50-52]ため，真菌学的検査へのアクセスがよい医療機関（ガラクトマンナン抗原検査の結果が数時間以内に得られる病院）では，より望ましい治療戦略と考えられる。

一方で，このような高リスクではない患者，主に免疫不全のない ICU 患者では，原則経験的または先制攻撃的治療は不要である。危険因子，臨床経過，画像検査，真菌学的検査から IA の推定診断または確定診断をしてから抗真菌薬治療を開始する。

文 献

1. Kreitmann L, Blot S, Nseir S. Invasive fungal infections in non-neutropenic patients. Intensive Care Med 2024 ; 50 : 2166-70.　PMID : 39432102
2. Bassetti M, Giacobbe DR, Agvald-Ohman C, et al. Invasive fungal diseases in adult patients in intensive care unit (FUNDICU) : 2024 consensus definitions from ESGCIP, EFISG, ESICM, ECMM, MSGERC, ISAC, and ISHAM. Intensive Care Med 2024 ; 50 : 502-15.　PMID : 38512399
3. Sipsas NV, Kontoyiannis DP. Invasive fungal infections in patients with cancer in the intensive care unit. Int J Antimicrob Agents 2012 ; 39 : 464-71.　PMID : 22337064
4. Ostrosky-Zeichner L, Al-Obaidi M. Invasive fungal infections in the intensive care unit. Infect Dis Clin North Am 2017 ; 31 : 475-87.　PMID : 28687215
5. Tabah A, Buetti N, Staiquly Q, et al. Epidemiology and outcomes of hospital-acquired bloodstream infections in intensive care unit patients : the EUROBACT-2 international cohort study. Intensive Care Med 2023 ; 49 : 178-90.　PMID : 36764959
6. Weiner-Lastinger LM, Abner S, Edwards JR, et al. Antimicrobial-resistant pathogens associated with adult healthcare-associated infections : summary of data reported to the National Healthcare Safety Network, 2015-2017. Infect Control Hosp Epidemiol 2020 ; 41 : 1-18. PMID : 31767041
7. Bassetti M, Azoulay E, Kullberg BJ, et al. EORTC/MSGERC definitions of invasive fungal diseases : summary of activities of the intensive care unit working group. Clin Infect Dis 2021 ; 72 (Suppl 2) : S121-7.　PMID : 33709127
8. Kullberg BJ, Arendrup MC. Invasive candidiasis. N Engl J Med 2015 ; 373 : 1445-56.　PMID : 26444731
9. Pappas PG, Kauffman CA, Andes DR, et al. Clinical practice guideline for the management of candidiasis : 2016 update by the Infectious Diseases Society of America. Clin Infect Dis 2016 ; 62 : e1-50.　PMID : 26679628
10. Bassetti M, Righi E, Ansaldi F, et al. A multicenter study of septic shock due to candidemia : outcomes and predictors of mortality. Intensive Care Med 2014 ; 40 : 839-45.　PMID : 24807083
11. Donnelly JP, Chen SC, Kauffman CA, et al. Revision and update of the consensus definitions of invasive fungal disease from the European Organization for Research and Treatment of Cancer and the Mycoses Study Group Education and Research Consortium. Clin Infect Dis 2020 ; 71 : 1367-76.　PMID : 31802125
12. Lamoth F, Akan H, Andes D, et al. Assessment of the role of 1,3-β-d-glucan testing for the diagnosis of invasive fungal infections in adults. Clin Infect Dis 2021 ; 72 (Suppl 2) : S102-8.　PMID : 33709130
13. Kollef M, Micek S, Hampton N, et al. Septic shock attributed to Candida infection : importance of empiric therapy and source control. Clin Infect Dis 2012 ; 54 : 1739-46.　PMID : 22423135
14. Morrell M, Fraser VJ, Kollef MH. Delaying the empiric treatment of Candida bloodstream infection until positive blood culture results are obtained : a potential risk factor for hospital mortality. Antimicrob Agents Chemother 2005 ; 49 : 3640-5.　PMID : 1612703
15. Clancy CJ, Nguyen MH. Diagnosing invasive candidiasis. J Clin Microbiol 2018 ; 56 : e01909-17. PMID : 29444828
16. Bourbeau PP, Foltzer M. Routine incubation of BacT/ALERT FA and FN blood culture bottles for more than 3 days may not be necessary. J Clin Microbiol 2005 ; 43 : 2506-9.
　　PMID : 15872297
17. Ruiz-Giardín JM, Martin-Díaz RM, Jaqueti-Aroca J, et al. Diagnosis of bacteraemia and growth times. Int J Infect Dis 2015 ; 41 : 6-10.
　　PMID : 26482387
18. Ransom EM, Alipour Z, Wallace MA, et al. Evaluation of optimal blood culture incubation time to maximize clinically relevant results from a contemporary blood culture instrument and media system. J Clin Microbiol 2021 ; 59 : e02459-20.　PMID : 33239377
19. Egi M, Ogura H, Yatabe T, et al. The Japanese clinical practice guidelines for management of sepsis and septic shock 2020 (J-SSCG 2020). J Intensive Care 2021 ; 9 : 53.　PMID : 34433491
20. Evans L, Rhodes A, Alhazzani W, et al. Surviving sepsis campaign : inter-

national guidelines for management of sepsis and septic shock 2021. Intensive Care Med 2021 ; 47 : 1181-247. PMID : 34599691
21. Taplitz RA, Kennedy EB, Bow EJ, et al. Antimicrobial prophylaxis for adult patients with cancer-related immunosuppression : ASCO and IDSA clinical practice guideline update. J Clin Oncol 2018 ; 36 : 3043-54. PMID : 30179565
22. Clancy CJ, Nguyen MH. Finding the "missing 50%" of invasive candidiasis : how nonculture diagnostics will improve understanding of disease spectrum and transform patient care. Clin Infect Dis 2013 ; 56 : 1284-92. PMID : 23315320
23. Arendrup MC, Sulim S, Holm A, et al. Diagnostic issues, clinical characteristics, and outcomes for patients with fungemia. J Clin Microbiol 2011 ; 49 : 3300-8. PMID : 21715585
24. Chow JK, Golan Y, Ruthazer R, et al. Risk factors for albicans and non-albicans candidemia in the intensive care unit. Crit Care Med 2008 ; 36 : 1993-8. PMID : 18552702
25. Hachem R, Hanna H, Kontoyiannis D, et al. The changing epidemiology of invasive candidiasis : *Candida glabrata* and *Candida krusei* as the leading causes of candidemia in hematologic malignancy. Cancer 2008 ; 112 : 2493-9. PMID : 18412153
26. Japanese Society of Mycology. JSMM clinical practice guidelines for diagnosis and treatment of invasive candidiasis. Med Mycol J 2013 ; 54 : 147-251. PMID : 23760079
27. Stanzani M, Lewis RE, Fiacchini M, et al. A risk prediction score for invasive mold disease in patients with hematological malignancies. PLoS One 2013 ; 8 : e75531. PMID : 24086555
28. Herbrecht R, Bories P, Moulin JC, et al. Risk stratification for invasive aspergillosis in immunocompromised patients. Ann N Y Acad Sci 2012 ; 1272 : 23-30. PMID : 23231711
29. Timsit JF, Azoulay E, Schwebel C, et al. Empirical micafungin treatment and survival without invasive fungal infection in adults with ICU-acquired sepsis, *Candida* colonization, and multiple organ failure : the EMPIRICUS randomized clinical trial. JAMA 2016 ; 316 : 1555-64. PMID : 27706483
30. Schuster MG, Edwards JE Jr, Sobel JD, et al. Empirical fluconazole versus placebo for intensive care unit patients : a randomized trial. Ann Intern Med 2008 ; 149 : 83-90. PMID : 18626047
31. Playford EG, Lipman J, Kabir M, et al. Assessment of clinical risk predictive rules for invasive candidiasis in a prospective multicentre cohort of ICU patients. Intensive Care Med 2009 ; 35 : 2141-5. PMID : 19756510
32. Bone RC, Balk RA, Cerra FB, et al. Definitions for sepsis and organ failure and guidelines for the use of innovative therapies in sepsis. The ACCP/SCCM Consensus Conference Committee. American College of Chest Physicians/Society of Critical Care Medicine. Chest 1992 ; 101 : 1644-55. PMID : 1303622
33. León C, Ruiz-Santana S, Saavedra P, et al. A bedside scoring system ("Candida score") for early antifungal treatment in nonneutropenic critically ill patients with *Candida* colonization. Crit Care Med 2006 ; 34 : 730-7. PMID : 16505659
34. Tissot F, Lamoth F, Hauser PM, et al. β-glucan antigenemia anticipates diagnosis of blood culture-negative intraabdominal candidiasis. Am J Respir Crit Care Med 2013 ; 188 : 1100-9. PMID : 23782027
35. León C, Ruiz-Santana S, Saavedra P, et al. Usefulness of the "Candida score" for discriminating between *Candida* colonization and invasive candidiasis in non-neutropenic critically ill patients : a prospective multicenter study. Crit Care Med 2009 ; 37 : 1624-33. PMID : 19325481
36. Wheat LJ. Approach to the diagnosis of invasive aspergillosis and candidiasis. Clin Chest Med 2009 ; 30 : 367-77, viii. PMID : 19375641
37. Maertens J, Lodewyck T, Donnelly JP, et al. Empiric vs preemptive antifungal strategy in high-risk neutropenic patients on fluconazole prophylaxis : a randomized trial of the European Organization for Research and Treatment of Cancer. Clin Infect Dis 2023 ; 76 : 674-82. PMID : 35906831
38. Pagano L, Caira M, Candoni A, et al. The epidemiology of fungal infections in patients with hematologic malignancies : the SEIFEM-2004 study. Haematologica 2006 ; 91 : 1068-75. PMID : 16885047
39. Vandewoude KH, Blot SI, Depuydt P, et al. Clinical relevance of *Aspergillus* isolation from respiratory tract samples in critically ill patients. Crit Care 2006 ; 10 : R31. PMID : 16507158
40. Douglas AP, Smibert OC, Bajel A, et al. Consensus guidelines for the diagnosis and management of invasive aspergillosis, 2021. Intern Med J 2021 ; 51 Suppl 7 : 143-76. PMID : 34937136
41. Thompson GR 3rd, Young JH. *Aspergillus* infections. N Engl J Med 2021 ; 385 : 1496-509. PMID : 34644473
42. Ullmann AJ, Aguado JM, Arikan-Akdagli S, et al. Diagnosis and management of *Aspergillus* diseases : executive summary of the 2017 ESCMID-ECMM-ERS guideline. Clin Microbiol Infect 2018 ; 24 Suppl 1 : e1-38. PMID : 29544767
43. Pfeiffer CD, Fine JP, Safdar N. Diagnosis of invasive aspergillosis using a galactomannan assay : a meta-analysis. Clin Infect Dis 2006 ; 42 : 1417-27. PMID : 16619154
44. Leeflang MM, Debets-Ossenkopp YJ, Wang J, et al. Galactomannan detection for invasive aspergillosis in immunocompromised patients. Cochrane Database Syst Rev 2015 : CD007394. PMID : 26716951
45. Zhou W, Li H, Zhang Y, et al. Diagnostic value of galactomannan antigen test in serum and bronchoalveolar lavage fluid samples from patients with nonneutropenic invasive pulmonary aspergillosis. J Clin Microbiol 2017 ; 55 : 2153-61. PMID : 28446576
46. D'Haese J, Theunissen K, Vermeulen E, et al. Detection of galactomannan in bronchoalveolar lavage fluid samples of patients at risk for invasive pulmonary aspergillosis : analytical and clinical validity. J Clin Microbiol 2012 ; 50 : 1258-63. PMID : 22301025
47. Meersseman W, Lagrou K, Maertens J, et al. Galactomannan in bronchoalveolar lavage fluid : a tool for diagnosing aspergillosis in intensive care unit patients. Am J Respir Crit Care Med 2008 ; 177 : 27-34. PMID : 17885264
48. Luong ML, Clancy CJ, Vadnerkar A, et al. Comparison of an *Aspergillus* real-time polymerase chain reaction assay with galactomannan testing of bronchoalvelolar lavage fluid for the diagnosis of invasive pulmonary aspergillosis in lung transplant recipients. Clin Infect Dis 2011 ; 52 : 1218-26. PMID : 21507918
49. de Heer K, Gerritsen MG, Visser CE, et al. Galactomannan detection in broncho-alveolar lavage fluid for invasive aspergillosis in immunocompromised patients. Cochrane Database Syst Rev 2019 : CD012399. PMID : 31107543
50. Freifeld AG, Bow EJ, Sepkowitz KA, et al. Clinical practice guideline for the use of antimicrobial agents in neutropenic patients with cancer : 2010 update by the infectious diseases society of america. Clin Infect Dis 2011 ; 52 : e56-93. PMID : 21258094
51. Azoulay E, Russell L, Van de Louw A, et al. Diagnosis of severe respiratory infections in immunocompromised patients. Intensive Care Med 2020 ; 46 : 298-314. PMID : 32034433
52. Morrissey CO, Chen SC, Sorrell TC, et al. Galactomannan and PCR versus culture and histology for directing use of antifungal treatment for invasive aspergillosis in high-risk haematology patients : a randomised controlled trial. Lancet Infect Dis 2013 ; 13 : 519-28. PMID : 23639612

利益相反（COI）：なし

特集 ICUにおける抗菌薬：new era strategy

微生物検査
その上手な使い方

藤原 辰也 FUJIHARA, Tatsuya
大阪大学大学院医学系研究科 感染制御学／島根大学医学部附属病院 麻酔科／感染制御部

松尾 裕央 MATSUO, Hiroo
大阪大学大学院医学系研究科 感染制御学

キーワード
グラム染色
培養検査
迅速診断検査

はじめに

適切な感染症の診断には微生物学的情報が必要不可欠で，それを最大限に生かすためには臨床医と微生物検査室の連携が欠かせない[1,2]。昨今ではさまざまな迅速診断検査も導入されているが，その検査の解釈に非感染症内科医を中心に多くの医師が頭を抱えているのが現状である[3]。本稿では，培養検体がどのように処理され結果報告に至るのか，一般的な微生物検査のフローに加え，近年活用されている迅速診断検査について，症例経過に沿って解説する。

症例

70歳代の男性。軽自動車の自損事故で救急搬送された。多発肋骨骨折・左血気胸に加え外傷性腸管損傷を認め，腹部については開腹手術が行われ小腸に穿孔を認めた。穿孔部位の単純縫合が行われ，腹膜炎として，可及的に洗浄ドレナージに加えてタゾバクタム・ピペラシリン（T/P）が投与された。

術後5日目にはカテコールアミン漸減，尿量も増加してきたが，術後7日未明に悪寒戦慄を認めた。夜間の担当医によって血液培養に加えて，尿・喀痰培養が提出され，T/Pからメロペネム，バンコマイシンに抗菌薬が変更された。同日夕方16時頃，バイタルサインは依然として安定しないなか，血液培養2/2セット，好気ボトルからグラム陰性桿菌を認めたと報告があった。

培養検体提出後の流れ

一般的な微生物検査検体処理の流れ（図1）[4]

●検体提出初日

主な検体材料である血液・尿・痰・膿などによって観察項目は異なるが，血液検体を除き，尿・痰・膿などが微生物検査室に届けば肉眼的所見を確認のうえグラム染色，分離培養のための処理に移る。検体提出初日にわかることは多くはなく，グラム染色が診断，微生物の推定には最も寄与するであろう[*1]。次いで各種検体は，グラム染色後あるいは標本作成と同時に，分離培養のため血液寒天培地などの平板培地に接種される。この際，グラム染色でブドウ球菌が推定された際にはメチシリン耐性黄色ブドウ球菌（MRSA）選択培地を，

*1
「グラム染色の有用性と注意点」の項（176ページ）を参照。

図1 抗酸菌を除く一般的な微生物検査のフロー

実線はルーチンで実施し、破線は必要に応じてまたは医師の依頼に応じて実施。赤線で遭遇する頻度の高いと想定される一般細菌での検査フローを示した。一般細菌では培養検査開始後(血液培養では血液培養ボトルが陽性になってから)3〜4日で感受性結果が報告されるのに対して、嫌気培養のコロニーの観察は3日目、真菌、特に糸状菌の確認には7日間必要なため、必然的にこれらは同定・感受性まで時間を要する。
(文献4より一部改変して作成)

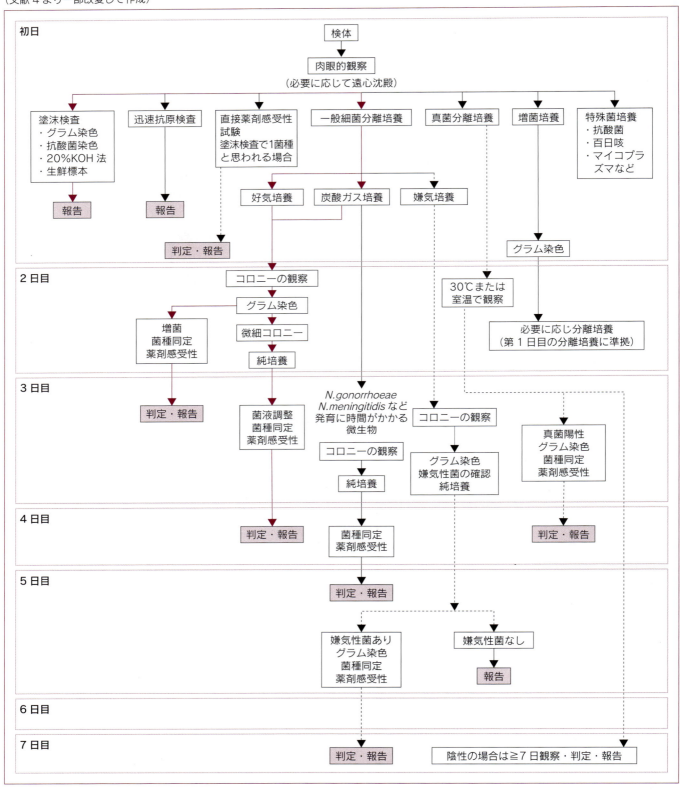

グラム陰性桿菌であればこの時点で基質特異性拡張型β-ラクタマーゼextended spectrum β-lactamase（ESBL）やAmpC産生の確認のために選択培地を追加する施設もある。

● 検体提出2日目以降

培地に接種後はコロニー形成まで通常は数10時間必要とするため、コロニーの形状の観察が可能となるのは翌日の検体提出2日目となることが多い。検体提出2日目にコロニーの形状が確認されれば、同定と薬剤感受性検査が実施される。感受性検査の多くは微量液体希釈法で行われ、Clinical and Laboratory Standard Institute（CLSI）の推奨する標準法[5]に則って感受性結果が示される。この結果は、おおむね検体提出3日目に報告されるが、培養開始から早ければ数時間でコロニーを形成した場合には、この時点で菌種同定と薬剤感受性検査が実施され、約1日早く結果が反映されることもある。近年は後述の質量分析計の導入により、コロニーさえできていれば、迅速に同定可能な施設も増えている。

…

ここまでが血液検体以外の一般的な細菌培養検体の流れとなる。培地に複数種類のコロニーが発育し単一の微生物が釣菌できない、発育まで時間を要する（Neisseria gonorrhoeae、Neisseria meningitidis ほか、偏性嫌気性菌や真菌、抗酸菌など）、特定の条件を満たさないと培養が難しい微生物（nutritionally variant streptococci や Corynebacterium kroppenstedtii）などの要因に加えて、微生物検査室の休日・夜間の運用体制によって、結果報告まで時間を要する可能性がある。

検査結果の最終報告までは相応に時間を要するが、検体提出から数時間〜翌日までに得られている情報もあるため、懸念のある症例の検体については培養の中間結果を微生物室に確認してみるとよいだろう。

血液培養の検査フローと注意点

血液培養は数時間から数日の培養期間を必要とするため、その他の検体と比べて結果報告までの時間を要する[4]。血液培養ボトルは、日本ではほとんどの施設で自動検出機器にセットされ[4]、ボトル内で微生物が増殖すれば二酸化炭素が発生し、ボトル底部のセンサーがpH変化を検知し陽性のシグナルを発する[6]。基本的には血液培養は陽性と判断されて初めて、その他の一般検体同様にグラム染色と分離培養のための培養検査が行われる。

表1に示すように、グラム染色前にも重要なポイントは何点かある。例えば、陽性ボトルが本症例のように好気ボトルのみの場合は好気性菌（特にグラム陰性桿菌であればPseudomonas aeruginosaなどのブドウ糖非発酵菌）が示唆される[7〜9]。

注意点として、装填までに時間を要して微生物がすでに増殖していた場合には変化率を読み取れず偽陰性となる[10]ことがある。そのため、血液培養ボトルは採取後迅速に自動検査機器に装填することが望ましい[*2]。逆に、自動検出機器で陽性シグナルが出ていても、グラム染色・分離培養いずれも陰性の偽陽性も報告されている。そこには、白血病、高二酸化炭素血症、アシドーシスといった宿主側の要因および、発育が遅い、培養が難しい微生物、嫌気性菌、Streptococcus pneumoniaeのような自己融解し得る微生物、先行抗菌薬使用の影響を受けた細菌などといった微生物側の要因がある[12〜14]。自動検出機器から陽性シグナルが、カルテにひもづいて陽性報告のみ転送される施設もあるため、陽性となったがグラム染色所見など微生物検査室から連絡がない場合は、まだ検査がなされていないのか、偽陽性の可能性があるのか、確認してみるとよいだろう。

*2
装填・培養が12時間以上遅れる場合、25℃を超えない温度で保存する[11]。

■表1　血液培養ボトル陽性時に評価する所見とその臨床的な意義

陽性ボトルの発育状況	所見	疑われる微生物や病態
好気・嫌気ボトルの別	いずれからも発育 好気ボトルのみ発育 嫌気ボトルのみ発育	通性嫌気性菌（Staphylococcus spp., Streptococcus spp., Enterococcus spp., E. coli など腸内細菌目細菌），好気性菌（Bacillus, Pseudomonas aeruginosa などブドウ糖非発酵菌, Candida など） 偏性嫌気性菌
陽性時間	陽性までの時間 陽性までの時間差	コンタミネーションでは菌量が少ないため陽性に至るまでの時間が長い 末梢血と比べカテーテル血のほうが2時間以上早く陽性（カテーテル関連血流感染症の診断基準の1つ）
多量のガス産生	ボトルのゴム栓部分の膨隆	グラム陽性桿菌：Clostridium を示唆 グラム陰性桿菌：腸内細菌目細菌（E. coli, Klebsiella など）
臭気	悪臭あり	嫌気性菌が示唆
溶血所見	ボトル内の血液が黒色調に変色	β溶血性レンサ球菌，S. pneumoniae, Bacillus spp., C. perfringens など

- 日本ではほとんどの施設で血液培養ボトルはBDバテック™（日本ベクトン・ディッキンソン），バクテラート（ビオメリュー・ジャパン），バーサトレック（サーモフィッシャーサイエンティフィック）などの自動検出機器に装塡される。
- 通性嫌気性菌は好気・嫌気の両ボトルに発育することが多いが，偏性好気性菌は好気ボトルのみ，偏性嫌気性菌は嫌気ボトルのみに発育することが多い[1]。
- 血液培養が陽性となるまでの時間を time to positivity（TTP）と呼ばれる。真の菌血症ではTTPが短く（12.7時間），コンタミネーションではTTPが長い（20.6時間）と報告されている。ただし，真の菌血症であってもブドウ糖非発酵菌やコアグラーゼ陰性ブドウ球菌，Bacteroides 属，Candida ではTTPは長くなり，それぞれ真の菌血症時のTTPの中央値は16.9時間，16.3時間，28.8時間，40.0時間であったとされ，微生物の発育速度にも依存する[3]。
- カテーテル血と末梢血の血液培養の時間差は differential time to positivity（DTP）と呼ばれる。条件として，カテーテル血と末梢血が同量で同時に培養が開始される必要がある。DTPはカテーテル関連血流感染症の診断基準の1つ[4]ではあるが，カテーテル逆血からの採血によりコンタミネーションも増加する[5]こと，他疾患を除外できるわけではないことに留意する。
- BDバテック™21嫌気用レズンボトルでは血球を溶血させるので，微生物に関係なく溶血所見が認められる。加えて，溶血所見はメタノール固定標本のグラム染色でも溶血し背景の赤血球が消失することが確認できるが，火炎固定時には火炎固定そのもので溶血してしまうため，グラム染色で溶血を評価する際には固定方法を確認しておく必要がある[1]。

グラム染色の有用性と注意点

グラム染色は簡便かつ安価で，塗沫から観察まで20〜30分程度で評価できる迅速性にも優れた検査である[15,16]。グラム染色は大まかにグラム陽性球菌・桿菌・グラム陰性桿菌・球菌に分け，適切なスペクトルの抗菌薬選択の手がかりとなる[16]。肺炎，尿路感染症，皮膚・軟部組織感染症，髄膜炎などでグラム染色所見を参考にすることで狭域かつ安全に初回抗菌薬を選択できた[16,17]と報告されている。また，人工呼吸器関連肺炎 ventilator-associated pneumonia（VAP）と心不全といった非感染性疾患の鑑別が悩ましい症例において，喀痰から微生物を認めなければVAPの陰性的中率91％と有用な検査である[18]。

一方，グラム染色の限界もあり，1つが検出感度の問題である。検体中に微生物が少なければ検出できない。小検出感度は検体によっても異なるが，菌量10^4〜10^5 cfu/mLが必要[19,20]とされている。微生物の種類によっても感度が異なる。成人の細菌性髄膜炎の髄液グラム染色の感度についての研究[6]では，S. pneumoniae は90％，Haemophilus influenzae は86％と高いが，Listeria monocytogenes では約30％程度まで低下すると報告されている。加えて，検体が異なれば，同じ S. pneumoniae でも喀痰では62％まで検出感度は低下する[21]。また，Mycoplasma, Chlamydia 属など細胞壁をもたない微生物や細胞内に偏在する Legionella 属は基本的にグラム染色では検出できない[22]。

さらに，グラム染色は評価者の主観的評価が含まれる検査でもある。前述のグラム染色の有用性を報告した研究[16]は，グラム染色に習熟した医師がいる施設で実施されたものであるため，自身の染色所見の解釈は微生物検査技師とすり合わせてトレーニングしておく必要はあるだろう。

染色自体の技術的な問題や所見解釈の誤りだけでなく，Acinetobacter 属や Clostridium 属，Bacillus 属などは，時としてグラム

陰性菌がグラム陽性に，グラム陰性菌がグラム陽性に，通常と逆に染色される可能性もある[23]。この点は検査の限界として理解しておく必要はある。

なお，いわゆる「貪食像」については，喀痰検体では貪食の有無で肺炎の有無を区別できず，特に莢膜をもつ *S. pneumoniae* は貪食されにくい[24]。尿検体の好中球機能も尿pHの低下と高浸透圧によって低下する[25]ことも知られている。したがって，貪食像で安易に感染の有無を判断しないほうが無難である。

> **症例**（つづき）
> 血液培養2/2セット，好気ボトルのみからグラム陰性桿菌を検出したため，ブドウ糖非発酵菌である *P. aeruginosa* や *Stenotrophomonas maltophilia*，*Burkholderia cepacia* が原因微生物として想定された。検査技師と相談し，Matrix Assisted Laser Desorption/Ionization-Time of Flight Mass Spectrometer（MALDI-TOF MS）で血液培養ボトル検体を用いて Direct MALDI-TOF MS を実施したところ，高スコアで *S. maltophilia* と同定されたためST合剤を追加した。

迅速診断検査（RDT）

微生物の同定には従来，生化学的性状に加え，コロニーの形態，臭気，溶血所見が用いられてきた。前述のとおり，菌種の同定までには従来2日以上は必要であったが，近年，微生物のタンパク質成分の分子量情報を用いて同定するMALDI-TOF MSによる質量分析法や，FilmArray®，Verigene®，GeneXpert®などの多項目遺伝子迅速診断機器が活用され始めた。培地上のコロニーや髄液などの臨床検体そのものから直接的に，わずか数時間で菌種同定や薬剤耐性遺伝子の検出が可能となった[26]。

これらの迅速診断検査 rapid diagnostic test（RDT）が個々の症例において有効に活用されるのは，コンタミネーションの判断，感染臓器の推定と精査，抗菌薬の選択に影響を与える[27,28]点にある。例えば，グラム陽性ブドウ球菌がコアグラーゼ陰性ブドウ球菌 coagulase-negative staphylococci（CNS）と同定されコンタミネーションと判断できれば，不要な抗菌薬投与，検査の施行を避けることができる。グラム陽性レンサ球菌が腸球菌と同定されれば，腹部の感染源の精査に進むことができるかもしれない[28]。さらには，薬剤耐性遺伝子の検出，例えばメチシリン耐性遺伝子である *mecA* やバンコマイシン耐性腸球菌のプラスミド性の遺伝子である *vanA*，*vanB* の有無を確認することでバンコマイシンの適正使用に寄与し得る[29]。

その恩恵はグラム陽性菌のみならず，グラム陰性桿菌の症例でも，微生物そのものの同定や薬剤耐性遺伝子の検出により抗菌薬の変更に寄与した[28,30,31]という報告もある。

ICUに入室するような敗血症性ショックですでに広域抗菌薬が経験的治療に選択されている場合には限定的となるかもしれないが，本症例のように，同定されることでカバーする微生物そのものか，薬剤耐性を意識して別の機序の抗菌薬に変更するかの選択の決め手になる可能性がある。

以下，代表的なMALDI-TOF MS，FilmArray，Verigene，GeneXpertの特徴や注意点を解説する。

MALDI-TOF MS

MALDI-TOF MSの手順として，まず培地上のコロニーをターゲットプレートに塗布しマトリックスを加えて分析計にセットし，レーザーにより微生物のタンパク質をイオン化・脱離させる。イオン化したタンパク質は真空管内を飛行し，その時間から質量を算出しマススペクトルを作成する。得られたスペクトルをライブラリーデータと照合することで菌種同定を行う（図2）[1,32〜34]。

図2 MALDI-TOF MS（VITEK MS®）での同定の流れ

MALDI-TOF MSでは，名前のとおり補助試薬としてマトリックスを要する。①培地に発育した目的の微生物のコロニーを釣菌する。②これをターゲットプレートのスポットに薄く塗布する。③その上からマトリックスを加える。マトリックスにはα-cyano-4-hydroxy cinnamic acidやsinaphinic acidなど，ベンゼン環をもつ有機化合物が使用される。④ターゲットプレートを質量分析計にセットする。ターゲットにレーザーが照射され，マトリックスのベンゼン環がレーザー光を吸収しH⁺を供給することでタンパク質がイオン化されることに加え，レーザー光によって急速に加熱されることでガス化（脱離）される。⑤正電荷を帯びた静電場を通してイオン化タンパク質は加速され真空管に入り，真空管内で検出器に向かって飛行する。質量の小さな分子が最も速く，次第に質量の大きな分子が検出器に到達する。検出器に到達するまでの飛行時間から質量を算出することでマススペクトルを作成し，ライブラリーデータと照合することで微生物が同定される（ここでは *Escherichia coli* が同定されている）。

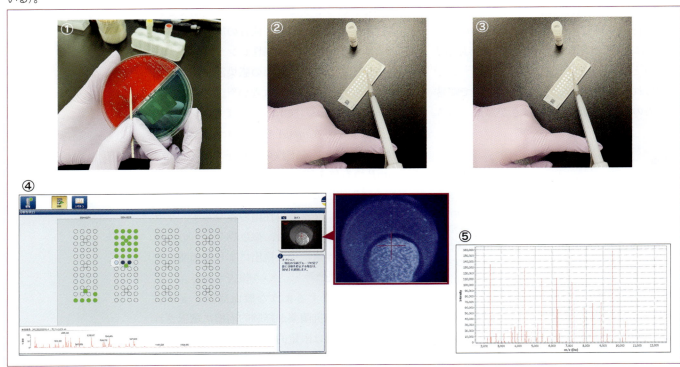

MALDI-TOF MSは従来の同定に比べて平均1.45日早く菌種同定が可能[35]で，培養検査との一致率も84.1〜93.6％[32]と優れている。ただし，得られたマススペクトルをライブラリーデータと照合して菌種同定するため，ライブラリーデータに乏しい微生物の菌種同定は難しい。コロニーが小さい場合やムコイドを形成している場合は微生物の量が少なくなることから菌種同定できないことがある[28,34]。

● Direct MALDI-TOF MS

コロニー形成を待つことなく陽性となった血液培養ボトルから，直接微生物を同定する手法である。血液培養の試料には微生物のほかに血球やヒト由来のタンパク質を多く含むため，培養液を直接MALDI-TOF MSに塗布して解析はできない。そのため，試薬キットで前処置する必要があり，30分程度の時間を要する[34,36]。培養検査による同定との一致率は60〜99％である。ただし，グラム陽性球菌，特にviridans streptococciを *S. pneumoniae* と誤同定すること，複数菌の場合は混合スペクトルをライブラリーに照合することが難しいことから信頼性に欠ける[37]。

FilmArray（FA）

マルチプレックスPCR（ポリメラーゼ連鎖反応）を原理として血液培養陽性検体や髄液などから，細菌・ウイルス・薬剤耐性遺伝子などをコロニー形成を待つことなく核酸同定を全自動で1時間以内に行うことができる（表2）。検体材料ごとに使用する試薬パネル

表2　各パネルの同定可能な微生物と薬剤耐性遺伝子

パネル	グラム陰性菌	グラム陽性菌	真菌	ウイルス	薬剤耐性遺伝子
血液培養	A. calcoaceticus-baumannii complex Bacteroides fragilis Haemophilus influenzae Neisseria meningitidis Pseudomonas aeruginosa Stenotrophomonas maltophilia Enterobacterales spp. Enterobacter cloacae complex Escherichia coli Klebsiella aerogenes Klebsiella oxytoca Klebsiella pneumoniae group Proteus spp. Salmonella spp. Serratia marcescens	Staphylococcus spp. 　Staphylococcus aureus 　Staphylococcus epidermidis 　Staphylococcus lugdunensis Streptococcus spp. 　Streptococcus agalactiae 　Streptococcus pyogenes 　Streptococcus pneumoniae Enterococcus faecalis Enterococcus faecium Listeria monocytogenes	Candida albicans Candida auris Candida glabrata Candida krusei Candida parapsilosis Candida tropicalis Cryptococcus neoformans Cryptococcus gattii		IMP KPC OXA-48-like NDM VIM mcr-1 CTX-M mecA/C mecA/C and MREJ vanA/B
髄膜炎・脳炎	E. coli H. influenzae L. monocytogenes N. meningitidis S. agalactiae S. pneumoniae		C. neoformans/gattii	サイトメガロウイルス エンテロウイルス 単純ヘルペスウイルス 1,2 ヒトヘルペスウイルス 6 ヒトパレコウイルス 水痘・帯状疱疹ウイルス	
呼吸器	（細菌） Bordetella parapertussis Bordetella pertussis Chlamydia pneumoniae Mycoplasma pneumoniae			アデノウイルス コロナウイルス 229E, HKU1, NL63, OC43 SARS-CoV-2 ヒトメタニューモウイルス ヒトライノウイルス/エンテロウイルス インフルエンザ A 型, A/H1 型, A/H3 型, A/H1-2009 型 インフルエンザ B 型 パラインフルエンザウイルス 1, 2, 3, 4 respiratory syncytial virus	
関節感染症	Bacteroides fragilis Citrobacter spp. Enterobacter cloacae complex E. coli H. influenzae Kingella kingae 　K. aerogenes 　K. pneumoniae group Morganella morganii N. gonorrhoeae Proteus spp. 　P. aeruginosa Salmonella spp. 　S. marcescens	Anaerococcus prevotii/vaginalis Clostridium perfringens Cutibacterium avidum/granulosum E. faecalis E. faecium Finegoldia magna Parvimonas micra Peptoniphilus spp. Peptostreptococcus anaerobius S. aureus S. lugdunensis Streptococcus spp. 　S. agalactiae 　S. pneumoniae 　S. pyogenes	Candida spp. 　Candida albicans		IMP KPC NDM OXA-48-like VIM CTX-M mecA/C and MREJ vanA/B

執筆時点（2025年1月）において，日本で保険収載されている血液培養，髄膜炎・脳炎，呼吸器，関節感染症の各パネルで検出可能な微生物および薬剤耐性遺伝子を示した。血液培養陽性検体，髄液，鼻咽頭ぬぐい液，関節液検体そのものから検査実施可能である。

は異なり，ここでは，血液培養，髄膜炎・脳炎，呼吸器，関節感染症パネルについて解説する[38,39]。

● 血液培養パネル

血液培養陽性ボトルから，表2に示した微生物，薬剤耐性遺伝子の検出が可能である[38]。従来の生化学的手法やMALDI-TOF MSによる同定と比較した場合，菌血症の主な微生物やESBLの主要な遺伝子であるCTX-Mやカルバペネマーゼ，mecAなどの主要な薬剤耐性遺伝子に対して95％以上の感度[40]を示す。ただし，同定できる微生物はDirect MALDI-TOF MSと比べて制限があることに加え，複数菌の場合は培養検査と比較すると一致率は83％程度となる。これらには，パネルに収録されていない微生物を検出できないこと，培養では発育しない死菌の検出による偽陽性が影響している[40]。

● 髄膜炎・脳炎パネル

内科的緊急疾患である髄膜炎・脳炎において，すべての微生物を包括すると検出感度90％，特異度97％[41]と優れ，同時に広く検出できる[42]。このことは，免疫不全者や乳幼児など，想定される病原体が広範に及ぶ場合に抗微生物薬の選択に寄与することが期待される[43]。

ただし，髄液の培養検査での微生物学的診断をreference standardとした場合には，S. pneumoniae, S. agalactiaeに関してはそれぞれ11.4％と4％の偽陽性[40]が報告されている。そのため，RDTで仮にS. pneumoniaeを検出したとしても，髄液のグラム染色でそれらしいグラム陽性球菌を認めず，培養陰性の場合にRDTの結果のみを信頼してよいのかどうかは懸念が残る。加えて，S. pneumoniaeやHSV（単純ヘルペスウイルス）-2の検出感度は高いとされる一方で，E. coli, L. monocytogenes, H. influenzaeなどの個別の検査感度は約70％程度と低く，エンテロウイルス，C. neoformans/gattiiにおいても偽陰性[40,44]が報告されている。また，細菌性髄膜炎を引き起こすすべての病原体を網羅しているわけでない。以上のことから，本パネルで微生物が検出されなかったとしても安易に感染性の髄膜炎・脳炎を除外してはならない[45]。

● 呼吸器パネル

インフルエンザA型，B型，respiratory syncytial virus（RSV），ヒトメタニューモウイルス（hMPV），アデノウイルスの5つのウイルスについて感度80～100％[46～48]，SARS-CoV-2ウイルスの陽性一致率も98％[49]，Bordetella parapertuissis, B. pertussis, Chlamydia pneumoniae, Mycoplasma pneumoniaeの陽性一致率も85％以上[50]とされている。臨床的には不適切な抗菌薬の使用の削減に寄与する。

小児入院例を対象とした後方視的研究[51]では，病原微生物の同定は87.2％でなされ，抗菌薬使用期間は短縮（8.56±5.13日 vs. 12.82±9.62日）している。

また，成人の市中肺炎でもウイルス性肺炎の頻度は22％[52]と高い。高齢者・糖尿病・慢性閉塞性肺疾患 chronic obstructive pulmonary disease（COPD）などの基礎疾患がある場合はRSVなどで重症化し，急性呼吸窮迫症候群 acute respiratory distress syndrome（ARDS）に至る[53,54]こともあるため，この原因検索の一助となることが期待される。実際，成人例でも本パネルの使用により抗菌薬の早期中止に寄与した[55]とする報告もある。ただし，この報告では酸素投与されていた症例は全体の約1/5程度であり，ICUに入室するような重症例ではない。

また，本パネルには肺炎の主要な原因微生物であるS. pneumoniaeやH. influenzae, Legionella pneumoniaeが含まれていない[46]。ウイルスと細菌の共感染による肺炎もあるこ

とや，鼻咽頭や口腔咽頭におけるウイルスの検出は，上気道に限定した感染やその回復期の過程をみているだけで，目の前の症例の肺炎の原因微生物でない可能性もある[52]。したがって，本パネルでウイルスを検出したからといって，抗菌薬を終了可能かどうかは慎重に判断しなくてはならない。

● 関節感染症パネル

前向きに採取された1544検体に本パネルを用いた研究では，細菌について培養検査と，耐性遺伝子についてPCRと比較し，感度88.4〜90.9%[56,57]，薬剤耐性遺伝子で陽性一致率100%[56]を示した。培養が陰性であった淋菌性関節炎の診断や小児の関節炎の主要な病原微生物の1つでKingella kingaeの迅速な同定に有用[58,59]とされる。一方，パネルに含まれない微生物を含むと感度は56%であり，この原因はS. epidermidisといったCNSやCutibacterium acnesを検出できない[60,61]点にある。そのため，術後3か月以内の早期人工関節感染症では，S. epidermidisを含む複数菌が病原微生物として考えられる際には，本パネルの有用性は限定的となる[62]。

Verigene

Verigeneは，多項目遺伝子迅速診断機器である。敗血症パネルのVerigene血液培養グラム陽性菌・薬剤耐性核酸テスト（BC-GP）とVerigene血液培養グラム陰性菌・薬剤耐性核酸テスト（BC-GN）が利用可能である[30]。表3に示す細菌と薬剤耐性遺伝子を3時間以内に同定できる[30,31,63]。BC-GPは，単一菌の場合89.6%以上，BC-GNでは80.5〜93.8%で菌種同定が可能であるが，複数菌ではそれぞれ62.5%，77.8%に低下する[31]。

BC-GNを活用することで院内のグラム陰性菌血症患者において，ICU在室日数（12日vs. 16.2日），30日死亡率（8.1% vs. 19.2%），多剤耐性菌に関連した死亡率（12.5% vs. 63

■ 表3　Verigeneで同定可能な細菌と薬剤耐性遺伝子

カートリッジ	細菌	薬剤耐性遺伝子
BC-GP	*Staphylococcus* spp. 　*S. aureus* 　*S. epidermidis* 　*S. lugdunensis* *Streptococcus* spp. 　*S. pneumoniae* 　*S. pyogenes* 　*S. agalactiae* 　*S. anginosus* group *Enterococcus faecalis* 　*E. faecium* *Listeria* spp.	mecA vanA vanB
BC-GN	*Acinetobacter* spp. *Citrobacter* spp. *Enterobacter* spp. *Proteus* spp. *Escherichia coli* *Klebsiella pneumoniae* *Klebsiella oxytoca* *Pseudomonas aeruginosa* *Serratia marcescens*	CTX-M KPC NDM VIM IMP OXA

グラム陽性またはグラム陰性で使用するカートリッジが異なるため，カートリッジ選択にグラム染色を必要とする。使用するカートリッジの違いから，グラム陽性菌とグラム陰性菌両者の複数菌が原因の場合には片方のみしか検出できない[51]。

%）が有意に低いことが報告され，ESBL陽性の結果が抗菌薬変更に寄与した[31]とされている。

GeneXpert

GeneXpertは血液や痰，便検体などを試薬と混合し機器へ挿入することで核酸抽出・増幅・検出までの全工程を約1時間で行うことができる[64]。体外診断用として7種類利用可能だが，本稿ではXpert MRSA/SA BCとXpert C.difficileについて解説する。

● Xpert MRSA/SA BC

Xpert MRSA/SA BCは*S. aureus*のStaphylococcal protein（*spa*）とSCC*mec-orfX* junctionと*mecA*を標的にリアルタイムPCRによってMRSA/メチシリン感受性黄色ブドウ球菌（MSSA）/CNSを区別可能である。感度はMSSAで97.5%，MRSAで97.5%[65]と

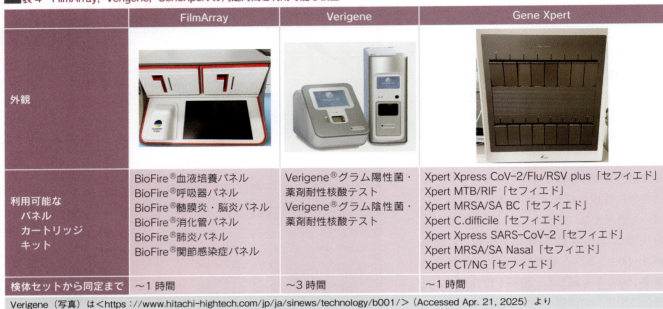

表4 FilmArray, Verigene, GeneXpert の同定時間と利用可能な検査

	FilmArray	Verigene	Gene Xpert
外観			
利用可能な パネル カートリッジ キット	BioFire®血液培養パネル BioFire®呼吸器パネル BioFire®髄膜炎・脳炎パネル BioFire®消化管パネル BioFire®肺炎パネル BioFire®関節感染症パネル	Verigene®グラム陽性菌・ 薬剤耐性核酸テスト Verigene®グラム陰性菌・ 薬剤耐性核酸テスト	Xpert Xpress CoV-2/Flu/RSV plus「セフィエド」 Xpert MTB/RIF「セフィエド」 Xpert MRSA/SA BC「セフィエド」 Xpert C.difficile「セフィエド」 Xpert Xpress SARS-CoV-2「セフィエド」 Xpert MRSA/SA Nasal「セフィエド」 Xpert CT/NG「セフィエド」
検体セットから同定まで	〜1時間	〜3時間	〜1時間

Verigene（写真）は＜https://www.hitachi-hightech.com/jp/ja/sinews/technology/b001/＞（Accessed Apr. 21, 2025）より

されており, mecA の検出によって治療最適化までの時間短縮が可能である。

● **Xpert C. difficile**

Xpert C. difficile は 2018 年から保険適用となった[66]。適用前まで *Clostridioides difficile* 腸炎の診断には，酵素免疫測定法 enzyme immunoassay（EIA）によるグルタミン酸脱水素酵素 glutamate dehydrogenase（GDH）と toxin 検査しかできず toxin の感度が低いことが問題となっていた。toxin の PCR が可能となり，ガイドライン[66]の *C. difficile* infection（CDI）の検査フローにも組み込まれるようになった。感度は 78〜91％，特異度は 94〜96％ とされている。ただし，偽陽性により CDI の過剰診断についても問題視されている[66,67]。これを避けるためには，少なくとも下痢便以外は提出しないよう注意が必要である[66]。

RDT の活用と微生物検査室との連携

ここまで培養検体提出後の従来の検査と近年活用されてきている RDT（表4）について解説してきた[68]。時間経過のなかで得られる情報も都度更新されていくのも微生物検査の醍醐味である。微生物検査を臨床に活用するためには，特性と限界を理解したうえで，臨床にどう生かしたいのかを明確化しておく必要がある。RDT については，自施設での採用があるか，採用がある場合はそれをどのような症例で行うかは微生物検査室とすり合わせをしておきたい。

RDT が優れるのは，結果が迅速に得られる点にある。前述のとおり，髄液などの臨床検体そのもの，および培地上のコロニーから生化学的検査を行うことなく菌種同定が可能となるばかりか，一部の薬剤耐性遺伝子を検出することで感受性の推定も可能となった。これにより，血液培養から検出されたグラム陽性ブドウ球菌は菌名が同定されるばかりか，*mecA* 次第で標的治療を定めることも可能[65,69]となる。ただし，グラム陰性桿菌については注意を要する。なぜなら，これらは ESBL やカルバペネマーゼなどの β ラクタマーゼ以外にも細胞膜の透過性低下や排出ポンプなどの複数の耐性機序を有するため，耐性遺伝子は薬剤耐性機序の一部でしかない[65,70]た

めである。

例えば，メロペネムで治療されている敗血症性ショック症例でグラム陰性桿菌を血液培養から認めた場合を考えてみよう。提示した症例のようにグラム陰性桿菌が S. maltophilia といった別の機序の抗菌薬を要する場合や，P. aeruginosa と RDT で同定された場合でも，IMP 型カルバペネマーゼの薬剤耐性遺伝子を認めた場合には早期の抗菌薬変更に寄与する。その一方で，P. aeruginosa と同定され，IMP 型カルバペネマーゼの遺伝子をもたないことがわかったとしても，ICU に入室するような重症例では，RDT の結果を根拠にした de-escalation は難しく，実際の感受性結果を待ったほうがよい場面が多いのではなかろうか。

そのため，グラム陰性桿菌の早期の抗菌薬の適正化には RDT のみに頼るのではなく，いかに感受性結果までの時間を短縮させるかも鍵となる。これには，培養開始までの時間短縮（病棟保存・搬送時間の短縮，検査室の就業時間内の搬送，時間外に血液培養陽性となった際に血液寒天培地などに接種）も間接的に寄与する[70,71]ことから，自施設での検体搬送と検体処置・運用の体制も確認しておきたい。また，方法は割愛するが rapid antimicrobial susceptibility testing を行うことも一法で，高額な機器の導入することなく，最短 4 時間で感受性試験が実施可能ではある[72]。

また，微生物検査室に臨床情報が伝わっていなければ微生物が同定できないこともある。例えば，開胸術後の *Mycoplasma hominis* や *Mycobacterium chimaera* による縦隔炎の同定には，時に嫌気培養や抗酸菌検査が培養に必要となる。それは，単なる創部培養と書いてあるラベルだけでは検査室は拾いきれない。症例の臨床情報を共有することで必要な培養条件を整えることが可能となるため，疑われる感染臓器と微生物を検査室と共有す

るとよいだろう。

文　献

1. Patel R. The clinician and the microbiology laboratory. In : Bennett JE, Dolin R, Blaser MJ eds. Mandell, Douglas, and Bennett's principles and practice of infectious diseases. 9th ed. Philadelphia : Elsevier, 2019 : 194-210.
2. Miller JM, Binnicker MJ, Campbell S, et al. Guide to utilization of the microbiology laboratory for diagnosis of infectious diseases : 2024 update by the Infectious Diseases Society of America (IDSA) and the American Society for Microbiology (ASM). Clin Infect Dis 2024 : ciae104.　PMID : 38442248
3. Blaschke AJ, Hersh AL, Beekmann SE, et al. Unmet diagnostic needs in infectious disease. Diagn Microbiol Infect Dis 2015 ; 81 : 57-9.
　PMID : 25456043
4. 小栗豊子, 三澤成毅, 西山宏幸ほか. 検査材料別検査法と検出菌. In : 小栗豊子編. Clinical microbiology handbook 臨床微生物検査ハンドブック 第5版. 東京：三輪書店, 2017 : 49-104.
5. Lewis II JS. M100 Performance standards for antimicrobial susceptibility testing. 34th ed. Berwyn : Clinical and Laboratory Standards Institute 2024.
6. Reimer LG, Wilson ML, Weinstein MP. Update on detection of bacteremia and fungemia. Clin Microbiol Rev 1997 ; 10 : 444-65.　PMID : 9227861
7. Ruiz-Giardín JM, Martin-Díaz RM, Jaqueti-Aroca J, et al. Diagnosis of bacteraemia and growth times. Int J Infect Dis 2015 ; 41 : 6-10.　PMID : 26482387
8. Mermel LA, Allon M, Bouza E, et al. Clinical practice guidelines for the diagnosis and management of intravascular catheter-related infection : 2009 update by the Infectious Diseases Society of America. Clin Infect Dis 2009 ; 49 : 1-45.
　PMID : 19489710
9. Snyder SR, Favoretto AM, Baetz RA, et al. Effectiveness of practices to reduce blood culture contamination : a Laboratory Medicine Best Practices systematic review and meta-analysis. Clin Biochem 2012 ; 45 : 999-1011.　PMID : 22709932
10. 小林寅喆, 山本真理子, 長谷川美幸ほか. 血液培養ボトルの自動培養装置への装填遅延が判定結果へ及ぼす影響. 感染症誌 2004 ; 78 ; 959-66.
11. Ling CL, Roberts T, Soeng S, et al. Impact of delays to incubation and storage temperature on blood culture results : a multi-centre study. BMC Infect Dis 2021 ; 21 : 173.　PMID : 33579205
12. Ebihara Y, Kobayashi K, Watanabe N, et al. False-positive blood culture results in patients with hematologic malignancies. J Infect Chemother 2019 ; 25 : 404-6.　PMID : 30685110
13. Khan M, Siddiqi R, Konopleva M, et al. Increased peripheral leukemia blasts leading to false-positive blood culture. Blood Cells Mol Dis 2017 ; 64 : 8-9.
　PMID : 28285097
14. Turan DR, Kuruoğlu T, Gümüş D, et al. Evaluation of factors that may cause false positive growth signals in blood cultures—as the word "factors" will include both microbial and patients as well as others. Int J Clin Med Microbiol 2018 ; 3 : 137.
15. Staining procedure, 3.2.1. Gram stain. In : Garcia LS ed. Clinical Microbiology Procedure Handbook. Vol 1. 3rd ed. Washington DC : ASM Press, 2010.
16. Yoshimura J, Ogura H, Oda J. Can Gram staining

be a guiding tool for optimizing initial antimicrobial agents in bacterial infections? Acute Med Surg 2023 ; 10 : e862. PMID : 37362034
17. Ito H, Tomura Y, Oshida J, et al. The role of Gram stain in reducing broad-spectrum antibiotic use : a systematic literature review and meta-analysis. Infect Dis Now 2023 ; 53 : 104764. PMID : 37482245
18. O'Horo JC, Thompson D, Safdar N. Is the Gram stain useful in the microbiologic diagnosis of VAP? A meta-analysis. Clin Infect Dis 2012 ; 55 : 551-61. PMID : 22677711
19. Wilson ML, Gaido L. Laboratory diagnosis of urinary tract infections in adult patients. Clin Infect Dis 2004 ; 38 : 1150-8. PMID : 15095222
20. Tunkel AR, Hartman BJ, Kaplan SL, et al. Practice guidelines for the management of bacterial meningitis. Clin Infect Dis 2004 ; 39 : 1267-84. PMID : 15494903
21. Rein MF, Gwaltney JM Jr, O'Brien WM, et al. Accuracy of Gram's stain in identifying pneumococci in sputum. JAMA 1978 ; 239 : 2671-3. PMID : 77336
22. Miyashita N. Atypical pneumonia : pathophysiology, diagnosis, and treatment. Respir Investig 2022 ; 60 : 56-67. PMID : 34750083
23. Rand KH, Tillan M. Errors in interpretation of Gram stains from positive blood cultures. Am J Clin Pathol 2006 ; 126 : 686-90. PMID : 17050065
24. Shimoda M, Saraya T, Yonetani S, et al. The significance of bacterial engulfment in Gram-stained sputum in patients with respiratory infections. Medicine (Baltimore) 2018 ; 97 : e0150. PMID : 29620628
25. Gargan RA, Hamilton-Miller JM, Brumfitt W. Effect of pH and osmolality on *in vitro* phagocytosis and killing by neutrophils in urine. Infect Immun 1993 ; 61 : 8-12. PMID : 8418067
26. Apisarnthanarak A, Bin Kim H, Moore LSP, et al. Utility and applicability of rapid diagnostic testing in antimicrobial stewardship in the Asia-Pacific region : a Delphi consensus. Clin Infect Dis 2022 ; 74 : 2067-76. PMID : 34665855
27. French K, Evans J, Tanner H, et al. The clinical impact of rapid, direct MALDI-ToF identification of bacteria from positive blood cultures. PLoS One 2016 ; 11 : e0169332. PMID : 28036369
28. Clerc O, Prod'hom G, Vogne C, et al. Impact of matrix-assisted laser desorption ionization time-of-flight mass spectrometry on the clinical management of patients with Gram-negative bacteremia : a prospective observational study. Clin Infect Dis 2013 ; 56 : 1101-7. PMID : 23264363
29. Banerjee R, Teng CB, Cunningham SA, et al. Randomized trial of rapid multiplex polymerase chain reaction-based blood culture identification and susceptibility testing. Clin Infect Dis 2015 ; 61 : 1071-80. PMID : 26197846
30. Suzuki H, Hitomi S, Yaguchi Y, et al. Prospective intervention study with a microarray-based, multiplexed, automated molecular diagnosis instrument (Verigene system) for the rapid diagnosis of bloodstream infections, and its impact on the clinical outcomes. J Infect Chemother 2015 ; 21 : 849-56. PMID : 26433422
31. Diasorin. Molecular diagnostics. The VERIGENE® System.＜https ://int.diasorin.com/en/molecular-diagnostics/tools/verigene-system＞Accessed Apr. 2, 2025.
32. Seng P, Drancourt M, Gouriet F, et al. Ongoing revolution in bacteriology : routine identification of bacteria by matrix-assisted laser desorption ionization time-of-flight mass spectrometry. Clin Infect Dis 2009 ; 49 : 543-51. PMID : 19583519
33. Bizzini A, Greub G. Matrix-assisted laser desorption ionization time-of-flight mass spectrometry, a revolution in clinical microbial identification. Clin Microbiol Infect 2010 ; 16 : 1614-9. PMID : 20636422
34. Patel R. MALDI-TOF MS for the diagnosis of infectious diseases. Clin Chem 2015 ; 61 : 100-11. PMID : 25278500
35. Tan KE, Ellis BC, Lee R, et al. Prospective evaluation of a matrix-assisted laser desorption ionization-time of flight mass spectrometry system in a hospital clinical microbiology laboratory for identification of bacteria and yeasts : a bench-by-bench study for assessing the impact on time to identification and cost-effectiveness. J Clin Microbiol 2012 ; 50 : 3301-8. PMID : 22855510
36. Croxatto A, Prod'hom G, Greub G. Applications of MALDI-TOF mass spectrometry in clinical diagnostic microbiology. FEMS Microbiol Rev 2012 ; 36 : 380-407. PMID : 22092265
37. Faron ML, Buchan BW, Ledeboer NA. Matrix-assisted laser desorption ionization-time of flight mass spectrometry for use with positive blood cultures : methodology, performance, and optimization. J Clin Microbiol 2017 ; 55 : 3328-38. PMID : 28855303
38. ビオメリュー・ジャパン臨床事業部．遺伝子検査関連製品．全自動遺伝子解析装置・専用試薬 BioFire® FilmArray®.＜https ://www.biomerieux-jp.net/clinical/c025.php＞Accessed Apr. 2, 2025.
39. 野口 穣，瀧川正紀，浅見諒子ほか．急性期高齢者専門医療病院における FilmArray 装置導入による臨床的効果の検討．日臨微生物会誌 2023 ; 33 : 44-51.
40. Peri AM, Ling W, Furuya-Kanamori L, et al. Performance of BioFire Blood Culture Identification 2 Panel (BCID2) for the detection of bloodstream pathogens and their associated resistance markers : a systematic review and meta-analysis of diagnostic test accuracy studies. BMC Infect Dis 2022 ; 22 : 794. PMID : 36266641
41. Tansarli GS, Chapin KC. Diagnostic test accuracy of the BioFire® FilmArray® meningitis/encephalitis panel : a systematic review and meta-analysis. Clin Microbiol Infect 2020 ; 26 : 281-90. PMID : 31760115
42. Leber AL, Everhart K, Balada-Llasat JM, et al. Multicenter evaluation of BioFire FilmArray Meningitis/Encephalitis Panel for detection of bacteria, viruses, and yeast in cerebrospinal fluid specimens. J Clin Microbiol 2016 ; 54 : 2251-61. PMID : 27335149
43. van de Beek D, Brouwer MC, Koedel U, et al. Community-acquired bacterial meningitis. Lancet 2021 ; 398 : 1171-83. PMID : 34303412
44. Trujillo-Gómez J, Tsokani S, Arango-Ferreira C, et al. Biofire FilmArray Meningitis/Encephalitis Panel for the aetiological diagnosis of central nervous system infections : a systematic review and diagnostic test accuracy meta-analysis. EClinicalMedicine 2022 ; 44 : 101275. PMID : 35198914
45. Kitagawa D, Kitano T, Uchihara Y, et al. Impact of multiplex polymerase chain reaction test in patients with meningitis or encephalitis. Open Forum Infect Dis 2023 ; 10 : ofad634. PMID : 38156045
46. Babady NE. The FilmArray® respiratory panel : an

46. ...automated, broadly multiplexed molecular test for the rapid and accurate detection of respiratory pathogens. Expert Rev Mol Diagn 2013；13：779-88.　PMID：24151847
47. Huang HS, Tsai CL, Chang J, et al. Multiplex PCR system for the rapid diagnosis of respiratory virus infection：systematic review and meta-analysis. Clin Microbiol Infect 2018；24：1055-63.　PMID：29208560
48. Doern CD, Lacey D, Huang R, et al. Evaluation and implementation of FilmArray version 1.7 for improved detection of adenovirus respiratory tract infection. J Clin Microbiol 2013；51：4036-9.　PMID：24068007
49. Creager HM, Cabrera B, Schnaubelt A, et al. Clinical evaluation of the BioFire® Respiratory Panel 2.1 and detection of SARS-CoV-2. J Clin Virol 2020；129：104538.　PMID：32650276
50. Leber AL, Everhart K, Daly JA, et al. Multicenter evaluation of BioFire FilmArray Respiratory Panel 2 for detection of viruses and bacteria in nasopharyngeal swab samples. J Clin Microbiol 2018；56：e01945-17.　PMID：29593057
51. Kitano T, Nishikawa H, Suzuki R, et al. The impact analysis of a multiplex PCR respiratory panel for hospitalized pediatric respiratory infections in Japan. J Infect Chemother 2020；26：82-5.　PMID：31383498
52. Jain S, Self WH, Wunderink RG, et al. Community-acquired pneumonia requiring hospitalization among U.S. adults. N Engl J Med 2015；373：415-27.　PMID：26172429
53. Linder KA, Malani PN. RSV infection in older adults. JAMA 2023；330：1200.　PMID：37676666
54. Shah RD, Wunderink RG. Viral pneumonia and acute respiratory distress syndrome. Clin Chest Med 2017；38：113-25.　PMID：28159154
55. Brendish NJ, Malachira AK, Armstrong L, et al. Routine molecular point-of-care testing for respiratory viruses in adults presenting to hospital with acute respiratory illness (ResPOC)：a pragmatic, open-label, randomised controlled trial. Lancet Respir Med 2017；5：401-11.　PMID：28392237
56. Esteban J, Salar-Vidal L, Schmitt BH, et al. Multicenter evaluation of the BIOFIRE Joint Infection Panel for the detection of bacteria, yeast, and AMR genes in synovial fluid samples. J Clin Microbiol 2023；61：e0035723.　PMID：37877730
57. Pascual S, Noble B, Ahmad-Saeed N, et al. Potential value of a rapid syndromic multiplex PCR for the diagnosis of native and prosthetic joint infections：a real-world evidence study. J Bone Jt Infect 2024；9：87-97.　PMID：38601005
58. Salar-Vidal L, Chaves C, Dianzo-Delgado IT, et al. Multicenter evaluation of BioFire JI Panel related to improved microbiological diagnostics on acute osteoarticular infections. Int J Med Microbiol 2023；313：151588.　PMID：37925748
59. Salar-Vidal L, Chaves C, Dianzo-Delgado IT, et al. Multicenter evaluation of BioFire JI panel related to improved microbiological diagnostics on acute osteoarticular infections. Int J Med Microbiol 2023；313：151588.　PMID：37925748
60. Hoffman T, Kriger O, Cohen S, et al. Real-life experience and diagnostic utility of the BioFire joint infection PCR panel in bone and joint infections：analysis of a prospective validation study. Infect Dis Ther 2023；12：1437-43.　PMID：37129850
61. Lee RA. Clinical performance evaluation of the BioFire Joint Infection Panel. J Clin Microbiol 2024；62：e0102224.　PMID：39382308
62. Schoenmakers JWA, de Boer R, Gard L, et al. First evaluation of a commercial multiplex PCR panel for rapid detection of pathogens associated with acute joint infections. J Bone Jt Infect 2023；8：45-50.　PMID：36756306
63. Liborio MP, Harris PNA, Ravi C, et al. Getting up to speed：rapid pathogen and antimicrobial resistance diagnostics in sepsis. Microorganisms 2024；12：1824.　PMID：39338498
64. BECKMAN COULTER. GeneXpert®システム．<https://www.beckmancoulter.co.jp/dx/product/molecular-diagnostics/GeneXpert/>Accessed Apr. 2, 2025.
65. Yamada K, Imoto W, Shibata W, et al. Impact of antimicrobial stewardship with the Xpert MRSA/SA BC assay at a tertiary hospital in Japan. J Infect Chemother 2023；29：693-9.　PMID：37028799
66. 日本化学療法学会・日本感染症学会．CDI診療ガイドライン作成委員会編．Clostridioides difficile 感染症診療ガイドライン2022．<https://www.chemotherapy.or.jp/uploads/files/guideline/cdi_shinryou7101.pdf>Accessed Apr. 2, 2025.
67. Polage CR, Gyorke CE, Kennedy MA, et al. Overdiagnosis of *Clostridium difficile* infection in the molecular test era. JAMA Intern Med 2015；175：1792-801.　PMID：26348734
68. Opota O, Jaton K, Greub G. Microbial diagnosis of bloodstream infection：towards molecular diagnosis directly from blood. Clin Microbiol Infect 2015；21：323-31.　PMID：25686695
69. Nguyen DT, Yeh E, Perry S, et al. Real-time PCR testing for *mecA* reduces vancomycin usage and length of hospitalization for patients infected with methicillin-sensitive staphylococci. J Clin Microbiol 2010；48：785-90.　PMID：20071556
70. Giacobbe DR, Giani T, Bassetti M, et al. Rapid microbiological tests for bloodstream infections due to multidrug resistant Gram-negative bacteria：therapeutic implications. Clin Microbiol Infect 2020；26：713-22.　PMID：31610299
71. 日馬由貴，犬塚和久，舟橋恵二ほか．病院の検査室における血液培養検査対応の現状．日臨微生物会誌 2019；29：36-9.
72. European Committee on Antimicrobial Susceptibility Testing. Rapid AST directly from blood culture bottles.<https://www.eucast.org/rapid_ast_in_bloodcultures>Accessed Apr. 2, 2025.

利益相反（COI）：なし

レジデントのための これだけ抗菌薬

研修医に必要な最低限の知識をコンパクトにまとめた入門書

著　髙野哲史　済生会横浜市東部病院　総合内科

◎感染症診療の基本がわかる
◎微生物のグルーピングがわかる
◎薬剤選択がわかる
◎投与設計がわかる

本当にこれ一冊でわかります！

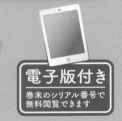

好評発売中

電子版付き
巻末のシリアル番号で無料閲覧できます

B5変型判・304頁・カラー　定価4,840円（本体4,400円＋税）
ISBN 978-4-7849-0155-5　2024年12月刊

「本当に"これだけ"にしてしまい、すみません」

抗菌薬はもちろん、抗真菌薬、抗ウイルス薬、それらを使いこなすための土台となる感染症診療の基本的な考え方、臨床で出会う主要な微生物のまとめなど、この本一冊でベッドサイドで抱えがちな感染症診療の悩みの大部分を解消できるのではないか、という自負があります。（まえがきより）

第1章 感染症診療の基本的アプローチ
- 1.1 感染症診療のロジック
- 1.2 その① 患者背景の把握
- 1.3 その② 感染臓器の診断
- 1.4 その③ 原因微生物の推定
- 1.5 その④ 抗微生物薬の選択
- 1.6 その⑤ 治療経過の予測と評価

第2章 細菌のグルーピング
- 2.1 7つのグループに分ける
- 2.2 グラム陽性ブドウ球菌
- 2.3 グラム陽性連鎖球菌
- 2.4 グラム陰性桿菌
- 2.5 グラム陽性桿菌
- 2.6 グラム陰性球菌
- 2.7 グラム染色で染まらない細菌
- 2.8 真菌

第3章 β-ラクタム系抗菌薬
- 3.1 β-ラクタム系抗菌薬の特徴
- 3.2 ペニシリン系抗菌薬
- 3.3 セフェム系抗菌薬
- 3.4 カルバペネム系抗菌薬
- 3.5 モノバクタム系抗菌薬

第4章 β-ラクタム系以外の抗菌薬
- 4.1 どんなときに使う
- 4.2 フルオロキノロン系抗菌薬
- 4.3 テトラサイクリン系抗菌薬
- 4.4 マクロライド系抗菌薬
- 4.5 アミノグリコシド系抗菌薬
- 4.6 ST合剤
- 4.7 メトロニダゾール
- 4.8 リンコマイシン系抗菌薬

第5章 抗MRSA薬
- 5.1 抗MRSA薬とは
- 5.2 グリコペプチド系抗菌薬
- 5.3 リポペプチド系抗菌薬
- 5.4 オキサゾリジノン系抗菌薬
- 5.5 抗MRSA薬のまとめ

第6章 抗真菌薬
- 6.1 真菌感染症のアプローチ
- 6.2 アゾール系抗真菌薬
- 6.3 エキノキャンディン系抗真菌薬
- 6.4 ポリエン系抗真菌薬
- 6.5 その他の抗真菌薬
- 6.6 カンジダ血症のマネジメント

第7章 抗ウイルス薬
- 7.1 ウイルス感染症のアプローチ
- 7.2 抗インフルエンザ薬
- 7.3 抗ヘルペスウイルス薬
- 7.4 COVID-19治療薬

付録1 術後感染症予防のための抗菌薬の使い方
付録2 抗微生物薬「略号・一般名・商品名」早見表
付録3 妊娠・授乳と抗微生物薬

日本医事新報社
〒101-8718　東京都千代田区神田駿河台2-9

ご注文は
TEL：03-3292-1555
FAX：03-3292-1560
URL：https://www.jmedj.co.jp/

書籍の詳しい情報は小社ホームページをご覧ください。
医事新報　検索

特集 ■ ICU における抗菌薬：new era strategy

antimicrobial de-escalation (ADE)
抗菌薬適正使用の要 ADE の考え方・進め方

後藤 崇夫 GOTO, Takao
東京都立墨東病院 集中治療科

はじめに

病原微生物の薬剤耐性 antimicrobial resistance（AMR）は世界的な脅威であり，世界で協力して対策に取り組む必要性が強調されている。世界保健機構（WHO）による報告[1]では，2050 年には癌を超えて世界の死亡原因の第 1 位となることが予測されている。2015 年の WHO 総会において「AMR に関するグローバル・アクション・プラン」が採択され，加盟各国に 2 年以内の自国のアクションプラン策定が求められた。日本においても「薬剤耐性（AMR）アクションプラン（2016–2020）」が策定され，近年（2023–2027）[2]として更新された。ここでは 6 つの目標が掲げられており，その 1 つに「抗微生物薬の適正使用」がある。不必要な処方を減らすことで薬剤耐性微生物の出現を抑え，医療費を抑制する効果があるとされている。しかし，ICU における重症患者を対象とした記載はなく，その使用は現場の判断に委ねられている。

重症患者が多い ICU において，抗菌薬の適正使用は容易ではない。本稿では，ICU における広域抗菌薬の使用と AMR 発生の関連について簡単に述べたあとに，抗菌薬適正使用の要ともなる ADE（antimicrobial de-escalation）について，用語定義，世界・日本の ICU での実態，ICU で適応する際の安全性とメリットについて，現時点でのエビデンスをふまえて解説する。また，読者が明日から ADE に取り組むための一助になるよう具体的な症例をとおしての解説も行う。

キーワード
de-escalation
antimicrobial de-escalation
antimicrobial resistance

ICU での広域抗菌薬の使用と AMR 発生の関係性

ICU では一般的に広域抗菌薬の使用頻度が高いが，その使用は AMR 発現とどの程度関連するのだろうか。

重症敗血症，敗血症性ショックで抗緑膿菌作用のある β-ラクタム系抗菌薬〔CFPM（セフェピム），TAZ/PIPC（タゾバクタム/ピペラシリン，以下 T/P），MEPM（メロペネム）〕で治療された成人患者 7118 例を対象に AMR 発現を調べた単施設後向きコホート研究[3]では，抗菌薬曝露 1 日ごとの調整ハザード比が 1.04〔95％信頼区間（CI）1.04～1.05〕と報告された。また国際多施設研究（DIANA study）の日本人データを後方視的に調べた研究[4]では，159/254 例（62％）が広域抗菌薬群（72 時間以上の広域抗菌薬使用）に分類され，狭域抗菌薬群（72 時間未満の広域抗菌薬使用）と比較し，多剤耐性菌出現率が有意に高かったと報告された（11.9％ vs. 4.2％，$p = 0.042$）。

これらの結果は，ADE と AMR 発生の因果関係を直接示してはいないが，広域抗菌薬の乱用が AMR 発生を助長することは自明である。ICU においても可能なかぎり ADE を

実践していくことが望ましい。

ADEの用語定義

ADEの用語定義には，実は世界的に明確なコンセンサスを得たものがなく，研究の実施や結果解釈を難しくしている。特に集中治療領域では，患者背景，抗菌薬使用背景ともに複雑であり，何をもってADEとするのか，ICUでどのようにADEを適応するべきかの解釈がより難しい。

それらの問題に対して，2020年に欧州の専門家会議によりADEの声明書[5]が出された（表1）。集中治療領域におけるADEについては質の高いエビデンスが極めて少ないことから，いわゆる「ガイドライン」ではなく「声明書」としての刊行に至った背景も述べられている。しかし，共通の認識を得る点において本声明書の用語定義は非常に参考となるため，ここで紹介し，本稿ではこの定義に基づいて記述する[*1]。

ADEの定義は「広域抗菌薬を狭域にすること」と「併用療法を中止すること」の両方を指す。「感染が除外でき，早期にすべての抗菌薬を中止すること」は含まれない[*2]。広域抗菌薬を狭域にすることに関しては，詳細が定まっておらず，今後整備していく必要があるだろう[*3]。

ICUでのADEの実態，ADEの安全性と有益性

ICUにおけるADEは，どの程度実践されているのだろうか。また，その実践は患者予後において安全であり，かつ明確な有益性[*4]があるだろうか。

ICUでの世界的なADEの実態を把握すべく，2020年に国際多施設前向き観察研究（DIANA study）[6]が行われた。本研究では，日本からの参入患者が最多であったことは特筆すべき点である。結果は，経験的に開始された抗菌薬が3日以内にde-escalationされた（ADE群）割合は16%と極めて低い数値が報告された。加えて，日本のICU患者に限定すると13%とさらに低いADE率であった。ADEの安全性と有益性については，ADE群は（3日以内の）ADEなし群と比較し，臨床的治癒に有害な影響を及ぼさないと報告された〔相対危険度推定値1.37（95%CI 1.14〜1.64）〕。

上述の声明書では，ADEの安全性については「死亡率や入院期間において安全」とされたが「総抗菌薬投与期間を延長させるリスクがある」とされた。総抗菌薬投与期間に関する記述は，2014年の重症敗血症を対象とした無作為化比較試験（RCT）[7]の，ADE群（$n=59$）で$14.1±13.4$日，ADEなし群（$n=57$）で$9.9±6.6$日（$p=0.04$）という結果の影響を受けている。専門家会議では，ノンパラメトリック解析で分析した際に，これらの差は有意ではなかったことから，慎重に解釈すべきであるとされた。

ADEと「AMRの発現」の関連においては，前述の声明書では，ADEとAMRに直接的な関連を示した研究がないことから「推奨を出せない」とされた。

ICUでのADE実践のハードルと課題

前述のとおり，AMR対策の必要性が世界的に謳われているなか，なぜICUではADE率が極めて低いのだろうか。理論的にADEの実践が必要とわかっていても，現場では多くのハードルがあるのではないだろうか。筆者はそれらを「感染症診療として一般的なもの」と「ICUに特有のもの」の2つに分類できると考える。

前者は，感染臓器から起因菌を想定し，培養結果を解釈する過程，さらには抗菌薬のスペクトラムや臓器移行性を理解したうえでの抗菌薬を選択する過程でのハードルである。

[*1] 用語の定義以外についても，表1に本声明で扱われている内容について各推奨の推奨度とエビデンスレベルを記載したが，総じてエビデンスの質が低いことに注意が必要である。

[*2] 抗菌薬適正使用としての目的は同じと考えるが，定義としては含まれない。

[*3] 例えば，T/P → CFPMはADEと言えるのか，CFPMとLVFX（レボフロキサシン）はどちらが狭域と言えるのかなど。

[*4] 患者予後改善やAMRを減らす効果。

■表1　ADE の Position Statement（声明書）

定義

Q1：感染症治療で広域抗菌薬が投与されている重症患者における ADE の定義は？

広域抗菌薬を狭域抗菌薬に変更する，あるいは，併用療法を中止する
a. 特定の病原体を二重にカバーする併用療法
b. 最終的に培養で検出されなかった病原体をカバーする経験的治療としての併用療法
感染症が除外され，すべての抗菌薬を早期に中止することは ADE と見なされない　　　　　　（低い質のエビデンス）

Q2：経験的治療の生態学的影響を測定するためのスコアを推奨するか？

経験的治療の生態学的影響を測定し，ADE のガイドとなるスコアを開発するための研究を行うことを推奨する
　　　　　　　　　　　　　　　　　　　　　　　　　　　　　　　　　　　　　（中等度の推奨，低い質のエビデンス）

ADE の効果

Q3：感染症治療で抗菌薬が投与されている重症患者における ADE は，ADE なしと比較して，死亡率や入院日数に影響があるか？

ADE は患者の予後において安全である　　　　　　　　　　　　　　　　　　　（事実の陳述，中等度の質のエビデンス）

Q4：感染症治療で抗菌薬が投与されている重症患者における ADE は，ADE なしと比較して，抗菌薬の総投与日数に影響があるか？

ADE は抗菌薬の総投与日数を増やすリスクと関連がある
ADE と抗菌薬の総投与日数については分けて考えることを推奨する　　　　　　（事実の陳述，低い質のエビデンス）

Q5：感染症治療で抗菌薬が投与されている重症患者における ADE は，ADE なしと比較して，AMR の発現に影響があるか？

推奨を出すに至らない

実践の推奨

Q6：感染症治療で抗菌薬が投与されている重症患者において，ADE をいつ行うことを推奨するか？

培養結果と感受性結果が出てから 24 時間以内に ADE を行うことを推奨する　　　（強い推奨，低い質のエビデンス）

Q7：感染症治療で抗菌薬が投与されている重症患者において，特定の病原体により ADE を行ううえで推奨は異なるか？

死亡リスクの高い患者における治療困難な病原体を除いて，すべての細菌で ADE の推奨は同様である
　　　　　　　　　　　　　　　　　　　　　　　　　　　　　　　　　　　　　（中等度の推奨，低い質のエビデンス）

Q8：侵襲性カンジダ症への抗真菌薬が投与されている重症患者において，抗真菌薬の de-escalation は de-escalation しないことよりも推奨するか？

侵襲性カンジダ症の臨床的かつ微生物学的な改善のあとに，アゾール系抗真菌薬への感受性がある場合に de-escalation することを推奨する　　　　　　　　　　　　　　　　　　　　　　　　（強い推奨，低い質のエビデンス）

Q9：培養陰性の感染症に対して抗菌薬が投与されている重症患者において，ADE は ADE なしと比較して推奨するか？

非感染性の診断をつけて，すべてあるいは一部の抗菌薬の中止を考慮することを推奨する
　　　　　　　　　　　　　　　　　　　　　　　　　　　　　　　　　　　　　（中等度の推奨，低い質のエビデンス）

Q10：好中球減少のある重症患者において，ADE を ADE しないことと比較し推奨するか？

ADE は好中球減少のある重症患者において適応でき得ることを提案する　　　（中等度の推奨，低い質のエビデンス）

Q11：ADE は感染巣によって推奨が異なるか？

ADE はすべての感染巣に対して適応でき得ることを提案する　　　　　　　　　　（弱い推奨，低い質のエビデンス）

Q12：抗菌薬が投与されている重症患者において，ADE を考慮するときにバイオマーカーの使用を推奨するか？

推奨を出すに至らない

Q13：ADE を実施された重症患者において，治療薬物モニタリング（TDM）を用いることは用いないことよりも予後を改善させるか？

推奨を出すに至らない

文献 5 より許可を得て転載

■ 図1 ADEの一般的な流れ
（文献8より許可を得て転載）

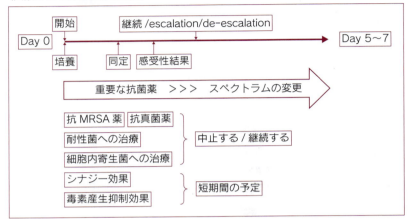

馴染みのない菌やAMRの検出など起因菌や感受性結果によっては，専門的な解釈が必要になり得る。また先に述べたようなAMRに関する効果をすぐに実感できない，かつ，質の高いエビデンス（根拠）がないことも，ADE実践のモチベーションに影響があるかもしれない。

後者は，患者のバイタルサインが不安定であること，呼吸循環など他に優先度の高い検討事項が多いこと，人工呼吸器管理や意識障害などで患者が症状を訴えられず経過の判断が難しくなること，全身状態が不良で感染巣からの検体採取ができない状況があること，血液検査で炎症反応が上昇することへの修飾因子が多いこと，主治医の意向が影響することなどが考えられる。

そこにはAMRに対する効果を検証した質の高い研究がないこと，そもそもADEの定義が研究によりさまざまで定まったものがないことが根底にある。この領域におけるエビデンスレベルが低い要因に，ADEが適応される臨床シナリオの複雑さがある。

ここからは，具体的な症例をもとにADEのパターンについて考えていきたい。

ADEが適応される臨床シナリオ

広域抗菌薬を狭域抗菌薬にするADE

症例1

高血圧，糖尿病，自己免疫性肝炎の既往がある75歳の女性。来院前日からの悪寒戦慄を伴う発熱を主訴に搬送。左尿管結石による結石性腎盂腎炎，敗血症性ショックの診断で，MEPMが投与されICU入室となった。

当日（Day 1）に左尿管ステントを留置された。Day 2に入院時採取の血液培養2セット4本からグラム陰性桿菌（GNR）が陽性，*Klebsiella oxytoca*の遺伝子が検出された。入院時に採取した尿のグラム染色はGNR3+（腸内細菌疑い），白血球（WBC）1+，尿管ステント留置時の尿からも同様のGNR1+が検出された。Day 4に昇圧薬は減量でき，尿培養から血液培養と同様の*K. oxytoca*が陽性となり，感受性結果をもとにCEZ（セファゾリン）にde-escalationを行った。Day 5に昇圧薬が終了となり，ICUを退室した。

本症例では，市中感染症の重症例をもとにADEの一般的な流れについて説明する（図1）[8]。

ADEの要となる菌の情報は，「培養採取」「菌の特定」「感受性結果の判定」の順を踏むことで得られる。

最初の「培養採取」は重要であり，可能なかぎり抗菌薬の開始前に血液培養を2か所から2セットずつ採取すること，想定する感染巣の適切な検体を採取することが必要である。本症例における適切な検体は，尿管ステント留置時の尿検体を指す。

次に「菌の特定」であるが，最も迅速性がある検査はグラム染色である。細菌検査室では，血液培養が陽性となった際には，血液培養ボトルから取り出した血液のグラム染色結果を臨床現場に報告することが一般的である。集中治療医は血液培養陽性の報告を受けた時

点で，感染症病名から想定される菌として，グラム染色結果が矛盾しないかを考える。本症例では結石性腎盂腎炎のため GNR，なかでも *Escherichia coli* や *Klebsiella* spp. などの腸内細菌目細菌を想定する。血液培養のグラム染色結果が GNR であれば，その見た目が腸内細菌様かどうか，尿のグラム染色も同様かを確認しておけば腎盂腎炎という診断が確実になる。

　感染症病名の診断をつけることは治療対象とする微生物の認識に直結するため，「診断の確実性」は ADE を行う動機として重要である。近年は本症例のように遺伝子検査を実施することで，菌名まで当日に知ることができるが，感受性結果は不明である点に注意が必要である。

　最後の「感受性結果の判定」がされたあとは，先に紹介した声明書の推奨にもあるように 24 時間以内の ADE を実践していきたい。本症例では昇圧薬が減量できており，このような「状態の改善」（少なくとも悪化していないこと）や感染巣がコントロールできていることも ADE の動機として重要と考える。

　ADE の動機については，DIANA study においてもグラム染色結果，起因菌の同定，臓器機能の改善などが挙げられている。**ADE を実践するうえでは「状態の改善」のみならず「診断の確実性」について考察することが必須と言える。**

併用療法を中止する ADE

症例 2
高血圧の既往がある 85 歳の女性。意識消失，転倒を主訴に搬送され，失神と急性硬膜外血腫の診断で一般病棟に入院した。入院 6 日目にリハビリテーション中に心停止となり，1 サイクルの心肺蘇生（CPR）で心拍再開した。急性肺血栓塞栓症の診断で ICU 入室となった。
　同日（ICU Day 1），急性肺血栓塞栓症に対して抗凝固薬の開始とカテーテル治療が実施され，心停止蘇生後の管理として体温管理療法が開始された。ICU Day 3 に低酸素血症，炎症反応上昇，胸部 X 線の浸潤影などから人工呼吸器関連肺炎（VAP）を疑い CFPM と VCM（バンコマイシン）が開始された。膿性痰のグラム染色ではグラム陽性球菌（GPC）2+，グラム陽性桿菌（GPR）1+，グラム陰性球菌（GNC）少数，GNR2+，WBC2+ を認めた。ICU Day 6 に血液培養は陰性，痰培養から *Acinetobacter baumannii* complex と常在菌が検出され VCM を終了，CFPM 単剤に de-escalation した。ICU Day 10 に抜管，ICU Day 12 に CFPM を終了し ICU を退室した。

　ここでは院内発症の感染症を題材に，併用療法を中止する ADE について解説する。

　まず併用療法には「特定の病原体を二重にカバーする併用療法」「最終的に培養で検出されなかった病原体をカバーする経験的治療としての併用療法」がある（表1）。本症例は，MRSA をカバーするために経験的治療として開始した VCM を終了したため後者に該当する。

　次に院内発症の感染症は症例 1 と異なり，治療開始時点での「診断の確実性」が高くないことが多い。特に VAP は診断のゴールドスタンダードと言えるものがなく，単独の所見で判断せずに，複数の所見を組み合わせて疑う[9]ことが求められる。治療開始の時点ではあくまで疑いであり，臨床経過と痰培養から検出された菌などから総合的な判断が必要である。

　人工呼吸器管理中であるが痰が多くない，X 線所見の判定が困難といった場合には，カテーテル関連血流感染 catheter-related blood stream infection（CRBSI）やカテーテル関連尿路感染 catheter-associated urinary tract infection（CAUTI）など，他の疾患の可能性も鑑別に挙がる。また日本国内では *Staphylococcus aureus* における抗メチシリン耐性黄色ブドウ球菌 methicillin-resistant S. aureus（MRSA）の比率が他国よりも高いこともあり，経験的治療としてVCMが併用されやすい。

このような状況で治療する際に重要なことは，疑いであっても，**感染症病名と疑った根拠をもつこと**である。何を治療しているかわからなくなるとのちにADEの実践が難しくなるためである。

具体的に本症例では，感染症病名はVAP疑い，疑った根拠は膿性痰，低酸素血症，胸部X線での浸潤影などである。VAPの治療対象とする菌は，採取した検体（痰）が良質であることを前提にすると，培養された菌が痰のグラム染色で検出されているかどうか，VAPの起因菌として妥当かどうかの2点を重視する。本症例ではA. baumannii complexが検出され，グラム染色でGNRが検出されており，VAPの起因菌としても妥当と考えられたため診断に至った。グラム染色でみられたGPCは常在菌と判明したためVCMを終了した。

…

最後に，日本人のVAP患者を対象に，グラム染色を用いて広域抗菌薬を安全に減らせるかを検討したRCT（GRACE-VAP）[10]を紹介する。本研究では，グラム染色を用いて抗菌薬選択をした群が，Infectious Diseases Society of America（IDSA）ガイドラインに準じた治療（抗緑膿菌抗菌薬と抗MRSA薬の併用療法）を継続した群と比較し，治療後7日後の臨床的改善において非劣性が示された。グラム染色は古くから行われているが，ICUにおける広域抗菌薬の削減において有用な可能性がある。

広域抗菌薬を狭域にするADE＋併用療法を中止するADE

症例3
関節リウマチの既往がある60歳の女性。発熱，来院2日前から増悪する肩の発赤，腫脹，疼痛を主訴に救急外来を受診。肩の擦過部位を中心とした皮膚所見から皮膚軟部組織感染症の診断でCEZが開始され，一般病棟に入院した。細胞外液1500 mL投与後も収縮期血圧が保てず，翌朝ICU入室となった（ICU Day 1）。

拡大する皮膚所見と，finger test陽性から，壊死性軟部組織感染症の診断に至り，緊急デブリドマンが実施された。抗菌薬はMEPM，VCM，CLDM（クリンダマイシン）にescalationされた。finger test実施時と手術検体のグラム染色からStreptococcus属が疑われ，ICU Day 2に入院時の血液培養2セット4本からGPCが陽性，S. pyogenes（group A Streptococcus）遺伝子が陽性と判明した。手術検体の培地の質量分析検査をしたところ同様の菌が検出された。昇圧薬の増減はあるも，同日にVCMを中止，MEPMをABPC（アンピシリン）にde-escalationした。Day 4に昇圧薬が終了できCLDMは終了，Day 5に手術室でセカンドルックを行い，壊死の進展がないことが確認された。ICU Day 6にICUを退室した。

ここでは複数の種類のADEが同時に行われる場合について解説する。

本症例ではMEPMからABPCへの変更が広域抗菌薬を狭域にしたことに該当し，VCMとCLDMの中止は併用療法の中止に該当する。ここでのCLDMは毒素産生を抑える目的で使用されているため通常の併用療法とは異なる（図1）。本症例のように迅速な外科的介入を要する病態において，集中治療医は全身管理をしながら，外科医や感染症科医と連携して積極的に診断や治療を進める必要がある。

本症例では，感染症科医の協力のもと，培養結果や薬剤感受性結果が出る前に早期のADEを実践した。複数の種類のADEを早期に行えた背景に「診断の確実性」の高さがある。finger testが陽性であり，手術所見から壊死性軟部組織感染症の診断は確実であった。さらにgroup A Streptococcusは壊死性軟部

組織感染症を単一菌で発症する起因菌として典型的であることから「起因菌としての妥当性」も高く，ADE の後押しになった。このように，**診断の確実性が高く，想定された起因菌の妥当性が高ければ，早期に複数のADE を実践することも可能である。**

　ADE のハードルに ICU 特有のものとしてバイタルサインの不安定さがあることを述べた。本症例は ICU Day 2 の時点で昇圧薬の増減があり不安定な状況にあった。感染症科医との連携がなければ，ここまで早期の ADE は難しいかもしれない。バイタルサインが不安定なときの ADE について定まったものはないが，併用療法を中止する ADE は行いやすいと考える。

　本症例では Streptococcus 属が強く疑われている状況のため，VCM の併用を中止し，MEPM と CLDM を継続し培養結果を待つかたちである。**集中治療医は早期に複数の ADE を実践することを目指しつつ，状況に応じて可能な ADE を行うというスタンスが現実的**と考える。

ADE が難しい症例

症例 4

高血圧，糖尿病，卵巣癌術後で腹膜転移のある 80 歳の女性。来院 4 日前から増悪する腹痛を主訴に搬送。消化管穿孔が疑われ，緊急開腹術が施行された。横行結腸穿孔による腹膜炎，敗血症性ショックの診断で，洗浄ドレナージと横行結腸ストマ造設後に ICU 入室となった。
　同日（ICU Day 1）より T/P が開始された。手術検体の腹水のグラム染色では，GPC3＋，GPR2＋，GNR3＋，WBC1＋を認めた。ICU Day 3 に入院時の血液培養 2 セット（嫌気ボトルのみ）から GNR が陽性となった。T/P を継続し ICU Day 4 に ICU を退室した。血液培養は Bacteroides spp. と嫌気性 GPC，手術検体の腹水培養からは Enterobacter cloacae, Klebsiella pneumoniae, E. coli, Proteus mirabilis, GPR, Streptococcus 属が検出された。

腹腔内感染症では，血液培養や腹水培養から複数の菌が検出され得る。また，一般的に腸管内には嫌気性菌が多く常在するが，嫌気性菌は他の一般細菌と異なり，培養に時間がかかり同定されにくい。経験的治療として T/P が選択されるのは，嫌気性菌，腸内細菌目細菌，腸球菌などをカバーするためである。このような菌を想定しつつ，血液培養から検出された菌，手術検体から検出された菌をカバーできるか考える必要がある。本症例では，CTRX（セフトリアキソン）＋MNZ（メトロニダゾール）への ADE を検討していたが，腹水培養から E. cloacae が検出されたため ICU 退室後も T/P が継続となった。

　ADE の定義，決定要因，転帰に関する系統的レビュー[11]では，ADE の決定にネガティブに働いた要因として，多剤耐性菌の検出，複数菌による感染症，腹腔内感染症が挙げられている。まさに本症例が該当するが，**集中治療医は ADE が難しい状況を理解し，無理をしないことも必要である。また，必要な場合は広域抗菌薬を使う，という強弱をつけることも大切である。**

　仮に微生物学的に可能であったとしても，ADE を行うタイミングは主治医（あるいは術者）の意向が大きくかかわるだろう。手術での腹腔内の汚染度，ドレーン排液の性状，遺残膿瘍のリスクなど術者の懸念がある際は，ADE も慎重にならざるを得ない。集中治療医はこういった懸念を汲み取り，臨床経過を総合的に把握し，ADE が可能か吟味するスタンスが必要である。また，腹腔内感染症は ICU 退室後も長期の抗菌薬治療を要し，治療期間の決定や抗菌薬の副作用への対応が重要となる。そのため ICU 退室後を見据えた感染症科医との連携も集中治療医の重要な役割である。

おわりに

症例をとおして ADE が適応される臨床シナ

リオの複雑さを理解いただけたのではないだろうか。ADEは培養の感受性結果を眺めるだけでは難しく，まずは治療している感染症病名を再考すること，次に起因菌としての妥当性を考えることが必須となる。その実践においてはICU特有の問題としてバイタルサインの不安定さ，主治医の意向などのハードルがあり，ADEが難しい状況の理解を含め，総合的な判断で落としどころを決めていかなければならない。

ADEによる有益性のエビデンスが得られていない背景には，おそらくこのような状況の複雑さや多様さなどから，そもそもADEを達成できていないことが影響している可能性がある。今後は，微生物迅速診断機器の発展により，より早期のADEが可能となることが期待される。しかし，基本的なADEへの考え方や姿勢は変わらず，微生物と抗菌薬を一対一対応させるだけの安易なADEは避けなければならない。

ADEを実践していくうえで，本稿が読者のお役に立てれば幸いである。

文　献

1. O'neill J. Tackling Drug-resistant infections globally : final report and recommendations. WHO. 2016. <https://amr-review.org/sites/default/files/160518_Final%20paper_with%20cover.pdf>Accessed Mar. 31, 2025
2. Government of Japan. National action plan on antimicrobial resistance (AMR) 2023-2027.<https://www.mhlw.go.jp/content/10900000/001096228.pdf> Accessed Mar. 31, 2025
3. Teshome BF, Vouri SM, Hampton N, et al. Duration of exposure to antipseudomonal beta-lactam antibiotics in the critically ill and development of new resistance. Pharmacotherapy 2019 ; 39 : 261-70.　　　　　　　　　　　PMID : 30506852
4. Yoshida H, Motohashi T, De Bus L, et al. Use of broad-spectrum antimicrobials for more than 72 h and the detection of multidrug-resistant bacteria in Japanese intensive care units : a multicenter retrospective cohort study. Antimicrob Resist Infect Control 2022 ; 11 : 119.　　　PMID : 36175948
5. Tabah A, Bassetti M, Kollef MH, et al. Antimicrobial de-escalation in critically ill patients : a position statement from a task force of the European Society of Intensive Care Medicine (ESICM) and European Society of Clinical Microbiology and Infectious Diseases (ESCMID) Critically Ill Patients Study Group (ESGCIP). Intensive Care Med 2020 ; 46 : 245-65.　　　　　　　　　　　PMID : 31781835
6. De Bus L, Depuydt P, Steen J, et al. Antimicrobial de-escalation in the critically ill patient and assessment of clinical cure : the DIANA study. Intensive Care Med 2020 ; 46 : 1404-17.　　PMID : 32519003
7. Leone M, Bechis C, Baumstarck K, et al. De-escalation versus continuation of empirical antimicrobial treatment in severe sepsis : a multicenter non-blinded randomized noninferiority trial. Intensive Care Med 2014 ; 40 : 1399-408.　　PMID : 25091790
8. De Waele JJ, Schouten J, Beovic B, et al. Antimicrobial de-escalation as part of antimicrobial stewardship in intensive care : no simple answers to simple questions—a viewpoint of experts. Intensive Care Med 2020 ; 46 : 236-44.　　PMID : 32025778
9. Papazian L, Klompas M, Luyt CE. Ventilator-associated pneumonia in adults : a narrative review. Intensive Care Med 2020 ; 46 : 888-906.
　　　　　　　　　　　　　　　　PMID : 32157357
10. Yoshimura J, Yamakawa K, Ohta Y, et al. Effect of Gram stain—guided initial antibiotic therapy on clinical response in patients with ventilator-associated pneumonia : the GRACE-VAP randomized clinical trial. JAMA Netw Open 2022 ; 5 : e226136.
　　　　　　　　　　　　　　　　PMID : 35394515
11. Tabah A, Cotta MO, Garnacho-Montero J, et al. A systematic review of the definitions, determinants, and clinical outcomes of antimicrobial de-escalation in the intensive care unit. Clin Infect Dis 2016 ; 62 : 1009-17.　　　　PMID : 26703860

利益相反（COI）：なし

特集 ICUにおける抗菌薬：new era strategy

治療期間の設定
shorter is betterは絶対か？

宮本 恭兵 MIYAMOTO, Kyohei
和歌山県立医科大学 救急集中治療医学講座

はじめに
抗菌薬治療期間の最適化は，病院全体の薬剤耐性菌を減少させるといった感染制御的利益だけでなく，抗菌薬による有害事象を減少させることで個々の患者の利益にもつながる重要な介入である。本稿では，重症患者における一般的な抗菌薬治療期間とその例外となる事項を解説したのち，ICUで多く遭遇するであろう悩ましいケースについて，症例を提示しながら考える。また，バイオマーカーを用いた抗菌薬治療期間の最適化の可能性についても取り上げる。

キーワード
shorter is better
治療期間の最適化
抗菌薬の有害性
プロカルシトニン

なぜ治療期間の設定が重要なのか？

抗菌薬治療期間の最適化は以前より検討されている重要な課題だが，近年は短期投与が優れている（shorter is better）という考え方が注目されるようになった。抗菌薬の短期投与というと，薬剤耐性菌の抑制といった感染制御的な意味をまず最初に思い浮かべるかもしれない。抗菌薬治療期間の短縮は，病院全体における感染制御的な利益と個々の患者における利益を天秤にかけて考えるもの，つまり，全体のために個々の患者の利益を損ない得る介入だ，と。そうではない。抗菌薬治療期間の最適化は，薬剤耐性菌の抑制という全体に対する利益とともに個々の患者にとっても大きな利益をもたらし得る介入である。

その可能性を端的に示した研究が，プロカルシトニンによる抗菌薬中止戦略に関するメタ解析[1]である。この研究では，プロカルシトニンを用いた戦略により抗菌薬投与期間が1.89日短縮され，死亡リスクが13%低下する可能性が報告されている。後述するように，プロカルシトニンを用いた戦略が真に死亡を減らすかどうかは議論が分かれるが，ここで改めて強調したいのは，抗菌薬投与期間の短縮は患者にとって有益な可能性があり，むやみな投与期間の延長は我々が考えるよりも有害となる可能性である。

各抗菌薬の有害事象についての詳細な解説は他稿[*1]を参照いただきたいが，入院患者の5例に1例で抗菌薬関連有害事象が発生した[2]，抗菌薬投与期間が1週間を超えると*Clostridioides difficile*感染症のリスクが3倍以上に増加した[3]，など個々の患者に対する抗菌薬の有害性を示唆する研究は多く存在する。もちろん，抗緑膿菌薬を1日使用するごとに耐性菌の検出リスクが4%増加した[4]，イミペネム投与はイミペネム耐性グラム陰性桿菌の保菌リスクを日ごとに高め，投与期間

*1
「抗菌薬の有害事象：安全な抗菌薬治療を実現するために留意するポイントとは？」（273ページ）参照。

表1　抗菌薬の短期治療期間と長期治療期間を比較した主要な無作為化比較試験

感染巣	研究	対象	短期治療期間	長期治療期間	アウトカム	結果
肺炎	Capellier（2012）	ICU患者	8日	15日	臨床的治癒	差なし
	Chastre（2003）	ICU患者	8日	15日	死亡	差なし
	El Moussaoui（2006）	入院患者	3日	8日	臨床的治癒	差なし
	Fekih Hassen（2009）	ICU患者	7日	10日	死亡	差なし
	File（2007）	外来患者	5日	7日	臨床的治癒	差なし
	Kollef（2012）	ICU患者	7日	10日	臨床的治癒	差なし
	Leophonte（2002）	入院患者	5日	10日	臨床的治癒	差なし
	Siegel（1999）	入院患者	7日	10日	臨床的治癒	差なし
	Tellier（2004）	外来/入院患者	5日	7日	臨床的治癒	差なし
菌血症	Yahav（2018）	入院患者	7日	14日	死亡	差なし
	Daneman（2024）[8]	入院患者	7日	14日	死亡	差なし
腹腔内感染症	Montravers（2018）	ICU患者	8日	15日	死亡	差なし
	Sawyer（2015）	入院患者	最長5日	最長10日	死亡を含む複合アウトカム	差なし
尿路感染症	Peterson（2008）	外来/入院患者	5日	10日	微生物学的治癒	差なし

文献10より作成

*2
教訓：複数の抗菌薬を長期間投与することが肺結核治療成功の鍵となる。

が3日を超えると保菌リスクは7.8倍にまで増加した[5]，など病院全体への害である薬剤耐性菌増加の報告も数多く存在する。

改めて，個々の患者において抗菌薬治療期間を最適化することは，病院全体の利益のみならず，患者自身においても利益を（ひょっとしたら死亡を減らす程度の大きな利益を）もたらし得る重要な介入であることを述べておきたい。

従来の治療期間と短期の治療期間

「短期の」抗菌薬治療期間を考えるにあたり，まずはその比較対象となる「従来の」抗菌薬治療期間が歴史的にどのように決定されたかを考えていきたい。

従来の抗菌薬治療期間は強固なエビデンスに基づいて決定されたわけではない。主に専門家の意見によって決定され，その意見は，肺結核の治療から得た教訓*2に影響された[6]ようである。そして市中肺炎では1～2週間，腎盂腎炎では2週間，菌血症では3～4週間と，ざっくりと週単位での治療期間が設定されていった。

このようにして「従来の」治療期間は，治療効果が失われないことが経験的に知られている期間に十分な安全域を加えて決定されていったものと思われる。当然ながら，短縮を試みる余地は十分に残されており，実際に短期治療についての検討が数多く行われてきた。

これまでに短期治療期間と長期治療期間を比較した40以上の無作為化比較試験（RCT）が行われている。しかし，基本的には短期治療期間により治療効果が明らかに悪化したとする研究はなく，いくつかの研究では有害事象の減少などの利益が認められている[7]。代表的な研究を表1に示すが，短期治療期間としてはおおむね7日前後での検討が行われていることから考えると，一般論として「7日間」の短期治療期間はほとんどの患者において予後を悪化させずに適応可能な期間であると言えるだろう。

ICUで短期治療期間を適応するときに押さえておくべきこと

ここでは，短期治療期間の適応において，集中治療医が考えるべき重要な点，具体的には重症患者にも適応してよいかの判断，適応できない例外的状況（患者因子，感染巣因子，微生物因子に分けて）について述べ，短期治

療期間適応に悩む具体的症例に対する考え方を解説する。

重症患者にも短期治療を適用してよいか？

ここで考えるべきは，常に shorter is better が正しいのか，である。過去に実施された研究のほとんどは非劣性試験であり，多くは敗血症や敗血症性ショックといった重症患者を除外していることは認識しておくべきである。非劣性試験は，新規治療が既存治療に対して劣っていないことを検証するデザインであり，短期治療期間の検討においてリーズナブルなデザインである。しかしながら，短期治療期間が従来の治療期間に対して劣っていないことが検討されてはいても，優れているかどうかは十分に検討されたわけではない。また，非劣性試験において重症患者を除外すると新規治療，既存治療の両群で治療成績が向上しアウトカムが発生しにくくなるため，新規治療が劣っていないこと（非劣性であること）が示されやすくなる。その結果を重症患者に外挿してよいのか，というのは非常に悩ましい問題であった。

この状況に大きな光明を与えてくれたのが，先日発表された Daneman ら[8]による BALANCE 研究である。7 か国で 3608 例の菌血症患者を対象に，14 日間治療に対する 7 日間治療の非劣性を示すために実施された。特筆すべきは，組み込まれた患者の 55％が ICU 患者であり重症患者にも結果を当てはめてよいであろうこと，これまでで最大規模の研究のため臨床的に意味があるであろう十分に小さい非劣性閾値（4％）を設定できたことである。結果，主要評価項目である 90 日死亡は 7 日間治療群と 14 日間治療群において 14.5％ vs. 16.1％に発生し，その差は−1.6〔95.7％信頼区間（CI）−4.0〜0.8〕と非劣性が証明された[*3]。

ただし，BALANCE 研究も過去の研究と同様に，重度の免疫不全や人工弁・血管内グラフトなど人工物留置が除外基準に設定されている。これに加え，参入基準を満たした患者群の約 1/3 が研究参入が不適切であるという担当医の判断により除外されたこと，対象患者の感染源の 40％以上が尿路感染症，20％弱が腹腔内/肝胆道系感染で，原因菌が大腸菌と *Klebsiella* 属で 60％近くを占めていたことはおさえておく必要がある。ICU における菌血症患者のなかでも比較的治療が容易と思われる患者群が選択されていた可能性があり，本研究の結果を適用してよいかどうかの判断は患者ごとに行う必要がある。

とはいえ，これまでの研究の結果に BALANCE 研究の結果をあわせると，重症患者に対しても多くの場合で 7 日間の短期治療を適応可能である，と考えてよいだろう（ミニ知識 1）[9,10]。

短期治療を考えるにあたり注意すべきケース

一般論として，重症患者においても多くの場合で 7 日間の短期治療を適応できるであろうことは述べたとおりである。例外として短期治療が適応できない（もしくは適応するのに注意が必要な）ケースについてはおさえておきたい。比較的 ICU で遭遇しやすい具体的な状況を表2[11〜20]に示す。これらの多くは，短期治療を検討した過去の RCT において除外基準として設定されている。誌面の都合上すべてを解説することはできないが，いくつかのケースについて補足しておきたい。

*3
BALANCE 研究では中間解析を実施したことを考慮し，より保守的な評価（有意差が出にくい評価）として 95％CI ではなく 95.7％CI での評価が採用された。

ミニ知識 1　敗血症患者における短期治療

2016 年版 Surviving Sepsis Campaign Guideline (SSCG)[9] でも，ほとんどの敗血症/敗血症性ショックにおいて 7〜10 日間の治療期間で十分であろうと記載されている。ただし，この数字には十分な根拠があったわけではないようで，最新の 2021 年版 SSCG[10] では，具体的な数字は削除され「長期よりは短期の治療のほうがよいのではないか」という曖昧な表現に改められている。

■表2　治療期間を考えるにあたり注意すべきケース

因子	具体的な状況の例	一般的な抗菌薬治療期間[*1]
患者因子	好中球減少	短くとも好中球が500/μLを超えるまで[11]
	その他の免疫抑制状態[*2]	免疫正常者より長く必要な可能性あり
感染巣因子	感染性心内膜炎	4～6週間[12]
	細菌性髄膜炎	2～3週間[13]
	骨髄炎	6週間[14]
	ソースコントロールされない感染巣	ソースコントロールされた場合より長く必要な可能性あり
微生物因子	黄色ブドウ球菌菌血症	複雑性では4～6週間，非複雑性では2週間[15]
	カンジダ血症	血液培養陰性化から2週間[16]
	緑膿菌などのブドウ糖非発酵グラム陰性桿菌[17,18]	その他の細菌より長く必要な可能性あり
	多剤耐性菌[*3]	薬剤感受性菌より長く必要な可能性あり

[*1] 参考となるよう一般的な治療期間を提示したが，ここで挙げたような感染症では症例ごとに治療期間を決定する必要がある（例：感染性心内膜炎では自己弁か人工弁か，左心系か右心系か，原因微生物は何か，などにより治療期間が変わる）ため，専門家と相談しながら治療期間を設定するとよい。
[*2] 一口に免疫抑制状態といっても，ステロイド，免疫抑制剤，固形臓器移植後，HIV感染などさまざまな種類があり，感染巣と原因微生物の組み合わせは無数に存在するため一般的な治療期間を提示することができない。一般的には免疫正常者よりも長期の治療期間が設定されることが多い。
[*3] 多剤耐性菌感染症であったとしても抗菌薬治療期間を必ずしも延長させなければいけないという強い根拠があるわけではなく，適切な抗菌薬が投与され臨床経過が良好であるかぎりは，薬剤感受性菌感染症と同様に治療期間を設定してもよいかもしれない。ただし，多剤耐性菌においては初期抗菌薬が不適切なことが多い[19]，臨床経過が不良であることが多い[20] などの理由から，現実的には薬剤感受性菌感染症より長期の抗菌薬投与が必要となることが多い。

●患者因子

患者因子として重要なものに好中球減少がある。発熱性好中球減少症において臨床的もしくは微生物学的に細菌感染と診断された場合には，短くとも好中球が500/μLを超えるまでは抗菌薬を継続することが一般的である[11]。とはいえ，好中球が立ち上がらないかぎり抗菌薬を絶対に終了してはいけないわけではなく，このような状況においても抗菌薬投与期間を短縮する試みは行われている。

Aguilar-Guisadoら[21]は，好中球が立ち上がる前でも解熱後72時間が経過すれば抗菌薬を終了しても発熱の再燃や死亡は増えなかった，と報告している。ただし，このRCTはICUでなく一般病棟の患者を対象としたものであり，敗血症や敗血症性ショックといった重症患者に適応できるかどうかは不明である。今後の研究が必要な分野である。

●感染巣因子

感染巣因子としては，ソースコントロールの有無が特に重要である。腹腔内膿瘍に対する開腹洗浄ドレナージのような外科的ソースコントロールのみならず，胆道や尿路の閉塞の解除や感染した血管内カテーテルなどの人工物の抜去も含む。これらのソースコントロールが適切に行われないと非常に難治となるのは知ってのとおりである。

短期治療を検討した過去の研究のほとんどでソースコントロールされない感染症は除外されている。ソースコントロールが完遂していることは短期治療を考えるにあたっての必須条件といってよいだろう。

●微生物因子

微生物因子としては黄色ブドウ球菌，カンジダ，多剤耐性グラム陰性桿菌，ブドウ糖非発酵グラム陰性桿菌が原因菌として検出された場合は注意が必要である。黄色ブドウ球菌菌血症，カンジダ血症では，他の感染症とは区別して治療期間が設定されており（ミニ知識2），複数の介入をバンドルとして実施する必要がある。詳細は成書を参照されたい。多剤耐性菌による感染症では決まった治療期間が設定されているわけではないが，通常より長期の治療期間が選択されることが多い。

最近発表されたRCTであるOPTIMISE研究[22]では，多剤耐性グラム陰性桿菌（多くはカルバペネム耐性菌）による感染症を起こしたICU患者において，血行動態が安定し解熱が得られていれば7日間の短期治療でよいのではないかという非常に挑戦的な検討が行われている。残念ながら，組み入れが進まず予定されたサンプルサイズ520例に対して106例で早期終了となったため確定的な結論が得られなかったものの，7日間治療群と14日間治療群での治療失敗率は42.4% vs. 44.7%と，大きく変わりがなかったことが示されており参考になる。

集中治療を要する重症患者での耐性菌感染症であっても，血行動態などをみて短期治療を選択することはオプションとなるかもしれない。

ICUにおける悩ましい症例

症例1：緑膿菌による人工呼吸器関連肺炎

50歳代の男性。バイク事故による重症頭部外傷のため救急外来を受診した。挿管，人工呼吸を開始し，ICUに入室した。

1週間後，発熱，膿性痰増加，酸素化の悪化，胸部X線で浸潤影を認め，喀痰グラム染色では単一のグラム陰性桿菌を認めた。人工呼吸器関連肺炎（VAP）と診断し，タゾバクタム/ピペラシリン（T/P）による治療を開始した。数日後，喀痰培養から緑膿菌が検出され薬物感受性試験結果からセフタジジムへと最適化を行った。治療期間をどのように設定するかの議論を行うこととした。

緑膿菌を含め，アシネトバクターや*Stenotrophomonas maltophilia*といったブドウ糖非発酵グラム陰性桿菌は各種の抗菌薬に対して耐性であることが多く，黄色ブドウ球菌と並び臨床的に「しつこい」細菌として知られている。本症例のような緑膿菌によるVAPに対して7日間の短期治療期間を適応してよいのか，もっと長い治療期間を適応したほうがよいのかは議論が分かれる。

ミニ知識2　黄色ブドウ球菌菌血症における治療期間

一般的に，黄色ブドウ球菌菌血症において，以下のすべてを満たす場合には非複雑性菌血症として2週間の治療，満たさない場合には複雑性菌血症としてさらに長期間の治療（一般的には4〜6週間）が適応される。

- 心臓超音波検査で感染性心内膜炎を示唆する所見を認めない。
- 埋め込み型のデバイス（人工弁や人工血管など）がない。
- 経静脈治療や想定される感染巣の治療（皮膚感染症に対するデブリドマンや血管内カテーテル抜去など）を開始2〜4日後のフォローアップの血液培養が陰性である。
- 経静脈治療や想定される感染巣の治療を開始48〜72時間後に解熱している。
- 身体所見上，遠隔膿瘍など播種性感染を疑う所見を認めない。

●2つの重要な研究

ブドウ糖非発酵グラム陰性桿菌によるVAPの治療期間を考えるうえで重要な研究が2つある。

1つ目は，Chastreら[17]によるVAPにおける短期治療の非劣性を検討したRCTである。この研究は，VAP（原因微生物はブドウ糖非発酵グラム陰性桿菌に限らない）を発症した401例を対象とし，8日間治療と15日間治療を比較した。結果は，28日死亡は18.8% vs. 17.2%（絶対リスク差1.6，90%CI −3.7〜6.9），肺感染症の再燃は28.9% vs. 26.0%（絶対リスク差2.9，90%CI −3.2〜9.1）と，全体として短期治療の非劣性が示された。しかしながら，ブドウ糖非発酵グラム陰性桿菌（多くは緑膿菌）が原因微生物であった127例についてみると，肺感染症の再燃が40.6% vs. 25.4%（絶対リスク差15.2，90%CI 3.9〜26.6）と短期治療群において明らかに増加していた。ただし，ブドウ糖非発酵グラム陰性桿菌であっても，28日死亡には差がみられなかったことから，米国のVAPのガイドライン[23]では，原因微生物によらず7日間の治療期間が推奨されている。

しかし，いくら死亡が増えないといっても肺感染症の再燃が15.2%増加するかもしれないという結果は無視できるものではなく，緑膿菌を原因としたVAPにおいて短期治療を適応できるかは悩ましい問題であった。

＊4
というか，そのような症例はしばしば経験される。

この悩ましさを解決するために対象を緑膿菌に絞って実施されたのが2つ目の研究[18]である。緑膿菌によるVAP患者186例を対象として，8日間治療の15日間治療に対する非劣性を検討したRCTである。プライマリアウトカムである90日以内の死亡もしくは肺炎の再燃は35.2% vs. 25.5%（絶対リスク差9.7%，90%CI 0〜21.2）に発生し，8日間治療が非劣性であることを示すことはできなかった。90日死亡においても24.4% vs. 18.6%と，統計学的有意差はないものの，数字上は8日間治療群のほうが高かった。

残念ながら悩ましさは解決されなかったが，2つの研究を合わせて考えると，症例1のような緑膿菌によるVAPにおいては必ずしも短期治療を適応できるとはかぎらない，ということになるだろう。一方で，明らかな死亡率上昇が示されているわけでもなく，全例で2週間の治療が必要とまでも言えない。そもそも，VAPの診断はX線の読影など主観的な判断を含み客観的診断が難しいという問題を抱えており，上記の2つの研究においても参入患者の診断の確からしさには大きなばらつきがあったと予想される。実臨床においても「この患者は本当に肺炎なのか」としばしば悩むことからもわかるように，VAP患者の診断の確からしさのばらつきは大きく，それぞれの臨床状況をふまえて慎重に治療期間を設定する必要があるだろう。

●当院では

和歌山県立医科大学附属病院ICU（以下，当院）でも，緑膿菌などのブドウ糖非発酵グラム陰性桿菌によるVAPにおいては，基本的には10〜14日間の治療期間を設定しつつも，患者因子として免疫抑制状態でない，微生物因子として多剤耐性菌でないなどの症例では呼吸状態やその他の臓器障害の程度をふまえて7日間の治療期間を選択することもある。

また，短期治療，長期治療のいずれを選択するにしても肺炎の再燃が起こりやすい微生物であり，注意して経過観察することが重要である。

症例2：大腸穿孔による汎発性腹膜炎の術後
80歳代の女性。便秘を契機とした大腸穿孔による敗血症性ショックのために救急外来を受診した。メロペネムを投与開始。緊急で穿孔部位の大腸切除と腹腔内洗浄ドレナージを実施し，腹腔内の糞便汚染が高度であったため腸管再建は行わず開腹状態のままICUに入室した。
　翌日の腹腔内観察では腹腔内の汚染は軽減しており，洗浄ドレナージと人工肛門造設を行ったあとに閉腹した。抗菌薬治療期間をどのように設定するかの議論を行うこととした。

この症例も悩ましい。なぜならば，短期治療を適応する前提条件となるソースコントロールができているかどうかの判断が難しいからである。もちろん閉腹時点においては腹腔内観察と洗浄ドレナージを行っているが，抗菌薬終了を検討する7日目の時点で腹腔内膿瘍が生じている可能性は否定できない＊4。腹腔内膿瘍が生じているかもしれないからといって7日目の時点で全例で造影CTを実施するのはいささか過剰な医療であろうし，実施したとしても術後7日目時点では膿瘍と術後変化の液体貯留との鑑別が難しい症例は多い。

●2つの重要な研究

さて，この問題を考えるうえで，重要な研究はやはり2つある。

1つ目は，Sawyerら[24]による腹腔内感染症での短期治療を検討したRCT（STOP-IT研究）である。腹腔内感染症に対して経皮的ドレナージや開腹腸管切除などのソースコントロールを受けた腹腔内感染症の517例を対象として4日間治療と長期治療（臨床経過をみながら最大10日間治療）の比較を行った。プライマリアウトカムである30日以内の手術部位感染症，腹腔内感染症の再燃，死亡のい

ずれかは21.8% vs. 22.3%に発生し，明らかな差を認めなかった（絶対リスク差−0.5%，95%CI −7.0～8.0）。この研究では，適切なソースコントロールが行われれば治療期間は4日間でも治療効果は遜色ないだろうと結論づけられている。

ただし，この研究の対象患者のAPACHE Ⅱスコアは平均10.1で一般的なICU患者に比してかなり低く[*5]，一般的なICU患者に適応できないのではないかという問題があった。

そこで，より重症の腹腔内感染症の患者を組み込んだRCTとしてDURAPOP研究[26]が行われた。腹腔内感染症に対して外科的治療が行われたのちにICUに入室した410例を対象としており，SAPS Ⅱは中央値45点と十分に高い[*6]。結果，8日間の短期治療は15日間治療と比べ45日死亡は大きく変わらなかった（11% vs. 15%, $p=0.43$）ものの，8日目から45日目にかけて追加ドレナージを要する症例が短期治療群で増えていた（19% vs. 9%, $p=0.041$）ことが報告された。

…

これらの知見を合わせて考えると，本症例のような大腸穿孔術後であっても，7日間前後の短期治療期間は検討に値する。しかし，腹腔内膿瘍の出現などに注意して経過観察が必要になるだろう。

● 当院では

当院でも，免疫正常でソースコントロールが行われていれば，7日間前後の短期治療期間を設定することが多い。十分なソースコントロールが行えたかどうかの判断は極めて難しいが，術中所見や腹痛，発熱，炎症反応などを含めた術後経過と合わせて臨床的に判断せざるを得ない。抗菌薬終了後は腹腔内膿瘍が出現しないか慎重に経過観察を行い，疑った場合には放射線検査などで診断のうえ経皮的ドレナージの適応を判断することとしている。

ただし，7日目において強い臓器障害を認める場合には，10～14日目まで投与期間延長を行うこともある。いずれにせよ術中所見や術後の創部所見などをふまえて判断する必要があり，外科医との議論のうえで設定するようにしている。

バイオマーカーを用いた抗菌薬中止戦略

ここまで，感染巣や微生物因子からの抗菌薬治療期間設定について述べてきた。他の方法としてバイオマーカーを用いることで抗菌薬治療期間を最適化できないかという戦略が試みられている。この目的で最も多くの検討が行われているプロカルシトニン（PCT）について，メタ解析の結果と，その後に発表されたこれまでで最大規模のRCTであるADAPT-Sepsis研究の結果を紹介し，筆者の見解を述べる。

過去の15のRCTを統合したメタ解析[1]では，敗血症におけるPCTによる抗菌薬中止戦略は，通常治療と比較して抗菌薬治療期間を−1.89日短縮（95%CI −2.30～−1.47）し，死亡を相対危険度で13%低下（95%CI 3～23）させる可能性が報告された。なお，日本で測定されることの多いC反応性タンパク質（CRP）を用いた抗菌薬中止戦略に関するRCTはこのメタ解析には1つしか組み込まれておらず，抗菌薬治療期間を短縮させる可能性はあるものの確定的な結果は得られなかった[*7]。

このメタ解析後，これまでで最大規模のRCTであるADAPT-Sepsis研究[27]が行われ，やや異なる結果が報告された[*8]。ICUに入室した敗血症患者2760例を対象として，PCTによる抗菌薬中止戦略（0.5μg/L未満もしくは組み込み時から80%以上の低下で中止を推奨），CRPによる抗菌薬中止戦略（2.5 mg/dL未満もしくは組み込み時から50%以上の低下で中止を推奨），通常治療の3群を比較した。

[*5] 本研究の主な参入患者とは異なりICU患者のみを含んだデータベースではある日本ICU患者データベース Japanese Intensive care PAtient Database（JIPAD）[25]を参照すると，2022年度に日本のICUに入室した成人患者のAPACHE Ⅱの中央値は14（四分位範囲11～19）であった。

[*6] JIPAD[25]によると，日本の成人ICU患者のSAPS Ⅱの中央値は29点であり，それに比べてかなり重症の患者が組み込まれている。

[*7] 私見ではあるが，日本ではCRPは抗菌薬治療期間短縮戦略として測定されるというよりは「CRPが高いから念のため抗菌薬を継続しておく」のように，抗菌薬治療期間延長戦略として用いられているように思える。

[*8] 本稿締切直前の2024年11月から12月にかけ，ADAPT-Sepsis研究をはじめBALANCE研究，OPTIMISE研究と，抗菌薬治療期間を考えるうえで必読とも言える文献が立て続けに発表された。抗菌薬治療期間の闇に光を与えてくれるとともに，本稿執筆の助けとなった。これらの研究を行った研究者らに感謝したい。

結果，抗菌薬治療期間はPCT群9.8日，CRP群10.6日，通常治療群10.7日と，PCTにより抗菌薬治療期間が0.88日短縮したが，CRPでは抗菌薬治療期間は短縮しなかった。28日死亡は20.9％，21.1％，19.4％と，PCT群の非劣性が示されたものの死亡を減らす効果は認めず，CRP群では非劣性も証明されなかった。

メタ解析と異なる結果となった理由は明確ではないが，近年shorter is betterの概念が広く受け入れられるようになったために，通常治療群での抗菌薬治療期間が短縮し，バイオマーカーによる短縮効果が認められにくくなったのかもしれない。

バイオマーカーを用いるのであれば

これらの研究からは，PCTにより抗菌薬治療期間は短縮するだろうが，死亡を減らす効果については結論づけることはできない，といってよいだろう。当院では，抗菌薬終了戦略としてのPCT測定は行っていない。上述のように，死亡に与える効果が明確でないことに加え，治療期間短縮効果を得るためには2日に1回以上と高い頻度での測定が必要となる[1]こと，PCTを用いるよりも患者因子，感染巣因子，微生物因子をもとに抗菌薬治療期間を設定しそれを順守する標準的な感染症診療を行うほうが重要と考えているためである。

一方で，PCTによる抗菌薬中止戦略は少なくとも死亡率を上昇させないのも確からしい。その治療期間短縮効果を重視して，PCTによる抗菌薬中止戦略を採用するのも十分に理にかなった考え方だろう。もし採用するのであれば，過去の研究の戦略をふまえ，その施設にあわせた導入方法を検討する必要がある。特に過去の研究では，PCTの値が中止基準に達しても臨床的に必要と判断した際には抗菌薬治療の継続が許可されているものが多い[28]。

PCTにのみ依存することなく他のパラメータをふまえて判断することが重要だろう。いずれにせよ，日本で適応するにはどのような方法が最適かは明らかとはなっておらず，今後の研究が待たれるところである。

おわりに

本稿では，多くの重症患者に適応し得る治療期間として7日間を提示したが，この7という数字に何か意味があるわけではない。西暦321年にローマ帝国のコンスタンティヌス帝が1週間を7日と定めたから7日単位の治療期間が設定されているにすぎず，微生物がコンスタンティヌス帝の定めに忖度してくれるとは思えない。また，本来は一律に固定した治療期間を適用するone size fits allの戦略ではなく，患者ごとに治療期間を最適化する個別化医療が必要なはずである。その意味では，PCTなどのバイオマーカーを用いた戦略は理にかなった有望な戦略であるが，単一のバイオマーカーのみで最適な抗菌薬治療期間を占うことができるとも思えない。今後は，複数の因子を組み合わせ，個々の患者に合わせた最適な抗菌薬治療期間を探るような研究が必要だろう。

文献

1. Kubo K, Sakuraya M, Sugimoto H, et al. Benefits and harms of procalcitonin- or C-reactive protein-guided antimicrobial discontinuation in critically ill adults with sepsis : a systematic review and network meta-analysis. Crit Care Med 2024 ; 52 : e522 -34. PMID : 38949476
2. Tamma PD, Avdic E, Li DX, et al. Association of adverse events with antibiotic use in hospitalized patients. JAMA Intern Med 2017 ; 177 : 1308-15. PMID : 28604925
3. Stevens V, Dumyati G, Fine LS, et al. Cumulative antibiotic exposures over time and the risk of *Clostridium difficile* infection. Clin Infect Dis 2011 ; 53 : 42-8. PMID : 21653301
4. Teshome BF, Vouri SM, Hampton N, et al. Duration of exposure to antipseudomonal β-lactam antibiotics in the critically ill and development of new resistance. Pharmacotherapy 2019 ; 39 : 261-70. PMID : 30506852
5. Armand-Lefèvre L, Angebault C, Barbier F, et al.

Emergence of imipenem-resistant gram-negative bacilli in intestinal flora of intensive care patients. Antimicrob Agents Chemother 2013 ; 57 : 1488-95.
PMID : 23318796
6. Busch LM, Kadri SS. Antimicrobial treatment duration in sepsis and serious infections. J Infect Dis 2020 ; 222 (Suppl 2) : S142-55.　　PMID : 32691838
7. Wald-Dickler N, Spellberg B. Short-course antibiotic therapy-replacing constantine units with "shorter is better". Clin Infect Dis 2019 ; 69 : 1476-9.　　PMID : 30615129
8. Daneman N, Rishu A, Pinto R, et al. Antibiotic treatment for 7 versus 14 days in patients with bloodstream infections. N Engl J Med 2025 ; 392 : 1065-78.　　PMID : 39565030
9. Rhodes A, Evans LE, Alhazzani W, et al. Surviving sepsis campaign : international guidelines for management of sepsis and septic shock : 2016. Intensive Care Med 2017 ; 43 : 304-77.　PMID : 28101605
10. Evans L, Rhodes A, Alhazzani W, et al. Surviving sepsis campaign : international guidelines for management of sepsis and septic shock 2021. Intensive Care Med 2021 ; 47 : 1181-247.　　PMID : 34599691
11. Freifeld AG, Bow EJ, Sepkowitz KA, et al. Clinical practice guideline for the use of antimicrobial agents in neutropenic patients with cancer : 2010 update by the Infectious Diseases Society of America. Clin Infect Dis 2011 ; 52 : e56-93.
PMID : 21258094
12. 日本循環器学会, 日本心臓病学会, 日本心エコー図学会ほか. 感染性心内膜炎の予防と治療に関するガイドライン (2017年改訂版). 2024/2/23 更新. <https://www.j-circ.or.jp/cms/wp-content/uploads/2017/07/JCS2017_nakatani_h.pdf> Accessed Mar. 17, 2025.
13. van de Beek D, Cabellos C, Dzupova O, et al. ESCMID guideline : diagnosis and treatment of acute bacterial meningitis. Clin Microbiol Infect 2016 ; 22 (Suppl 3) : S37-62.　　PMID : 27062097
14. Berbari EF, Kanj SS, Kowalski TJ, et al. 2015 Infectious Diseases Society of America (IDSA) clinical practice guidelines for the diagnosis and treatment of native vertebral osteomyelitis in adults. Clin Infect Dis 2015 ; 61 : e26-46.　　PMID : 26229122
15. Brown NM, Goodman AL, Horner C, et al. Treatment of methicillin-resistant Staphylococcus aureus (MRSA) : updated guidelines from the UK. JAC Antimicrob Resist 2021 ; 3 : dlaa114.
PMID : 34223066
16. Pappas PG, Kauffman CA, Andes DR, et al. Clinical practice guideline for the management of candidiasis : 2016 update by the Infectious Diseases Society of America. Clin Infect Dis 2016 ; 62 : e1-50.　　PMID : 26679628
17. Chastre J, Wolff M, Fagon JY, et al. Comparison of 8 vs 15 days of antibiotic therapy for ventilator-associated pneumonia in adults : a randomized trial. JAMA 2003 ; 290 : 2588-98.　　PMID : 14625336
18. Bouglé A, Tuffet S, Federici L, et al. Comparison of 8 versus 15 days of antibiotic therapy for Pseudomonas aeruginosa ventilator-associated pneumonia in adults : a randomized, controlled, open-label trial. Intensive Care Med 2022 ; 48 : 841-9.
PMID : 35552788
19. Ohnuma T, Chihara S, Costin B, et al. Association of appropriate empirical antimicrobial therapy with in-hospital mortality in patients with bloodstream infections in the US. JAMA Netw Open 2023 ; 6 : e2249353.　　PMID : 36598788
20. Vincent JL, Sakr Y, Singer M, et al. Prevalence and outcomes of infection among patients in intensive care units in 2017. JAMA 2020 ; 323 : 1478-87.
PMID : 32207816
21. Aguilar-Guisado M, Espigado I, Martín-Peña A, et al. Optimisation of empirical antimicrobial therapy in patients with haematological malignancies and febrile neutropenia (How Long study) : an open-label, randomised, controlled phase 4 trial. Lancet Haematol 2017 ; 4 : e573-83.　　PMID : 29153975
22. Arns B, Kalil AC, Sorio GGL, et al. Seven versus 14 days of antimicrobial therapy for severe multidrug-resistant Gram-negative bacterial infections in intensive care unit patients (OPTIMISE) : a randomised, open-label, non-inferiority clinical trial. Crit Care 2024 ; 28 : 412.　　PMID : 39695798
23. Kalil AC, Metersky ML, Klompas M, et al. Management of adults with hospital-acquired and ventilator-associated pneumonia : 2016 clinical practice guidelines by the Infectious Diseases Society of America and the American Thoracic Society. Clin Infect Dis 2016 ; 63 : e61-111.　　PMID : 27418577
24. Sawyer RG, Claridge JA, Nathens AB, et al. Trial of short-course antimicrobial therapy for intraabdominal infection. N Engl J Med 2015 ; 372 : 1996-2005.　　PMID : 25992746
25. 日本集中治療医学会 ICU 機能評価委員会. JIPAD 年次レポート 2022 年度. 2023. <https://www.jipad.org/images/include/report/report2022/jipad_report_2022.pdf> Accessed Mar. 17, 2025.
26. Montravers P, Tubach F, Lescot T, et al. Short-course antibiotic therapy for critically ill patients treated for postoperative intra-abdominal infection : the DURAPOP randomised clinical trial. Intensive Care Med 2018 ; 44 : 300-10.
PMID : 29484469
27. Dark P, Hossain A, McAuley DF, et al. Biomarker-guided antibiotic duration for hospitalized patients with suspected sepsis : the ADAPT-sepsis randomized clinical trial. JAMA 2025 ; 333 : 682-93.
PMID : 39652885
28. de Jong E, van Oers JA, Beishuizen A, et al. Efficacy and safety of procalcitonin guidance in reducing the duration of antibiotic treatment in critically ill patients : a randomised, controlled, open-label trial. Lancet Infect Dis 2016 ; 16 : 819-27.
PMID : 26947523

利益相反（COI）：なし

小児の呼吸と循環管理のトリセツ

重症小児を救う！いつか来る、いざというときのためのトリセツ

[監修] 笠井 正志　　[著者] 黒澤 寛史

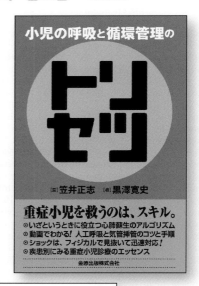

小児集中治療医が常駐するPICUは全国でもまだまだ数が少ないのが現状である。そのため、心肺蘇生や気管挿管の方法、人工呼吸器の導入、ショックの対応などの重症小児への初期対応は、小児の急性期医療に携わるすべての医療者が、身につけておきたいスキルである。本書は小児の呼吸と循環の評価・管理方法について、基本となる考え方と具体的な実践法を、割り切って、大胆に解説する。小児集中治療のトップランナーである著者が、まさに指導医のように手取り足取り指南する「トリセツ」である。

CONTENTS

Chapter1　小児の心肺蘇生
1. 小児科医における心肺蘇生の目標
2. エビデンスに基づいた心肺蘇生

Chapter2　小児の呼吸評価と重症度判定
1. 呼吸の評価項目　2. 血液ガス分析による呼吸評価

Chapter3　小児の呼吸管理法と実践
1. 低流量酸素システム　2. 高流量酸素システム
3. 非侵襲的陽圧換気　4. 侵襲的人工呼吸

Chapter4　小児の循環評価と重症度判定
1. 循環評価の5箇条　2. 循環の評価項目　3. 循環の重症度判定
4. ショックを見抜く —頻脈の鑑別症度判定

Chapter5　小児の循環管理法と実践
1. ショックに対応する

Chapter6　疾患別にみる小児の呼吸と循環管理
1. 肺炎　2. 気管支喘息　3. RSウイルス感染症　4. 小児のARDS　5. 敗血症性ショック　6. 心筋炎

Chapter7　重症小児診療のエッセンス
1. バイシステムで考える　2. どんな小児に人工呼吸が必要なのか
3. 重症小児のモニタリング　4. 重症小児の搬送のトリセツ

〈巻末資料1〉気管挿管患者の鎮痛・鎮静薬のトリセツ
〈巻末資料2〉心血管作動薬のトリセツ
〈巻末資料3〉重症患者の症例プレゼンテーションの極意

読者対象
小児科医・当直担当医・
集中治療医・ICU医療スタッフ

◆B6変判　224頁　ISBN978-4-307-17081-9
◆定価4,400円（本体4,000円＋税10%）

金原出版
〒113-0034 東京都文京区湯島2-31-14　TEL03-3811-7184（営業部直通）FAX03-3813-0288
https://www.kanehara-shuppan.co.jp/　金原出版HP 本の詳細、ご注文等はこちら

特集 ICUにおける抗菌薬：new era strategy

抗菌薬投与各論

抗真菌薬
侵襲性真菌感染症治療のためのポイント

蓮池 俊和 HASUIKE, Toshikazu
神戸市立医療センター中央市民病院 感染症科/総合内科

はじめに

従来，ICUにおける真菌感染症は，主に中心静脈カテーテル関連感染や熱傷に伴うものが中心であった。しかし，免疫抑制療法の進歩や移植医療の発展に伴い，好中球減少症および免疫抑制剤の使用に関連したまれな侵襲性真菌感染症の発生が増加傾向にある。さらに，2020年以降の新型コロナウイルス感染症（COVID-19）パンデミックにおいて，重症COVID-19に侵襲性肺アスペルギルス症が合併し得ることが明らかとなり，侵襲性真菌感染症の診療に新たな課題をもたらした。

侵襲性真菌感染症は，一般的に培養検査の感度が低く，迅速な診断が困難であるため，しばしば治療の遅延をまねく。このため，真菌感染症の可能性を念頭におき，早期診断を意識することが，患者の予後に直結する重要な要素となる。

本稿では，ICUで遭遇する代表的な侵襲性真菌感染症の診断および治療に焦点を当て，抗真菌薬の適切な使用およびその注意点について解説する。

キーワード
カンジダ血症
インフルエンザ関連肺アスペルギルス症
ムーコル症
フルコナゾール
ボリコナゾール

カンジダ血症

症例1

75歳の男性。S状結腸穿孔による二次性腹膜炎のため入院となった。緊急で開腹洗浄・ドレナージおよびHartmann手術が施行され，敗血症性ショックに対する治療のためICUに入室した。

二次性腹膜炎に対する経験的治療としてメロペネム（MEPM）およびバンコマイシン（VCM）の投与を開始した。第3病日にカテコールアミン投与を終了し，全身状態は安定した。第6病日に発熱を認め，血液培養を採取した。患者は絶食のため，右大腿静脈に挿入された中心静脈カテーテルよりtotal parenteral nutrition（TPN）を受けていたが，カテーテル刺入部に異常所見は認められなかった。第7病日に血液培養より酵母様真菌（図1）の発育が報告された。
診断：カンジダ血症（カテーテル関連血流感染症）

カンジダ血症は，重篤な患者において最も頻繁にみられる侵襲性真菌感染症であり，ICUにおけるカンジダ血症の発生率は非ICU患者の約10～20倍とされ，その発生数は増加傾向にある[1～3]。近年，多剤耐性 *Candida auris* による侵襲性感染症や院内アウトブレイクが問題となっている。*C. auris* は致死率の高さや薬剤耐性の問題から，2022年に世界保健機関（WHO）により公衆衛生上の最

■ 図1　グラム染色（血液培養）

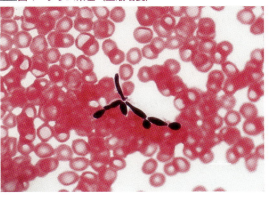

も優先度の高い"Critical group"に指定された[4]ことも話題である。

カンジダ血症の危険因子として，中心静脈カテーテル，急性腎不全，経腸栄養，APACHE IIスコア高値，糖尿病，免疫抑制療法，手術（特に腹部），消化管穿孔，血液透析，膵炎，広域抗菌薬の使用などが挙げられる。いずれもICU患者に多い因子である[5〜7]。

カンジダ血症の原因菌

カンジダ血症の原因菌として C. albicans が最も多く，全体の40〜70％を占める[8〜10]。非 albicans にはフルコナゾール低感受性の C. krusei，および C. glabrat が含まれる。近年，非 albicans の割合が増加しており，本来フルコナゾール感受性である菌種においても耐性化が進行している。この知見により，抗真菌薬感受性検査の必要性が高まっている[11〜13]。

カンジダ血症の診断

カンジダ血症のゴールドスタンダードは血液培養であるが，その感度は50％[14]程度にとどまる。血清 β-D-グルカン検査は，血液培養陰性の侵襲性カンジダ症の診断に有用であり，メタ解析では感度81％，特異度60％[15]と報告されている。一般的に陰性の場合，カンジダ血症の除外に有用だが，カットオフ値は研究によってばらつきがある（11〜80 pg/mL）[15〜17]。

血液培養と血清 β-D-グルカン検査の組み合わせは，カンジダ血症の除外に十分である。しかし，米国感染症学会 Infectious Diseases Society of America（IDSA）のガイドラインでは，患者に危険因子が多い，抗真菌薬開始後に臨床的な改善がみられた，代替診断が存在しないなどのときは，カンジダ血症があるものとして2週間の治療を完遂する[18]場合があるとしている。

一方で，血清 β-D-グルカン検査は，免疫グロブリン製剤やアルブミン製剤の使用，ガーゼの使用，広範囲熱傷，化学療法関連の粘膜障害などの病態で偽陽性になることが知られており，結果の解釈には注意を要する[16]。

血液のリアルタイムPCR（ポリメラーゼ連鎖反応）と β-D-グルカン検査を組み合わせることで診断精度が向上する可能性が示唆されている。しかし現時点では，日常診療において広く利用可能な検査ではない[19]。

カンジダ血症の管理

カンジダ血症の管理は，早期の適切な抗真菌薬の導入，感染巣の除去，および合併症の検索からなる。フルコナゾール低感受性 Candida 属の増加の疫学的知見に基づき，経験的治療にはエキノキャンディン系抗真菌薬（ミカファンギン，カスポファンギン）が推奨される。また，中心静脈カテーテルの抜去は必須であり，血液培養が陰性化するまで毎日または1日おきの血液培養採取[18]が推奨される。

カンジダ血症では，ルーチンでの感染性心内膜炎 infective endocarditis（IE）の検索は推奨されていないが，5.9％の症例でIEが診断された報告がある[20]。血液培養陽性が持続する症例や注射薬物使用者 injection drug user（IDU）では，IEの可能性を考慮すべきである。

●内因性眼内炎に対する眼科検査

カンジダ血症は，内因性眼内炎を合併することがあり，IDSA[18]は，すべてのカンジダ血症患者に対する眼科検査の実施を推奨している。しかし，この推奨に対する専門家の意見は分かれており，2022年に米国眼科学会 American Academy of Ophthalmology（AAO）[21]は，ルーチンの眼科検査は眼症状がある患者，または症状を報告できない患者のみに推奨すると発表した。これは，系統的レビューにより眼内炎の発生頻度が1％未満

と低いことが判明したためである。

留意点としては，Candida属による内因性眼内炎の患者はほんとんどの場合，診断時には無症状である[22,23]。また，最初の血液培養陽性から7日以上経過すると眼科検査の感度が高くなる可能性がある[24]。このため，どのような患者に，どのタイミングで眼科検査を行うかは，自施設の眼科医と相談する必要がある。

一方で，エキノキャンディン系抗真菌薬使用の増加が，眼底検査異常の増加と関連している可能性を示唆する報告[25]があり，今後の疫学的動向に注意をはらう必要がある。

カンジダ血症の治療

●経口ステップダウン療法

患者が臨床的に安定し，血液培養から分離された株がフルコナゾール感受性を示し，血液培養が陰性化した場合，抗真菌薬開始後5～7日で経口フルコナゾールへの変更（経口ステップダウン治療）が可能である。

C. glabrataは他のCandida属よりフルコナゾールに低感受性であるが，Clinical and Laboratory Standards Institute（CLSI）は最小発育阻止濃度minimum inhibitory concentration（MIC）≦32の株を「用量依存的感受性 susceptible dose dependent（SDD）」と判定する（表1）。このカテゴリーは，高用量フルコナゾール（800 mgまたは12 mg/kgを1日1回投与）であれば治療可能であることを意味する。C. kruseiは，フルコナゾールに自然耐性であるが，経口ステップダウン治療にはボリコナゾールを使用できる。フルコナゾール耐性のC. glabrataは，通常ボリコナゾールにも耐性である。

ボリコナゾールは，高脂肪食で吸収が低下するため食間投与が推奨されている。経腸栄養の持続投与を行っている患者では予想以上に血中濃度が低くなることがある。そのような患者では，慎重に血中濃度をモニタリング

■表1 代表的なCandida属のclinical break point

菌名	抗真菌薬	susceptible (≦μg/mL)	susceptible dose dependent	intermediate	resistant (≧μg/mL)
C. albicans	カスポファンギン	≦0.25	—	0.5	≧1
	anidulafungin	≦0.25	—	0.5	≧1
	ミカファンギン	≦0.25	—	0.5	≧1
	フルコナゾール	≦2.0	4.0	—	≧8
	イトラコナゾール	≦0.12	0.25～0.5	—	≧1
	ボリコナゾール	≦0.12	—	0.25～0.5	≧1
C. parapsilosis	カスポファンギン	≦2	—	4	≧8
	anidulafungin	≦2	—	4	≧8
	ミカファンギン	≦2	—	4	≧8
	フルコナゾール	≦2	4.0	—	≧8
	ボリコナゾール	≦0.12	—	0.25～0.5	≧1
C. tropicalis	カスポファンギン	≦0.25	—	0.5	≧1
	anidulafungin	≦0.25	—	0.5	≧1
	ミカファンギン	≦0.25	—	0.5	≧1
	フルコナゾール	≦2.0	4.0	—	≧8
	ボリコナゾール	≦0.12	—	0.25～0.5	≧1
C. glabrata	カスポファンギン	≦0.12	—	0.25	≧0.5
	anidulafungin	≦0.12	—	0.25	≧0.5
	ミカファンギン	≦0.06	—	0.12	≧0.25
	フルコナゾール	—	≦32	—	≧64
C. krusei	カスポファンギン	≦0.25	—	0.5	≧1
	anidulafungin	≦0.25	—	0.5	≧1
	ミカファンギン	≦0.25	—	0.5	≧1
	フルコナゾール	—	—	—	—
	ボリコナゾール	≦0.5	—	1	≧2
C. guilliermondii	カスポファンギン	≦2	—	4	≧8
	anidulafungin	≦2	—	4	≧8
	ミカファンギン	≦2	—	4	≧8

Rex JH. M27 Reference Method for Broth Dilution Antifungal Susceptibility Testing of Yeasts 4th ed. Wayne：Clinical and Laboratory Standard Institute, 2017より作成

したり，静注抗真菌薬での治療完遂を考慮する。

治療期間は血液培養陰性化から，少なくとも2週間が推奨される。眼内炎やIEを合併

した場合は，感染症専門医へのコンサルトが必要であり，治療の詳細については最新のガイドライン[26]を参照していただきたい。

インフルエンザ関連肺アスペルギルス症

症例2

85歳の男性。重症呼吸不全のため入院し，人工呼吸器管理が開始された。マルチプレックスPCR（BioFire® FilmArray® 呼吸器パネル2.1）によりインフルエンザAと診断され，ペラミビルが投与された。

細菌性肺炎の合併が疑われ，MEPMおよびVCMによる治療が開始された。呼吸状態の改善が乏しかったため第5病日に胸部単純CTを撮影したところ，多発性肺空洞影を認めた（図2）。また，入院時に採取された喀痰培養から糸状真菌の発育が報告された。第6病日に喀血を認め，気管支鏡検査を実施したところ，気管および気管支に広範な白苔を認めた（図3）。

診断：インフルエンザ関連肺アスペルギルス症（IAPA）

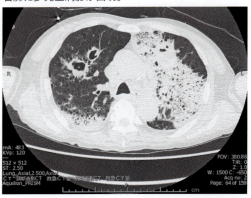

■図2　胸部単純CT
右肺に多発空洞影が出現。

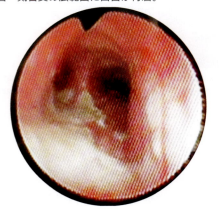

■図3　気管支鏡検査
気管・気管支の広範囲に白苔が付着。

インフルエンザ関連肺アスペルギルス症 influenza-associated pulmonary aspergillosis（IAPA）は，重症インフルエンザ患者に発生する侵襲性肺アスペルギルス症 invasive pulmonary aspergillosis（IPA）の一形態であり，特に集中治療管理を要する患者において発生率が高いことが報告されている。この疾患は，COVID-19関連肺アスペルギルス症 COVID-19-associated pulmonary aspergillosis（CAPA）とともに，ウイルス関連肺アスペルギルス症 viral-associated pulmonary aspergillosis（VAPA）の概念として認識されつつある[27,28]。

Wautersら[29]は，2012年に，インフルエンザA（H1N1）感染がIPA発生の新たな危険因子であることを初めて報告した。従来，IPAは主に免疫不全患者に限定されていたが，IAPAは非好中球減少患者にも発生することが明らかとなり，新たな臨床的課題として注目されている。

IAPAの診断・検査

IAPAの発生率は，ICUに入室した重症インフルエンザ患者の19〜24％と報告されており，人工呼吸器管理を要する患者では30％に達する[30,31]。危険因子として，APACHE IIスコアの高さ，男性，ステロイドの使用，肝硬変，血液悪性腫瘍[32]などが挙げられる。また，IAPAの死亡率は50％を超える[31,33]と報告されている。

Aspergillus属は，培養検査の感度が低く，気道から検出された場合でも定着と感染の鑑別が必要である。また，ICU患者ではhalo signなどの典型的な画像所見を示さない症

例が多く，診断には疑いの閾値を低くもつことが求められる[34]。

IPAの診断にはEORTC/MSG[*1]基準が広く用いられるが，これは免疫不全患者を対象としているため，ICU患者への適用には制限がある。このため，EORTC/MSGは，2021年にICU患者向けの改訂版基準[35]を提案している。また，Schauwvlieghe ら[30]は，2018年にM-AspICU診断基準を提案しており，ICU患者の診断精度向上に寄与している（表2）。

特筆すべき点として，IAPAはインフルエンザ罹患から非常に早期に発生することである。後向きコホート研究[30]では，インフルエンザ診断後の中央値3日でIAPAが発生することが示されている。最近の前向き研究[31]では，IAPA症例の71%が入院48時間以内に診断され，その80%は入院時のベースラインとして実施された気管支肺胞洗浄液bronchoalveolar lavage fluid（BALF）中のガラクトマンナン（GM）抗原が陽性だった。

これらのデータは，重症インフルエンザ患者におけるIAPA発生が，入院早期に集中することを示唆しており，特に人工呼吸器管理を要する患者では，入院時からIAPAの合併を強く疑う必要があることを強調している。

IAPAは免疫不全患者のIPAとは異なる特徴を示し，血清GMの陽性率は約50%[34]にとどまる。一方，BALF中のGMの感度は80%とされ，早期診断に有用である[31]。また，VAPA症例の約30%に肉眼的な真菌性気管支炎の所見（潰瘍，結節，偽膜，プラーク，痂皮）を認めた[27]とする報告があり，積極的な気管支鏡検査が早期診断に有用である可能性が示唆されている。

IAPAの治療

IAPAに特化した治療ガイドラインは存在せず，免疫不全患者におけるIPAの治療[36]に準じた管理が推奨される。

表2　M-AspICU診断基準

臨床基準	以下のいずれかが存在 ・少なくとも3日間の適切な抗菌薬療法に反応しない発熱 ・抗菌薬を使用中で他の明らかな原因もなく，少なくとも48時間の解熱期間を経て再度発熱する場合 ・呼吸困難 ・喀血 ・胸膜摩擦音または胸痛 ・適切な抗菌薬投与と人工呼吸器管理にもかかわらず，呼吸不全が悪化する場合
放射線学的基準	・ポータブル胸部X線または肺CTにおけるあらゆる浸潤影 — EORTCが定義した放射線学的基準（halo signやair-crescent sign）は長期の好中球減少症の患者には適用されるが，ICU患者にはほとんどみられない
真菌学的基準	以下のいずれかが存在 ・病理組織学的検査または直接顕微鏡で鋭角に分岐し隔壁を有する菌糸を認め，培養でアスペルギルス陽性 ・気管支肺胞洗浄液（BAL）の培養でアスペルギルス陽性 ・BALのガラクトマンナンが1以上 ・血清ガラクトマンナンが0.5以上

EORTC/MSGの基準から宿主因子が除かれており，免疫不全のない患者でも診断が可能となっている。
文献30より作成

ボリコナゾール

第一選択薬としてボリコナゾールが広く用いられ，静注製剤および経口製剤が利用可能である。

重症患者では静注製剤が選択されることが多いが，スルホブチルエーテルβシクロデキストリン（以下，シクロデキストリン）による腎機能への影響[37,38]に留意する。動物実験では，シクロデキストリンの蓄積が腎機能低下を引き起こす可能性が示唆されており，この知見をもとに米国食品医薬品局（Food and Drug Administration）に承認された添付文書では，クレアチニンクリアランス（CCr）50未満の患者に対しては，シクロデキストリンの蓄積を考慮し，経口製剤への変更，または他の抗真菌薬の使用が望ましいとされている。ただし，短期投与においては，シクロデキストリンが腎機能に悪影響を及ぼさないことが複数の研究[37〜40]で確認されている。一方で，長期投与における安全性については，現時点で確立した結論は得られていない。

[*1] EORTC/MSG：European Organization for Research and Treatment of Cancer/Mycoses Study Group Education and Research Consortium

表3　抗真菌薬の活性スペクトラム

	フルコナゾール	イトラコナゾール	ボリコナゾール	ポサコナゾール	イサブコナゾニウム硫酸塩	anidula-fungin	カスポファンギン	ミカファンギン	アムホテリシンB
真菌									
Aspergillus fumigatus	0	±	++	+	++	±	±	±	+
Aspergillus terreus	0	±	++	+	++	±	±	±	0
Aspergillus flavus	0	±	++	+	++	±	±	±	+
Candida albicans	++	+	+	+	+	++	++	++	+
Candida auris	0	±	±	±	±	+	+	+	±
Candida dubliniensis	++	+	+	+	+	++	++	++	++
Candida glabrata	±	±	±	±	±	++	++	++	++
Candida guilliermondii	++	++	++	++	+	++	++	++	++
Candida krusei	0	0	+	+	+	++	++	++	++
Candida lusitaniae	++	+	+	+	+	++	++	++	0
Candida parapsilosis	++	+	+	+	+	+	+	+	++
Candida tropicalis	++	+	+	+	+	++	++	++	+
Cryptococcus 属	++	+	+	+	+	0	0	0	++
Dematiaceous molds	0	++	++	+	+	±	±	±	+
Fusarium 属	0	±	±	±	±	0	0	0	±
Talaromyces marneffei	0	++	++	0	0	0	0	0	++
Mucormycosis	0	0	0	+	+	0	0	0	++
Scedo apiospermum	0	0	+	±	±	0	0	0	0
Scedo (Lomentospora) prolificans	0	0	0	0	0	0	0	0	0
Trichosporon 属	±	+	+	+	+	0	0	0	+
二形性真菌									
Blastomyces	±	++	+	+	+	0	0	0	++
Coccidioides	++	++	+	+	+	0	0	0	++
Histoplasma	±	++	+	+	+	0	0	0	++
Sporothrix	±	++	+	+	+	0	0	0	++

++　第一選択薬として使用される
+　第一選択薬の代替薬として使用される
±　特別な状況でのみ使用されることがある
0　使用すべきでない

サンフォード感染症治療ガイド　アップデート版　SANFORD GUIDE WEB EDITION. <https://lsp-sanford.jp/sguide/index.php>より許可を得て転載（最終閲覧 2025/1/31）

*2 高脂肪食で吸収低下。

*3 ホスフェニトイン，フェニトイン，オメプラゾール，レテルモビル。

*4 播種性疾患や中枢神経系感染症など。

*5 多くの場合は一過性。

　ボリコナゾールの使用に際しては，血中トラフ濃度のモニタリングが必須であり，治療開始4〜7日目および用量変更時に測定することが推奨される．また，吸収に影響を及ぼす食事内容の変化*2 や，相互作用のある薬物*3 を新規に追加した場合にも，血中濃度のチェックを考慮する．目標トラフ濃度は1〜5.5 μg/mLであるが，重篤な症例*4 では2〜6 μg/mLへの調整が推奨されている[41]．

　副作用として肝障害，視覚異常*5，皮疹，幻覚，QT延長などが知られており，忍容性に問題がある場合にはポサコナゾールまたはイサブコナゾールがよい代替薬である（表3）．これらは無作為化比較試験（RCT）において，ボリコナゾールに対する非劣性が示されており，特に忍容性の点で優れている[42,43]．

表4 トリアゾール系抗真菌薬の特徴

抗真菌薬（略語）製品名	ボリコナゾール（VRCZ）ブイフェンド	ポサコナゾール（PSCZ）ノクサフィル	イサブコナゾール（ISCZ）クレセンバ
投与方法（静注）	初日は6 mg/kgを12時間ごとに2回，以降は4 mg/kgを12時間ごと	初日は300 mgを1日2回静注，以降は300 mgを1日1回	ローディングとして200 mgを8時間ごとに6回静注，維持投与として6回目の投与から12〜24時間後より200 mgを1日1回
バイオアベイラビリティ（経口）	96% 小児で成人に比べて低い可能性 高脂肪食で吸収低下	60% 高脂肪食で吸収増加 錠剤は懸濁液よりも食事の影響は小さい（懸濁液は日本未発売）	約98% 食事と関係なく服用可能
中枢神経移行性	良好	限定的（治療成功例の報告はあり）	限定的（治療成功例の報告はあり。PSCZよりは移行がよい可能性）
治療薬物モニタリング（TDM）の必要性	必要	推奨されているが，通常の臨床現場では血中濃度は測定できない	基本的に不要 透析時など副作用が懸念される場合は考慮 通常の臨床現場では血中濃度は測定できない
静注投与に中心静脈路の必要性	不要	必要（末梢静脈路からの投与で静脈炎のリスクが高い）	不要
静注薬のシクロデキストリン含有	含有あり	含有あり	含有なし
QT間隔への影響	延長	延長	短縮（臨床的意義不明）
併用禁忌薬	リファンピシン，カルバマゼピン，アミオダロン，ニフェジピン，スボレキサント，レンボレキサントなど	エルゴタミン，シンバスタチン，アトルバスタチン，リバーロキサバン，クラリスロマイシン，スボレキサント，レンボレキサントなど	リファンピシン，カルバマゼピン，クラリスロマイシン，レンボレキサント，フェニトインなど
ムーコル症への有効性	低い	高い	高い
その他の注意点	視覚異常（多くは一過性），光線過敏症，脱毛症，長期投与で骨膜炎など特有の副作用がある	制酸剤で吸収低下 錠剤は懸濁液よりも影響は小さい	注入関連の副作用を減らすために全量を少なくとも1時間かけて点滴 点滴時にインラインフィルターを使用 投与前後にラインのフラッシュが必要 カンジダ血症に対してカスポファンギンに非劣性を示せなかった

文献44〜46をもとに作成

イサブコナゾールは静注製剤も使用可能であり，シクロデキストリンを含まない利点がある。臨床使用経験の豊富さからボリコナゾールの使用が優先されることが多いが，忍容性に応じてこれらの薬物を選択してもよい。

これらトリアゾール系抗真菌薬の特徴は（表4）[44〜46]を参照。

●アムホテリシンB

アムホテリシンBリポソーム製剤は，アンホ

テリシンBの脂質製剤であり，通常IPAに対しては1日1回3～5 mg/kgで投与される。従来のアムホテリシンBデオキシコール酸塩と比較して，腎障害や注入関連の副作用は少ないが，臨床アウトカムにおける優位性は明確には示されていない。

地域の疫学データでアゾール耐性の可能性が10%を超える場合には，アムホテリシンBリポソーム製剤の経験的投与が推奨される[47]。日本における疫学データは限られているが，千葉大学真菌医学研究センターで1987～2008年にかけて収集された*Aspergillus fumigatus*の臨床分離株171株を対象とした調査[48]では，ボリコナゾール耐性株の割合は0.6%であった。

● エキノキャンディン系抗真菌薬

エキノキャンディン系抗真菌薬（カスポファンギン，ミカファンギン）は，*Aspergillus*属に対して抗真菌活性を示し，忍容性にも優れるが，その作用は静菌的である。これに対し，ボリコナゾールは，殺菌的活性を有することから，侵襲性アスペルギルス症の第一選択薬として推奨されている。エキノキャンディン系抗真菌薬は，標準治療が困難な患者における代替療法や，併用療法の一部として用いられることがある。

● 併用療法

併用療法についてはRCTで有益性が報告されている[49]ものの，最新のガイドライン[50]におけるメタ解析では，死亡率上昇の可能性が示唆されている。IPAに対する併用療法の有効性に関するエビデンスは，現時点では十分に確立されていない。

● 治療期間と予防

IAPAに対する適切な治療期間は定まっていない。CAPAでは6～12週間の治療が推奨されており，それに準じた期間でよいと考えられる。抗真菌薬の終了時には胸部CTで陰影の改善を確認するなど，慎重な判断が求められる[28,51]。

予防に関しては，重症インフルエンザ患者を対象とした無作為化プラセボ対照試験[31]が実施されたものの，ポサコナゾール7日間投与の有益性は確認されなかった。また，多くの症例においてICU入室時点ですでにIAPAを発症しており，入室時の予防的抗真菌薬投与は時期としては遅すぎる可能性がある。

播種性ムーコル症

症例3
45歳の男性。急性リンパ性白血病（ALL）再発に対し，再寛解導入療法が開始された。治療開始Day 10より発熱性好中球減少症を発症し，セフェピムが投与されたが，発熱は持続した。Day 15に血圧低下を認めたため，ICUに入室となった。入室前の胸部単純CT撮影にて多発結節影を認め（図4），IPAが疑われ，ボリコナゾールが開始された。

入室時の血清β-D-グルカン値<6.0 pg/mL，GM抗原値<0.1であった。その後も発熱が持続したため，ボリコナゾールをアムホテリシンBリポソーム製剤に変更した。Day 19に施行した腹部エコー検査にて肝脾に多発膿瘍を認めた（図5）。Day 20に肝生検を施行し，病理組織検査で糸状真菌の菌体を認めたが，培養では発育しなかった。Day 31に呼吸不全により永眠された。組織のPCRを専門機関に依頼した結果，*Rhizopus*属の遺伝子が検出された。
診断：播種性ムーコル症

ムーコル症は，以前は接合菌症zygomycosisと呼ばれていたが，分子生物学的手法による新しい分類法に基づき，ケカビ目（Mucorales）に属する糸状真菌による感染症として「ムーコル症mucormycosis」と称されるようになった[52]。ケカビ目は，土壌などの自然環境に広く分布し，ヒトの病原体として

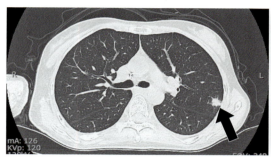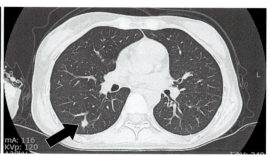

図4 胸部単純CT
肺多発結節影を認める。

Rhizopus属，Mucor属，Rhizomucor属，Cunninghamella属，Lichtheimia属（旧Absidia属）が一般的である。

ムーコル症の危険因子

糖尿病（特にケトアシドーシス）が重要な基礎疾患とされるが，近年では悪性腫瘍および移植医療が重要な危険因子となっている。造血幹細胞移植や固形臓器移植患者における報告[53〜55]が増加している。そのほか，ステロイド投与，鉄過剰症，デフェロキサミン治療，HIV感染症，静注薬物使用，外傷，COVID-19も危険因子として知られている[54,56〜59]。

糖尿病患者のムーコル症では鼻脳型が多いのに対し，造血幹細胞移植後では肺感染症（70〜80％）[56]または播種性感染症[53]として発症することが多い。死亡率は基礎疾患と感染臓器によって異なるが，肺感染症では76％，播種性感染症では96％[54]と報告されている。

高リスク患者に肺結節影が出現した場合，他の真菌感染症との鑑別が問題となる。造血幹細胞移植後の肺真菌感染症の90％はアスペルギルスによるものであり，ムーコル症はそれに次いで5〜10％を占める。その他，Fusarium属，Scedosporium属による感染はさらに少数である[60,61]。

ムーコル症の診断

ムーコル症の診断の基本は，病理組織検査による糸状菌の証明および培養であり，臨床的に他の真菌との鑑別は困難である。早期診断

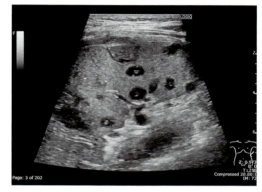

図5 腹部エコー
脾多発膿瘍を認める。

には，組織採取のための侵襲的検査を行う必要がある。CTガイド下肺生検はBALより診断に優れる[62,63]が，血小板減少症や凝固異常のためCTガイド下針生検が禁忌となる可能性がある。

組織学的には，アスペルギルスの菌糸は隔壁を有し，鋭角に分岐するのに対し，Mucorales（ケカビ目）では隔壁が乏しく直角に分岐する[64]。しかし，組織の壊死や抗真菌薬の影響による菌糸の断片化のため，形態学的な同定が困難なことが多い。また，培養検査の陽性率は低く，発育にも時間を要するため，生前診断が得られない症例が多い[56]。

肺CTは参考となるが，ムーコル症の診断に十分な感度・特異度を有する所見はない。reversed halo sign（図6）は，他の真菌感染症ではまれであるため診断に有用だが，全患者の約20％にしか出現しない[65]。

Mucorales（ケカビ目）はβ-D-グルカンをほとんど含有しないため，血清β-D-グルカンは通常陰性である。ただし，一部の

■ 図6 胸部単純CTにおけるreversed halo sign
すりガラス影を半周囲むようにconsolidationが出現。周囲は胸水。

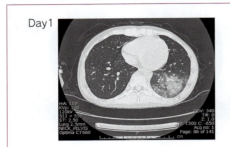
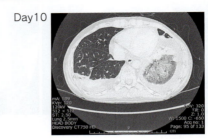

*Rhizopus*属では陽性となる[66]。また，血清GMは基本的に陰性だが，*Aspergillus*属との混合感染や偽陽性（粘膜障害，免疫グロブリン投与）に留意する必要がある[67,68]。

組織検体を用いた遺伝子学的検査として，DNA塩基配列解析，特異的プライマーを用いたPCR法，*in situ* hybridization法などがある[69]。しかし，標準化された手法は確立されておらず，適切な検体前処理やプライマー選択が必要であるため，専門施設への相談が推奨される。

ムーコル症の治療

ムーコル症の治療は，抗真菌薬の早期開始と積極的な外科的デブリードマンによって構成される。

多くの場合，生前診断が困難であり，確定診断を待たずに治療を開始せざるを得ない。血液悪性腫瘍患者を対象とした後向き研究[70]では，治療開始が6日遅れると死亡率が2倍に上昇することが示唆されている。

●抗真菌薬

IPAの第一選択薬であるボリコナゾールは，ムーコル症には無効である。ボリコナゾールに反応がない臨床経過や危険因子からムーコル症が疑われた場合は，可能なかぎりすみやかにアムホテリシンBリポソーム製剤を開始する必要がある。

エキスパートオピニオンとして，10 mg/kgの高用量投与が選択されることが多い[71]が，高用量の有効性は明確には証明されていない[72]。欧州[73]およびオーストラリア[74]のガイドラインでは，中枢神経感染症に対しては10 mg/kg，それ以外の症例には5 mg/kgが推奨されている。

臨床データは十分ではないものの，アムホテリシンBリポソーム製剤の忍容性が低い場合や，奏効した症例における経口ステップダウン療法として，イサブコナゾール[75]またはポサコナゾール[76]が選択肢となる。

●外科的デブリードマン

多くの報告で外科的切除が予後を改善する可能性が示唆されており，可能なかぎり早期に完了する[73]ことが推奨される。病変の切除またはデブリードマンは，必要に応じて繰り返し実施することが望ましい。しかし，多くの患者では，病変が広範囲に及ぶため完全切除が困難であることや，血小板減少症により早期の外科的介入が制限されるケースが少なくない。

鼻脳型ムーコル症においては，上顎や眼窩の切除が必要になることがあり，美容面における影響が問題となる。しかし，播種性感染症に対して，肺葉切除に始まり，脳，消化管，膵臓，腎臓に対して段階的な外科的処置を行うことによって救命された[77]症例も報告されており，救命には外科的な感染巣の減量が重要と考えられる。

おわりに

侵襲性真菌感染症は，ルーチンで実施される培養検査では除外できないことに留意が必要である。診断が難しいにもかかわらず，早期の治療介入が生死を分けることがある。危険因子をもつ患者には，常に真菌感染症の疑いをもって診療にあたる必要がある。

文献

1. Petri MG, König J, Moecke HP, et al. Epidemiology of invasive mycosis in ICU patients: a prospective multicenter study in 435 non-neutropenic patients. Paul-Ehrlich Society for Chemotherapy, Divisions of Mycology and Pneumonia Research. Intensive Care Med 1997; 23: 317-25. PMID: 9083235
2. Playford EG, Nimmo GR, Tilse M, et al. Increasing incidence of candidaemia: long-term epidemiological trends, Queensland, Australia, 1999-2008. J Hosp Infect 2010; 76: 46-51. PMID: 20382444
3. Ostrosky-Zeichner L, Pappas PG. Invasive candidiasis in the intensive care unit. Crit Care Med 2006; 34: 857-63. PMID: 16505666
4. Lionakis MS, Chowdhary A. *Candida auris* Infections. N Engl J Med 2024; 391: 1924-35. PMID: 3956599
5. Chow JK, Golan Y, Ruthazer R, et al. Risk factors for albicans and non-albicans candidemia in the intensive care unit. Crit Care Med 2008; 36: 1993-8. PMID: 18552702
6. Cheng YR, Lin LC, Young TG, et al. Risk factors for candidemia-related mortality at a medical center in central Taiwan. J Microbiol Immunol Infect 2006; 39: 155-61. PMID: 16604249
7. Li Y, Gu C, Yang Y, et al. Epidemiology, antifungal susceptibility, risk factors, and mortality of persistent candidemia in adult patients in China: a 6-year multicenter retrospective study. BMC Infect Dis 2023; 23: 369. PMID: 37264501
8. Leroy O, Gangneux JP, Montravers P, et al. Epidemiology, management, and risk factors for death of invasive *Candida* infections in critical care: a multicenter, prospective, observational study in France (2005-2006). Crit Care Med 2009; 37: 1612-8. PMID: 19325476
9. Kett DH, Azoulay E, Echeverria PM, et al. *Candida* bloodstream infections in intensive care units: analysis of the extended prevalence of infection in intensive care unit study. Crit Care Med 2011; 39: 665-70. PMID: 21169817
10. Tsay SV, Mu Y, Williams S, et al. Burden of *Candidemia* in the United States, 2017. Clin Infect Dis 2020; 71: e449-53. PMID: 32107534
11. Horn DL, Neofytos D, Anaissie EJ, et al. Epidemiology and outcomes of candidemia in 2019 patients: data from the prospective antifungal therapy alliance registry. Clin Infect Dis 2009; 48: 1695-703. PMID: 19441981
12. Colombo AL, de Almeida Júnior JN, Slavin MA, et al. *Candida* and invasive mould diseases in non-neutropenic critically ill patients and patients with haematological cancer. Lancet Infect Dis 2017; 17: e344-56. PMID: 28774702
13. Oxman DA, Chow JK, Frendl G, et al. Candidaemia associated with decreased *in vitro* fluconazole susceptibility: is *Candida* speciation predictive of the susceptibility pattern. J Antimicrob Chemother 2010; 65: 1460-5. PMID: 20430790
14. Clancy CJ, Nguyen MH. Finding the "missing 50%" of invasive candidiasis: how nonculture diagnostics will improve understanding of disease spectrum and transform patient care. Clin Infect Dis 2013; 56: 1284-92. PMID: 23315320
15. Hage CA, Carmona EM, Epelbaum O, et al. Microbiological laboratory testing in the diagnosis of fungal infections in pulmonary and critical care practice. An Official American Thoracic Society Clinical Practice Guideline. Am J Respir Crit Care Med 2019; 200: 535-50. PMID: 31469325
16. Finkelman MA. Specificity influences in $(1\rightarrow3)$-β-d-glucan-supported diagnosis of invasive fungal disease. J Fungi (Basel) 2020; 7: 14. PMID: 33383818
17. Obayashi T, Negishi K, Suzuki T, et al. Reappraisal of the serum $(1\rightarrow3)$-beta-D-glucan assay for the diagnosis of invasive fungal infections—a study based on autopsy cases from 6 years. Clin Infect Dis 2008; 46: 1864-70. PMID: 18462174
18. Pappas PG, Kauffman CA, Andes DR, et al. Clinical practice guideline for the management of candidiasis: 2016 update by the Infectious Diseases Society of America. Clin Infect Dis 2016; 62: e1-50. PMID: 26679628
19. Nguyen MH, Wissel MC, Shields RK, et al. Performance of *Candida* real-time polymerase chain reaction, β-D-glucan assay, and blood cultures in the diagnosis of invasive candidiasis. Clin Infect Dis 2012; 54: 1240-8. PMID: 22431804
20. Fernández-Cruz A, Cruz Menárguez M, Muñoz P, et al. The search for endocarditis in patients with candidemia: a systematic recommendation for echocardiography? A prospective cohort. Eur J Clin Microbiol Infect Dis 2015; 34: 1543-9. PMID: 25966975
21. Breazzano MP, Bond JB, Bearelly S, et al. American Academy of Ophthalmology recommendations on screening for endogenous *Candida* endophthalmitis. Ophthalmology 2022; 129: 73-6. PMID: 34293405
22. Son HJ, Kim MJ, Lee S, et al. Risk factors and outcomes of patients with ocular involvement of candidemia. PLoS One 2019; 14: e0222356. PMID: 31491004
23. Vena A, Muñoz P, Padilla B, et al. Is routine ophthalmoscopy really necessary in candidemic patients. PLoS One 2017; 12: e0183485. PMID: 29065121
24. Lehman A, Tessier KM, Sattarova V, et al. Do patients with candidemia need an ophthalmologic examination. Open Forum Infect Dis 2024; 11: ofae663. PMID: 39691288
25. Hillenbrand M, Mendy A, Patel K, et al. The incidence of ocular complications in candidemic patients and implications for the practice of routine eye exams. Open Forum Infect Dis 2022; 9: ofac045. PMID: 35355893
26. Cornely OA, Sprute R, Bassetti M, et al. Global

guideline for the diagnosis and management of candidiasis : an initiative of the ECMM in cooperation with ISHAM and ASM. Lancet Infect Dis 2025 ; S1473-3099 (24) 00749-7.　PMID : 39956121
27. Vanderbeke L, Jacobs C, Feys S, et al. A pathology-based case series of influenza- and COVID-19-associated pulmonary aspergillosis : the proof is in the tissue. Am J Respir Crit Care Med 2023 ; 208 : 301-11.　PMID : 37311243
28. Feys S, Carvalho A, Clancy CJ, et al. Influenza-associated and COVID-19-associated pulmonary aspergillosis in critically ill patients. Lancet Respir Med 2024 ; 12 : 728-42.　PMID : 39025089
29. Wauters J, Baar I, Meersseman P, et al. Invasive pulmonary aspergillosis is a frequent complication of critically ill H1N1 patients : a retrospective study. Intensive Care Med 2012 ; 38 : 1761-8.　PMID : 22895826
30. Schauwvlieghe AFAD, Rijnders BJA, Philips N, et al. Invasive aspergillosis in patients admitted to the intensive care unit with severe influenza : a retrospective cohort study. Lancet Respir Med 2018 ; 6 : 782-92.　PMID : 30076119
31. Vanderbeke L, Janssen NAF, Bergmans DCJJ, et al. Posaconazole for prevention of invasive pulmonary aspergillosis in critically ill influenza patients (POSA-FLU) : a randomised, open-label, proof-of-concept trial. Intensive Care Med 2021 ; 47 : 674-86.　PMID : 34050768
32. Coste A, Frérou A, Raute A, et al. The extent of aspergillosis in critically ill patients with severe influenza pneumonia : a multicenter cohort study. Crit Care Med 2021 ; 49 : 934-42.　PMID : 33591000
33. Schwartz IS, Friedman DZP, Zapernick L, et al. High rates of influenza-associated invasive pulmonary aspergillosis may not be universal : a retrospective cohort study from Alberta, Canada. Clin Infect Dis 2020 ; 71 : 1760-3.　PMID : 31905235
34. Shi C, Shan Q, Xia J, et al. Incidence, risk factors and mortality of invasive pulmonary aspergillosis in patients with influenza : a systematic review and meta-analysis. Mycoses 2022 ; 65 : 152-63.　PMID : 34882852
35. Bassetti M, Azoulay E, Kullberg BJ, et al. EORTC/MSGERC definitions of invasive fungal diseases : summary of activities of the Intensive Care Unit Working Group. Clin Infect Dis 2021 ; 72 : S121-7.　PMID : 33709127
36. Patterson TF, Thompson GR, Denning DW, et al. Practice guidelines for the diagnosis and management of aspergillosis : 2016 update by the Infectious Diseases Society of America. Clin Infect Dis 2016 ; 63 : e1-60.　PMID : 27365388
37. Kim SH, Kwon JC, Park C, et al. Therapeutic drug monitoring and safety of intravenous voriconazole formulated with sulfobutylether β-cyclodextrin in haematological patients with renal impairment. Mycoses 2016 ; 59 : 644-51.　PMID : 27324913
38. Lilly CM, Welch VL, Mayer T, et al. Evaluation of intravenous voriconazole in patients with compromised renal function. BMC Infect Dis 2013 ; 13 : 14.　PMID : 23320795
39. Neofytos D, Lombardi LR, Shields RK, et al. Administration of voriconazole in patients with renal dysfunction. Clin Infect Dis 2012 ; 54 : 913-21.　PMID : 22267716
40. Oude Lashof AM, Sobel JD, Ruhnke M, et al. Safety and tolerability of voriconazole in patients with baseline renal insufficiency and candidemia. Antimicrob Agents Chemother 2012 ; 56 : 3133-7.　PMID : 22450974
41. Ullmann AJ, Aguado JM, Arikan-Akdagli S, et al. Diagnosis and management of Aspergillus diseases : executive summary of the 2017 ESCMID-ECMM-ERS guideline. Clin Microbiol Infect 2018 ; 24 Suppl 1 : e1-38.　PMID : 29544767
42. Maertens JA, Rahav G, Lee DG, et al. Posaconazole versus voriconazole for primary treatment of invasive aspergillosis : a phase 3, randomised, controlled, non-inferiority trial. Lancet 2021 ; 397 : 499-509.　PMID : 33549194
43. Maertens JA, Raad II, Marr KA, et al. Isavuconazole versus voriconazole for primary treatment of invasive mould disease caused by Aspergillus and other filamentous fungi (SECURE) : a phase 3, randomised-controlled, non-inferiority trial. Lancet 2016 ; 387 : 760-9.　PMID : 26684607
44. Cheng J, Han H, Kang W, et al. Comparison of antifungal drugs in the treatment of invasive pulmonary aspergillosis : a systematic review and network meta-analysis. Front Microbiol 2024 ; 15 : 1504826.　PMID : 39687872
45. Jenks JD, Mehta SR, Hoenigl M. Broad spectrum triazoles for invasive mould infections in adults : which drug and when? Med Mycol 2019 ; 57 : S168-78.　PMID : 30816967
46. Kullberg BJ, Viscoli C, Pappas PG, et al. Isavuconazole versus caspofungin in the treatment of candidemia and other invasive Candida infections : the ACTIVE trial. Clin Infect Dis 2019 ; 68 : 1981-9.　PMID : 30289478
47. Verweij PE, Ananda-Rajah M, Andes D, et al. International expert opinion on the management of infection caused by azole-resistant Aspergillus fumigatus. Drug Resist Updat 2015 ; 21-22 : 30-40.　PMID : 26282594
48. Kikuchi K, Watanabe A, Ito J, et al. Antifungal susceptibility of Aspergillus fumigatus clinical isolates collected from various areas in Japan. J Infect Chemother 2014 ; 20 : 336-8.　PMID : 24751235
49. Marr KA, Schlamm HT, Herbrecht R, et al. Combination antifungal therapy for invasive aspergillosis : a randomized trial. Ann Intern Med 2015 ; 162 : 81-9.　PMID : 25599346
50. Epelbaum O, Marinelli T, Haydour QS, et al. Treatment of invasive pulmonary aspergillosis and preventive and empirical therapy for invasive candidiasis in adult pulmonary and critical care patients. An offcial American Thoracic Society clinical practice guideline. Am J Respir Crit Care Med 2024 ; 211 : 34-53.　PMID : 39556361
51. Koehler P, Bassetti M, Chakrabarti A, et al. Defining and managing COVID-19-associated pulmonary aspergillosis : the 2020 ECMM/ISHAM consensus criteria for research and clinical guidance. Lancet Infect Dis 2021 ; 21 : e149-62.　PMID : 33333012
52. Kwon-Chung KJ. Taxonomy of fungi causing mucormycosis and entomophthoramycosis (zygomycosis) and nomenclature of the disease : molecular mycologic perspectives. Clin Infect Dis 2012 ; 54 Suppl 1 : S8-15.　PMID : 22247451
53. Lanternier F, Dannaoui E, Morizot G, et al. A global analysis of mucormycosis in France : the Retro-Zygo study (2005-2007). Clin Infect Dis 2012 ; 54 Suppl 1 : S35-43.　PMID : 22247443

54. Roden MM, Zaoutis TE, Buchanan WL, et al. Epidemiology and outcome of zygomycosis: a review of 929 reported cases. Clin Infect Dis 2005; 41: 634-53.　PMID: 16080086
55. Almyroudis NG, Sutton DA, Linden P, et al. Zygomycosis in solid organ transplant recipients in a tertiary transplant center and review of the literature. Am J Transplant 2006; 6: 2365-74.　PMID: 16925570
56. Kontoyiannis DP, Wessel VC, Bodey GP, et al. Zygomycosis in the 1990s in a tertiary-care cancer center. Clin Infect Dis 2000; 30: 851-6.　PMID: 10852735
57. Maertens J, Demuynck H, Verbeken EK, et al. Mucormycosis in allogeneic bone marrow transplant recipients: report of five cases and review of the role of iron overload in the pathogenesis. Bone Marrow Transplant 1999; 24: 307-12.　PMID: 10455371
58. Petrikkos G, Skiada A, Lortholary O, et al. Epidemiology and clinical manifestations of mucormycosis. Clin Infect Dis 2012; 54 Suppl 1: S23-34.　PMID: 22247442
59. Joshi S, Telang R, Tambe M, et al. Outbreak of mucormycosis in coronavirus disease patients, Pune, India. Emerg Infect Dis 2022; 28: 1-8.　PMID: 34586055
60. Neofytos D, Horn D, Anaissie E, et al. Epidemiology and outcome of invasive fungal infection in adult hematopoietic stem cell transplant recipients: analysis of multicenter Prospective Antifungal Therapy (PATH) alliance registry. Clin Infect Dis 2009; 48: 265-73.　PMID: 19115967
61. Boutati EI, Anaissie EJ. *Fusarium*, a significant emerging pathogen in patients with hematologic malignancy: ten years' experience at a cancer center and implications for management. Blood 1997; 90: 999-1008.　PMID: 9242529
62. Lass-Flörl C, Resch G, Nachbaur D, et al. The value of computed tomography-guided percutaneous lung biopsy for diagnosis of invasive fungal infection in immunocompromised patients. Clin Infect Dis 2007; 45: e101-4.　PMID: 17806041
63. Rickerts V, Mousset S, Lambrecht E, et al. Comparison of histopathological analysis, culture, and polymerase chain reaction assays to detect invasive mold infections from biopsy specimens. Clin Infect Dis 2007; 44: 1078-83.　PMID: 17366453
64. Steinbrink JM, Miceli MH. Mucormycosis. Infect Dis Clin North Am 2021; 35: 435-52.　PMID: 34016285
65. Wahba H, Truong MT, Lei X, et al. Reversed halo sign in invasive pulmonary fungal infections. Clin Infect Dis 2008; 46: 1733-7.　PMID: 18419427
66. Kontoyiannis DP. A potential explanation of a positive serum β-glucan assay in mucormycosis. Open Forum Infect Dis 2016; 3: ofw209.　PMID: 27942540
67. Shin DW, Cho J, Choi KS, et al. False-positive results of galactomannan assays in patients administered glucose-containing solutions. Sci Rep 2024; 14: 2552.　PMID: 38291146
68. Liu WD, Lin SW, Shih MC, et al. False-positive *Aspergillus* galactomannan immunoassays associated with intravenous human immunoglobulin administration. Clin Microbiol Infect 2020; 26: 1555.e9-14.　PMID: 32061794
69. Bond RW, Wyborski RJ, Gottlieb DI. Developmentally regulated expression of an exon containing a stop codon in the gene for glutamic acid decarboxylase. Proc Natl Acad Sci U S A 1990; 87: 8771-5.　PMID: 2247446
70. Chamilos G, Lewis RE, Kontoyiannis DP. Delaying amphotericin B-based frontline therapy significantly increases mortality among patients with hematologic malignancy who have zygomycosis. Clin Infect Dis 2008; 47: 503-9.　PMID: 18611163
71. Kontoyiannis DP, Lewis RE. How I treat mucormycosis. Blood 2011; 118: 1216-24.　PMID: 21622653
72. Lanternier F, Poiree S, Elie C, et al. Prospective pilot study of high-dose (10 mg/kg/day) liposomal amphotericin B (L-AMB) for the initial treatment of mucormycosis. J Antimicrob Chemother 2015; 70: 3116-23.　PMID: 26316385
73. Cornely OA, Alastruey-Izquierdo A, Arenz D, et al. Global guideline for the diagnosis and management of mucormycosis: an initiative of the European Confederation of Medical Mycology in cooperation with the Mycoses Study Group Education and Research Consortium. Lancet Infect Dis 2019; 19: e405-21.　PMID: 31699664
74. Bupha-Intr O, Butters C, Reynolds G, et al. Consensus guidelines for the diagnosis and management of invasive fungal disease due to moulds other than *Aspergillus* in the haematology/oncology setting, 2021. Intern Med J 2021; 51 Suppl 7: 177-219.　PMID: 34937139
75. Guymer C, Khurana S, Suppiah R, et al. Successful treatment of disseminated mucormycosis in a neutropenic patient with T-cell acute lymphoblastic leukaemia. BMJ Case Rep 2013; 2013: bcr2013009577.　PMID: 23904418
76. Marty FM, Ostrosky-Zeichner L, Cornely OA, et al. Isavuconazole treatment for mucormycosis: a single-arm open-label trial and case-control analysis. Lancet Infect Dis 2016; 16: 828-37.　PMID: 26969258
77. van Burik JA, Hare RS, Solomon HF, et al. Posaconazole is effective as salvage therapy in zygomycosis: a retrospective summary of 91 cases. Clin Infect Dis 2006; 42: e61-5.　PMID: 16511748

利益相反（COI）：なし

抗菌薬の攻略本が，さらに充実して登場！

もう迷わない！ 抗菌薬Navi 改訂3版

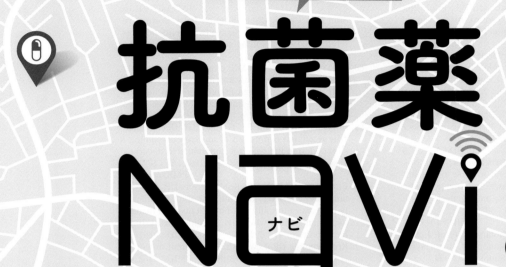

愛知医科大学大学院医学研究科 臨床感染症学 教授
三鴨 廣繁 監修

名古屋セントラル病院 薬剤科
坂野 昌志 編著

安城更生病院 薬剤部
奥平 正美 著

地域医療機能推進機構 中京病院 薬剤部
中根 茂喜 著

100種類を超える薬剤をまとめた**感染症治療薬の入門書**．世代による違いや，薬剤同士の特徴を比較することで，「ほかの薬と比べて何が違うのか？」という疑問を解決し，初学者の抗菌薬の理解へ繋げます．改訂3版では，感染症治療に用いられる**抗体医薬品**や**COVID-19治療薬**の項目を追加！

主な内容

①今日から使えるPK/PDの基礎知識
- 抗菌薬側からみた感染症治療の考え方
- PK/PDの基本事項
- MICと耐性菌

②今日から使える抗菌薬の基礎知識
- ペニシリン系抗菌薬
- セフェム系抗菌薬
- カルバペネム系・ペネム系抗菌薬
- アミノグリコシド系抗菌薬
- キノロン系抗菌薬
- マクロライド系抗菌薬
- テトラサイクリン系抗菌薬
- 抗MRSA薬
- その他の抗菌薬
- 抗体医薬品 **NEW**
- 抗真菌薬
- 抗結核薬
- 抗ウイルス薬

③今日から使える微生物の基礎知識
- 微生物の分類と特徴
- 代表的な微生物

- A5判 343頁
- 定価3,080円
  （本体2,800円＋税10%）
- ISBN 978-4-525-77443-1
- 2021年10月発行

詳しくはWebで

 南山堂

〒113-0034　東京都文京区湯島4-1-11
TEL 03-5689-7855　FAX 03-5689-7857（営業）
URL https://www.nanzando.com
E-mail eigyo_bu@nanzando.com

特集 ICUにおける抗菌薬：new era strategy

抗菌薬投与各論

抗ウイルス薬
知っておくべき特徴と使い分け，注意点

蛭子 洋介 EBISU, Yosuke
亀田総合病院 感染症内科

キーワード
抗ウイルス薬
インフルエンザ
COVID-19
HSV感染症
VZV感染症
CMV感染症

はじめに

検査技術の進歩に伴い，さまざまなウイルスの迅速診断ができるようになった。そして，ウイルスのなかには，ICU管理を必要とする重篤な疾患を起こすものも存在する。その多くは呼吸器疾患や神経疾患を起こすものであるが，その他の臓器に感染するウイルスであっても，重篤な感染をきたす[1]ことがある。

本稿では，ウイルスのなかでも，比較的頻度の高いインフルエンザウイルス，SARS-CoV-2ウイルス，そしてヘルペス科ウイルスに対する抗ウイルス薬について解説する。

呼吸器ウイルス

インフルエンザウイルス

症例1
糖尿病（HbA1c 7.1％）と脂質異常症の既往歴のある56歳の男性。5日ほど前から倦怠感を訴えており，3日前から咳嗽と咽頭痛を自覚していた。来院当日，自宅で倒れているところを発見され，救急外来に搬送された。来院時のバイタルサインは血圧95/54 mmHg，脈拍115/min，呼吸回数25回/min，SpO_2 91％（15Lリザーバーマスク），体温38.2℃であった。急性呼吸不全のため挿管となった。インフルエンザ/SARS-CoV-2抗原検査でインフルエンザ陽性となった。

●インフルエンザに対する抗ウイルス薬とその選択（表1）[2~4]

インフルエンザウイルスに対する抗ウイルス薬は，ウイルスの成長サイクルや複製プロセスをターゲットとしている[5]。しかし，マトリックスタンパク質2に対する抗ウイルス薬（M2阻害薬）であるアマンタジンは，インフルエンザウイルスが耐性を獲得したため使用されなくなった[5,6]（表2）。そのため，現在使用されているのは，ノイラミニダーゼ阻害薬とエンドヌクレアーゼ阻害薬，RNAポリメラーゼ阻害薬である。

●ノイラミニダーゼ阻害薬

ノイラミニダーゼ阻害薬（オセルタミビル，ザナミビル，ラニナビル，ペラミビル）は，臨床症状の改善を促進し，市中および院内で感染したインフルエンザに関連する合併症を減らす[5]。ただし，死亡率については今のところ一貫した結果は得られていない[5]。**表1**に示すように，投与方法やインフルエンザに対する治療効果はわずかに異なる。ただし，ICU患者のように血行動態が不安定な患者

■表1　インフルエンザに使用する抗ウイルス薬

抗ウイルス薬	オセルタミビル	ザナミビル	ラニナミビル	ペラミビル	バロキサビル	ファビピラビル
製品名	タミフル	リレンザ	イナビル	ラピアクタ	ゾフルーザ	アビガン
投与方法	経口	吸入	吸入	静注	経口	経口
スペクトラム	インフルエンザAおよびB				インフルエンザA, B, ノイラミニダーゼ阻害薬耐性インフルエンザウイルス	下記参照‡
作用機序	ノイラミニダーゼ阻害薬				エンドヌクレアーゼ阻害薬	RNAポリメラーゼ阻害薬
投与のタイミング	発症から48時間以内に投与する				特に記載なし	
用量（治療）	75 mg 1日2回を5日間*	10 mg 1日2回吸入を5日間	40 mg 1回吸入	600 mgを1回静注**	<80 kg：40 mgを1回内服 ≧80 kg：80 mgを1回内服	1日目：1600 mg 1日2回 2〜5日目：600 mg 1日2回
用量（予防）†	75 mg 1日1回	10 mg 1日1回吸入	なし	なし	<80 kg：40 mgを1回内服 ≧80 kg：80 mgを1回内服	なし
副作用	嘔気，嘔吐，めまい	気管攣縮，気管支炎，咳，副鼻腔炎　ラクツロースに対するアレルギー，気管支喘息，COPD患者には投与しない	下痢，嘔気，嘔吐	下痢，気管支炎，嘔気，副鼻腔炎	下痢，気管支炎，嘔気，副鼻腔炎　乳製品やカルシウム含有量の多い飲み物，緩下薬や制酸薬との併用はできない	胚毒性と催奇形性の可能性あり

＊ 患者の重症度に合わせて10日間までの投与を検討する。
＊＊ 患者の状態に合わせて5日間までの投与を検討する。この場合は600 mg 1日1回で投与する。
† インフルエンザ患者との最後の接触から7日間続ける。
‡ ほかの抗インフルエンザ薬が無効あるいは効果不十分な新型または再興型インフルエンザウイルス感染症が発生し，本剤を当該インフルエンザウイルスへの対策に使用すると国が判断したときのみ検討される。
COPD：慢性閉塞性肺疾患
文献2〜4より作成

では，吸入薬による治療は現実的ではないため，ザナミビルやラニナビルの使用は推奨されない[5]。そのため，重症インフルエンザに対する選択肢はオセルタミビルかペラミビルとなる。そして，4種のノイラミニダーゼ阻害薬を比較した最近のメタ解析の結果をふまえると，重症インフルエンザ患者に対するノイラミニダーゼ阻害薬は，ペラミビルがおそらく最もよい選択肢である[7]と考えられる。

●エンドヌクレアーゼ阻害薬，
　RNAポリメラーゼ阻害薬

エンドヌクレアーゼ阻害薬（バロキサビル）やRNAポリメラーゼ阻害薬（ファビピラビル）はノイラミニダーゼ阻害薬に耐性であるインフルエンザウイルスに対して効果が期待される。しかし，日本の現状（表2）を考慮すると，これらの薬物を優先的に使用する機会はほとんどないと思われる。

SARS-CoV-2 ウイルス

症例2

慢性心房細動，慢性心不全，高血圧の既往のある87歳の男性（SARS-CoV-2ワクチン未接種）。入院5日前から倦怠感と微熱を訴えていた。その後，呼吸困難感が増悪したため来院した。来院時のインフルエンザ/SARS-CoV-2抗原検査が陽性であり，胸部CTでは両側肺野末梢にすりガラス影を認めた。そ

のためCOVID-19として酸素投与、レムデシビル、ヘパリンとデキサメタゾンを開始した。入院3日目に低酸素血症が進行し、呼吸不全が進行したため挿管し、トシリズマブを投与した。

● **重症COVID-19に対する抗ウイルス薬**

新型コロナウイルス感染症（COVID-19）のパンデミックが始まって以来、多くの研究を経てCOVID-19に対する治療方法が整理されてきた。主な治療については、米国国立衛生研究所National Institute of Healthによる治療ガイドラインや厚生労働省の研究班がまとめた「新型コロナウイルス感染症（COVID-19）診療の手引き・第10.1版」[8]を参照されたい。この手引きによると、ICUに入室するような重症患者は主に中等症Ⅱから重症の分類となる。この場合に使用される抗ウイルス薬はレムデシビルである（表3）。

中等症・重症のCOVID-19患者を対象とした5つの無作為化比較試験（RCT）の結果より、レムデシビルはすでに人工呼吸器や高流量の酸素投与に至った重症例では効果が期待できない可能性が高いが、軽症例では症状の早期改善などの効果が期待できる。

投与量については、低酸素血症を認める肺炎患者（挿管患者は除外）において5日間と10日間を比較したところ、有効性と副作用に有意差がなかったことから、原則として5日間投与が推奨[8]されている。ただし、投与期間に関しては個別に判断する[8]。

● **レムデシビルの投与と発症からの時間経過**

Siddiqiら[9]によると、COVID-19感染初期は肺に感染したウイルスが活発に増殖しており、レムデシビルで増殖を抑制することで、症状の持続時間を短縮し、感染伝播を防ぎ、そして重症化を予防することが期待できるとしている。しかし、発症から時間が経過するにつれて感染によって惹起された宿主の免疫反応が過剰になり、COVID-19の病態は全身性の炎症反応へと進展していく。また、感染巣のウイルス量はピークを超え低下する[9]。そのため、このフェーズになると、レムデシビルの効果はこれまでのように期待できない

■ 表2 日本2024/2025シーズン 抗インフルエンザ薬剤耐性株検出情報（最終更新日：2024/12/25）

	A（H1N1）pdm09					
	エンドヌクレアーゼ阻害薬	ノイラミニダーゼ阻害薬				M2阻害薬
	バロキサビル	オセルタミビル	ペラミビル	ザナミビル	ラニナミビル	アマンタジン
耐性株数（%）	2 (2.7%)	4 (3.4%)	4 (3.4%)	0	0	46 (100%)
解析株数	74	116	116	39	39	46
分離・検出報告数	543					

	A（H3N2）					
	エンドヌクレアーゼ阻害薬	ノイラミニダーゼ阻害薬				M2阻害薬
	バロキサビル	オセルタミビル	ペラミビル	ザナミビル	ラニナミビル	アマンタジン
耐性株数（%）	0	0	0	0	0	11 (100%)
解析株数	14	3	3	3	3	11
分離・検出報告数	49					

	B				
	エンドヌクレアーゼ阻害薬	ノイラミニダーゼ阻害薬			
	バロキサビル	オセルタミビル	ペラミビル	ザナミビル	ラニナミビル
耐性株数（%）	0	0	0	0	0
解析株数	4	0	0	0	0
分離・検出報告数	12				

エンドヌクレアーゼ阻害薬はFocus reduction assay、rhPCR allelic discrimination法およびPA遺伝子シークエンス法により解析された。
ノイラミニダーゼ阻害薬はMUNANA基質を用いる蛍光法、NA-XTD基質を用いる化学発光法、real time RT-PCR allelic discrimination法およびNA遺伝子シークエンス法により解析された。
M2阻害薬はM2遺伝子シークエンス法により解析された。
文献6より作成

■表3 重症COVID-19に使用する抗ウイルス薬

抗ウイルス薬	レムデシビル
製品名	ベクルリー
投与方法	静注
作用機序	RNA依存性RNAポリメラーゼ阻害薬
用量（治療）	初日：200 mg 1回静注，2～5日目：100 mg 1日1回 重症化予防
用量（重症化予防）	発症から7日以内に投与する 初日：200 mg 1回静注，2～3日目：100 mg 1日1回
副作用	肝障害

■図1 宿主の免疫抑制状態とCOVID-19の自然経過

自然免疫が抑制されている患者（A）では，感染の発生率が高くなる可能性があるが，獲得免疫応答（細胞性免疫と液性免疫）が保たれていることにより，ウイルスは効果的に排除される。一方，細胞性免疫が障害されている患者（B）では，急性期におけるウイルス排除が不十分であるため，急性感染による死亡リスクが高くなる。これに対して，液性免疫が障害されている患者（C）では，急性感染による毒性からは比較的保護されているものの，ウイルスの長期排出，ウイルスの再増殖，慢性感染のリスクが高くなる。
CAR-T：キメラ抗原受容体T細胞療法
（文献10より許可を得て転載）

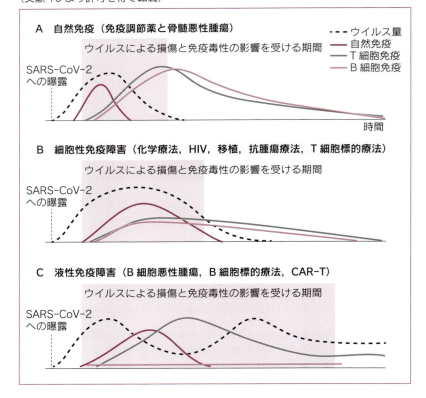

可能性がある。
　ただし，この時期を客観的に判断することは難しい。そのため，筆者個人としては重症患者ではレムデシビルを投与することによる明らかな不利益がなければ，発症から時間が経過していたとしてもレムデシビルの投与を考慮してもよい。特に免疫抑制患者では，ウイルスの増殖が非免疫抑制患者よりも長く続くことが知られているため，仮に発症から時間が経過していたとしても治療を試みる価値はある[10]と思われる（図1）。

●レムデシビルと腎機能障害

レムデシビルは水に溶解しにくいため，スルホブチルエーテル-β-シクロデキストリン sulfobutylether-β-cyclodextrin（SBECD）をキャリアとして溶解させる。このため，腎機能障害のある患者では，このSBECDが蓄積することで，さらなる腎機能障害をきたすことが懸念されていた[11]。とはいえ，投与が5～10日間と短期であることと，治療量が動物実験で示された危険域の投与量よりも少ないことをふまえ，SBECDによる腎障害のリスクよりもレムデシビルによる治療の利益が大きい[11]と考えられた。
　重度の腎機能障害を有する12歳以上のCOVID-19患者おける有効性と安全性を評価するために行われたREDPINE試験[12]では，急性腎障害や慢性腎障害，血液透析を有する患者に対して最長5日間レムデシビルを投与し，投与後29日目の全死亡率と人工呼吸器管理下の患者の割合を比較した。その結果，急性腎障害の影響で割り付けられた薬物を中止することになったのは，レムデシビル群1例に対しプラセボ群0例であった。また，透析が導入されていない患者では，割り付けられた治療薬を投与してから29日目までのクレアチニン値の推移に両群の間で有意差を認めなかった。この結果もふまえ添付文書の改訂が行われ，重度の腎機能障害〔推算糸球体濾過量（eGFR）＜30 mL/min/1.73m^2〕患者への投与は推奨しない，との記述は削除された。

●レムデシビルと重症化予防

レムデシビルは，重症化因子のある発症7日

以内の非入院患者（軽症・中等症Ⅰに相当する）に対して，重症化を予防する目的で3日間投与される[13]ことがある。しかし，この予防投与にもかかわらず，呼吸状態が悪化することがある。COVID-19後の二次性肺炎や，背景にある心不全の増悪など要因はさまざまであるが，COVID-19の進展が疑われる場合は，予防投与量から治療量に変更し，レムデシビルを継続することもある。

ヘルペス科ウイルス

ヘルペスウイルス科のウイルスは，その初感染ののち生涯にわたり潜伏感染を起こし，宿主の免疫が深く抑制されると再活性化をきたす[14]。この再活性化は，患者の死亡率に多大な影響を与える[14]。ここでは，ヘルペスウイルス科のウイルスのなかでも，単純ヘルペスウイルス（HSV），水痘帯状疱疹ウイルス（VZV），サイトメガロウイルス（CMV）に使用する抗ウイルス薬について解説する。

HSV，VZVの治療に用いられる抗ウイルス薬

症例3
高血圧の既往のある72歳の女性。入院3日前から発熱と頭痛が出現した。入院当日朝，自室から起きてこないため同居家族が確認したところ，布団の中で横になっていた。呼びかけに反応しないため救急要請した。病院搬送時のバイタルサインは，意識レベル Glasgow Coma Scale E2V2M3，体温38.2℃，血圧101/55 mmHg，脈拍104/min，呼吸回数19回/min，SpO₂ 96%（室内気）。腰椎穿刺を行ったところ，圧の上昇はなく糖の低下もなかったが，FilmArray®でHSVが陽性となった。

●HSV髄膜脳炎に対する抗ウイルス薬の選択

本症例のように，HSVによる髄膜脳炎に対しては，表4に示すとおりアシクロビルを10

表4　HSV，VZV（皮膚粘膜疾患以外の全身性感染症）に対する薬物

抗ウイルス薬	アシクロビル	ホスカルネット
製品名	ゾビラックス	ホスカビル
投与方法	経口，静注	静注
スペクトラム	すべてのヘルペス科ウイルス	すべてのヘルペス科ウイルス
作用機序	アシクロビルの三リン酸化体がdGTPと競合しDNAポリメラーゼを阻害	ホスカルネットによる直接的なDNAポリメラーゼの阻害
用量	**HSV脳炎** 1回当たり10 mg/kg，1日3回8時間ごと，14〜21日間 **HSVによる無菌性髄膜炎** 1回当たり10 mg/kg，1日3回8時間ごと，7〜10日間 **播種性HSV感染症** 1回当たり10 mg/kg，1日3回8時間ごと **HSV肺炎** 1回当たり10 mg/kg，1日3回8時間ごと **播種性VZV感染症，または臓器障害を伴うVZV感染症** 1回当たり10 mg/kg，1日3回，8時間ごと，10〜14日間	**薬剤耐性HSV感染症**（図2を参照） 1回当たり40 mg/kg，1日3回8時間ごと
副作用	腎障害，好中球減少症（主に高用量の場合），中枢神経障害	腎機能障害，電解質異常，消化器症状（嘔気，嘔吐，下痢），中枢神経障害

dGTP：デオキシグアノシン三リン酸，HSV：単純ヘルペスウイルス
文献14〜16より作成

mg/kgで1日3回，合計14〜21日間投与する。投与されたアシクロビルの60〜90%は肝代謝を受ける前に腎臓から排泄される[17]。アシクロビルは尿中に溶解しづらいため，尿細管内で結晶化する[17]。これにより尿細管の閉塞と，それに続く間質の炎症が起き，腎機能障害をきたす[18]。ただし，腎機能障害はアシクロビルを中止すると，4〜9日の経過で改善する[18]ことが多い。アシクロビルの結晶化による腎機能障害の予防のために，以下が紹介されている[18]。

・アシクロビルを1〜2時間かけて投与する。
・生理食塩液を125 mL/hrで少なくとも1時間前から投与し，投与後6時間まで継続する。

■ 図2　薬剤耐性 HSV の治療
HSV：単純ヘルペスウイルス
（文献 19 より作成）

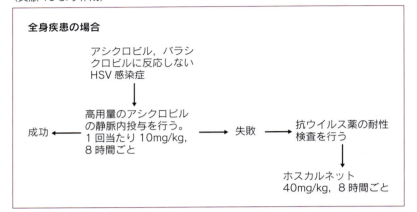

*1
造血幹細胞移植や固形臓器移植のレシピエント，HIV 患者や血液腫瘍患者など。

*2
性器ヘルペス，ヘルペス歯肉口内炎，ひょう疽。

*3
CD4 数 50 個/mm³ 未満の HIV 患者，造血幹細胞移植患者，固形臓器移植患者など。

● アシクロビル耐性 HSV

アシクロビル耐性 HSV 感染症は，免疫抑制患者*1 に多い[19]。特に長期予防など，アシクロビルに曝露された期間が長い患者ほどリスクは高い[19]。主に皮膚粘膜疾患*2 やヘルペス性角膜炎などが多く，髄膜脳炎などの全身性感染症をきたすことはまれである[19]。

アシクロビル耐性 HSV 感染症のマネジメントを図2に示す。十分な量のアシクロビルを 7〜10 日間投与したにもかかわらず治療への反応が不十分である場合に疑う[19]。アシクロビルへの耐性を疑った場合はウイルス培養を行い，薬剤感受性検査を行うか遺伝子検査を考慮する[19]。

・抗ウイルス薬

アシクロビル耐性の HSV 感染症に対しては，ホスカルネットを使用する。アシクロビル耐性 HSV 感染症の主な原因は，ウイルスのチミジンキナーゼの変異が原因（UL23）であり，その結果，アシクロビルのリン酸化が行われなくなるために効果を発揮できなくなる。ホスカルネットは，チミジンキナーゼによるリン酸化を必要とせず，直接 DNA ポリメラーゼに作用するため，この耐性メカニズムの影響を受けない。ホスカルネットは，CMV に対しても使用されるため，詳細は後述する。

CMV に使用する抗ウイルス薬
（表5[20〜22]，図3[23]）

症例4

非虚血性心筋症〔駆出率（EF）10〜15%〕に対して，5 か月前に心移植〔CMV D+/R+，Epstein-Barr ウイルス（EBV）D+/R+，トキソプラズマ D+/R+，導入療法：高用量のプレドニゾンとバシリキシマブ〕を行った 50 歳の男性。現在，免疫抑制剤はシロリムスとミコフェノール酸モフェチル（MMF）を内服しており，予防抗菌薬は ST 合剤を内服している。2 週間前から発熱と下痢があり，Clostridium difficile の検査が行われたが陰性であった。その後，下痢は改善してきたが，入院 2 日前から嘔気と嘔吐が新たに出現したため入院となった。

入院時の体温は 37.0℃ で，その他のバイタルサインは安定していた。胸部の手術痕にも腫脹や発赤はなく，腹部に膨満はなく，腸音は軽度亢進しているものの圧痛を認めなかった。血液検査では，白血球減少と貧血と軽度の腎機能障害以外に有意な異常を認めなかった。入院時の CMV PCR は陰性であった。入院後の評価により，上部消化管内視鏡で食道中部に食道炎の所見を認め，生検の結果 CMV の免疫染色が陽性となり，CMV 食道炎と診断された。

● CMV 感染症のリスク

CMV は，免疫抑制のない健康人では伝染性単核球症をきたすことで知られている。そして，免疫抑制患者，特に細胞性免疫が高度に障害されている患者*3 では，再活性化し臓器障害をきたすことがある[24]。そのため，造血幹細胞移植や固形臓器移植では，レシピエントの感染リスクに応じて CMV の再活性化の予防を行う。個々の感染リスクの層別化にはドナーとレシピエントの CMV IgG を用いて評価を行う（表6）[25]。

造血幹細胞移植後は免疫の主体が移植された造血幹細胞から分化する免疫細胞となる。そのため，CMV 未感染のドナーの造血幹細胞が CMV 既感染のレシピエントに移植され

表5 CMVに使用される薬物

抗ウイルス薬	ガンシクロビル	バルガンシクロビル	ホスカルネット	レテルモビル*	マリバビル
製品名	デノシン，ガンシクロビル	バリキサ	ホスカビル	プレバイミス	リブテンシティ
投与経路	静注	経口	静注	経口	経口
スペクトラム	すべてのヘルペス科ウイルス	すべてのヘルペス科ウイルス	すべてのヘルペス科ウイルス	CMVのみ	CMVのみ
作用機序	ガンシクロビルの三リン酸化体がdGTPと競合しDNAポリメラーゼを阻害	ガンシクロビルの三リン酸化体がdGTPと競合しDNAポリメラーゼを阻害	ホスカルネットによる直接的なDNAポリメラーゼの阻害	CMVのターミナーゼを抑制	pUL97キナーゼを抑制しタンパク質のリン酸化を阻害
用量（治療）	1回当たり5 mg/kgを1日2回，12時間ごと	900 mg 1日2回	60 mg/kg 静注8時間ごと（または，90 mg/kg 静注12時間ごと）	推奨なし	400 mg 1日2回**
用量（予防）	1回当たり5 mg/kgを1日2回，24時間ごと	900 mg 1日1回	推奨なし	480 mg 1日1回	現時点では推奨なし
副作用	血球減少，腎機能障害，腎機能障害（軽度）	血球減少，腎機能障害（軽度）	腎機能障害，電解質異常，消化器症状（嘔気，嘔吐，下痢），中枢神経障害	消化器症状（下痢，腹痛），浮腫（カルシニューリン阻害薬やmTOR阻害薬との薬物相互作用に注意）	味覚障害，消化器症状（嘔気，嘔吐，下痢）

* 令和6年5月14日に，腎臓以外の臓器移植患者の全症例を対象，使用成績調査を実施することによる患者背景情報の把握と安全性および有効性に関するデータを把握することを条件に承認された。
** あくまで薬剤耐性のCMV感染症に対して考慮されるものであり，薬剤耐性のないCMV感染症に対して最初に投与する薬物ではないことに注意。
dGTP：デオキシグアノシン三リン酸，mTOR：mammalian target of rapamycin
文献20〜22より作成

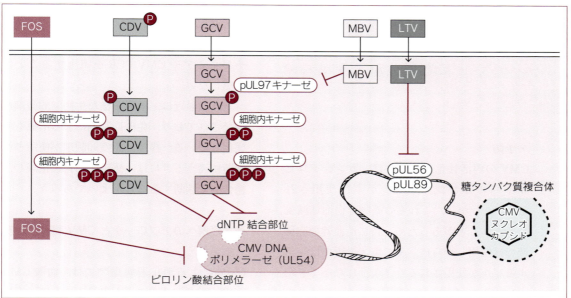

■図3
CMVに対する抗ウイルス薬の作用機序
CDV：cidofovir（日本では未承認），FOS：ホスカルネット，GCV：ガンシクロビル，LTV：レテルモビル，MBV：マリバビル
（文献23より許可を得て転載）

た場合，CMVが潜伏しているレシピエントにCMVを知らない造血幹細胞が移植されるため再活性化のリスクは高くなる。

逆に固形臓器移植の場合は，免疫の主体はあくまでレシピエントであるため，CMV既感染のドナーからCMV未感染のレシピエントへ臓器が提供された場合，CMVが潜伏する臓器がCMVを知らないレシピエントへ移植されるため，CMVの再活性化リスクが高くなる。

表6 ドナーとレシピエントのCMV IgGによるCMV再活性化リスクの層別化

リスク	造血幹細胞移植 ドナー（D）	造血幹細胞移植 レシピエント（R）	固形臓器移植 ドナー（D）	固形臓器移植 レシピエント（R）
高	−	＋	＋	−
中	＋	＋/−	＋/−	＋
低	−	−	−	−

表7 CMVの診断方法と診断にまつわる用語

用語	定義
CMV infection	症状に関係なく，培養によるウイルス分離，体液または組織標本中のウイルスのタンパク質，核酸の検出
CMV disease	
CMV syndrome（固形臓器移植患者のみで定義されている）	血液からのウイルスの分離，迅速培養，抗原血症または核酸増幅検査による血液中のCMVの検出に加えて，以下の少なくとも2つを満たす 1. 2日間以上38℃以上の発熱 2. 倦怠感・疲労感の新たな出現または悪化 3. 24時間以上間隔をあけた2回の測定で白血球減少症または好中球減少症 4. 異型リンパ球が5％以上 5. 血小板減少症 6. ASTまたはALTが正常上限値の2倍に上昇
CMV end-organ disease（CMV肺炎，CMV腸炎など）	CMV感染により障害を受けた臓器特有の所見や臨床症状を認め，なおかつ組織病理学，免疫組織化学，DNAハイブリダイゼーション技術，ウイルスの分離，または迅速培養によって組織中のCMVが検出され，CMV感染による臓器障害が証明されているもの

AST：アスパラギン酸アミノトランスフェラーゼ，ALT：アラニンアミノトランスフェラーゼ
文献25より作成

*4 CD4数50個/mm³未満のHIV患者，造血幹細胞移植患者，固形臓器移植患者など．

*5 食道炎や大腸炎

・予防

CMVの再活性化の予防には，ガンシクロビルやバルガンシクロビルが主に使用される[26,27]。しかし，これらの薬物は白血球減少をきたすことがあるため，特に造血幹細胞移植では使用しづらい。そこで，最近ではレテルモビルが使用される[28,29]ようになってきた。

レテルモビルは，バルガンシクロビルのように白血球減少をきたすことがないため，造血幹細胞移植患者でも使いやすい。ただし，CMVにしか活性がないため，CMV予防に使用する場合は，HSVとVZVの予防のためにアシクロビルを必ず併用する。

●CMVの診断方法と診断にまつわる用語（表7）

CMVの診断に使用する検査とその長所・短所について表8にまとめる。日本では，CMVアンチゲネミアが臨床現場でよく使用されるが，患者が好中球減少をきたしている場合は評価ができないことには注意を要する。

●ICU患者に対するCMVアンチゲネミア，CMV PCRなどの検査

前述のCMV再活性化の高リスクの患者*4以外の，特に免疫抑制状態ではない患者においてもCMVの再活性化（ウイルス血症）は起きる[25,30]。しかし，現時点では，特に臓器障害のないウイルス血症に対する抗ウイルス薬による予防や治療が，予後の改善につながるかどうかはわかっていない。

仮に，このような高度な免疫抑制状態にない患者でCMVが再活性化して，ウイルス血症をきたしていたとしても，臓器障害をきたすまで進展しないと思われる。したがって，筆者個人としては，CMV再活性化のリスクがない患者に対して，やみくもにCMVアンチゲネミアやCMV PCRを実施することは推奨しない。

ただし最近は，多種多様な生物学的製剤が開発されており，免疫抑制剤による治療も多様化している。複数の免疫抑制剤が使用され判断に迷うときには，感染症内科に相談し，総合的に判断することがよいであろう。

●本症例へのアプローチとCMV腸炎に対する治療

CMVによる消化器疾患*5では，血液CMV PCRが陰性になることがあるため，疑った場合は，内視鏡による評価と生検が必要である。

治療は，ガンシクロビル5 mg/kg静注1日2回で開始する。治療期間ついてはガイドラインの推奨はないが，筆者はガンシクロビルを開始したあと症状が安定し，経口薬の内服ができるようになればバルガンシクロビル

表8　CMVの診断に使用する検査とその長所・短所

方法		原理	検体と処理	所要時間	結果と臨床への適応	長所	短所
非分子生物学的手法							
血清		CMV抗体の測定（IgMとIgG）	患者の血清が必要	6時間	CMV-IgG抗体陽性：過去の感染 CMV-IgM陽性：急性感染あるいは最近の感染	移植前にCMV感染リスクを推定できる 移植後の感染の有無を評価できる 急性先天性CMV感染症の診断に使用できる	基本的に急性期と回復期のペア血清で判断する 免疫が減衰し抗体産生が遅れている免疫抑制患者ではあまり役に立たない
病理組織検査		病理でCMVに感染した細胞を特定する	組織検体が必要	24〜48時間	CMVに感染した細胞が特定されれば侵襲性の感染であることを証明できる	侵襲性の感染を診断する特異度の高い検査	組織検体を採取する手技の侵襲性が高い
ウイルス培養	チューブ培養 ウイルスを培養し，細胞変性効果を評価する		培養を行う環境が整った施設が必要 光学顕微鏡	2〜4週間	特異的な細胞変性効果を特定できればウイルスの存在を証明できる	特異度が高い ウイルスを分離できれば感受性検査（phenotypic susceptibility）を行うことができる	検査に時間がかかるため，実臨床ではあまり役に立たない 検査の感度は低い 生きたCMVが必要で，細胞変性効果をきたすまでに時間がかかる
ウイルス培養	シェルバイアル法 ウイルスの成長を評価する		培養を行う環境が整った施設が必要 蛍光免疫染色	16〜48時間	CMV前早期抗原 immediate early antigen に対して特異的に結合するモノクローナル抗体を用いて急性感染の感染巣を特定する	特異度が高い チューブ培養に比べるとより感度が高く迅速に診断できる	分子生物学的手法に比べると感度が低い 臨床検体ではCMVの活動度がすぐに低下するため検査が難しい
アンチゲネミア		pp65を特定する	多核白血球が必要 集細胞遠心機 光学顕微鏡，または蛍光免疫染色	6時間	CMVに感染している細胞数を評価する CMVの複製を早期に特定できる	CMV感染の早期診断ができる 量的な評価ができるため先制攻撃的治療の指標として使うことができる	結果の評価は主観的になってしまう 迅速な検体処理が必要 好中球減少症患者には使えない 検査の標準化ができない
分子生物学的手法							
核酸増幅検査		PCRによる核酸増幅検査と，PCRによらない核酸増幅検査 CMV DNAの特定	血清，全血，多核白血球，その他（脳脊髄液，気管支肺胞洗浄液，硝子体液など）	1〜4時間	検体中のCMV DNAのコピー数を計測する（計測できる最小のコピー数は施設により異なる） CMV感染を早期に特定できる 治療中のCMV DNAの減少をモニタリングできる 抗ウイルス薬への耐性の代理マーカーとして使用できる	CMV感染に対して感度が高い CMV感染に対して特異度が高い 治療への反応をモニタリングできる 定量化は予後判定やリスク評価，疾患の重症度の評価に役立つ 検査結果の報告までの時間が短い	CMV感染の診断を予測する統一された閾値を設定することができない 分子生物学的手法の標的が検査によって異なる（DNAまたはRNA）

文献24より許可を得て転載

の内服（900 mg 1日2回）に変更し，治療を終了する前に，内視鏡で病変部位が改善していることを確認することが多い。そのため，治療は合計4〜6週間継続することが多い。

ガンシクロビルやバルガンシクロビルは，骨髄抑制，特に好中球減少を起こすことで知られている。しかし，代替薬であるホスカルネットも高い頻度で腎障害をきたすため，ガンシクロビルによる骨髄抑制をきたした場合は判断が難しい。特に腎移植患者では，変更

*6
低カリウム血症，低カルシウム血症，低マグネシウム血症など。

したホスカルネットにより移植片に腎障害をきたす可能性があるため，なおさら変更がためらわれる。

そのため，ガンシクロビルを開始後に好中球減少が出現した場合は，まずガンシクロビル以外に好中球減少をきたし得る薬物を中止または変更する[31]。それでも進行するようならば，顆粒球コロニー形成刺激因子（GCS-F）を投与し，好中球減少をきたさないようにマネジメントする[31]。GCS-Fを投与するタイミングに決まった基準はないが，好中球減少をきたしてから投与するよりは，その前に投与して好中球減少（好中球数≤500/μL）をきたさないようにコントロールするのが望ましい。好中球減少があるからといって，ガンシクロビルやバルガンシクロビルを減量してはならない[31]。

●薬剤耐性を疑うとき

CMVウイルス血症が持続したり，あるいは再発を繰り返したりする場合に，薬剤耐性CMVを疑う。

本症例のように，CMVの治療を開始したあと，患者の症状のほかにCMV PCRを1週間ごとにフォローする。しかし，治療開始後のウイルス量の半減期は最大11日，そしてウイルス量が減少し始めるまでに6日ほどの時間差があるといわれているため，治療が奏効していても，治療開始7日目でもDNAのコピー数は上昇していることがある[31]。したがって，患者の状態が安定しているかぎり，治療開始7日目のCMVのDNAのコピー数が上昇していても現行の治療を継続する。そして，治療開始14日目のCMV PCRでさらに数値が上昇しているようであれば薬剤耐性の可能性を疑い，薬剤耐性遺伝子の有無を評価する。検査結果が判明するまでは，患者の状態が安定していれば，高用量ガンシクロビル（10 mg/kg 1日2回）を投与する。状態が不安定であったり，高度な免疫抑制状態で

あったりする場合は，ホスカルネットに変更する[31]。

・ホスカルネット

ホスカルネットは，ピロリン酸の誘導体で，DNAポリメラーゼのピロリン酸結合部位をブロックすることにより，その働きを直接抑制する[14]。CMVだけでなく，その他すべてのヘルペス科ウイルスに抗ウイルス活性をもつ[14]。

また，腎障害をきたすことが知られており，治療開始2週間で約50％に腎機能障害がみられる[14]。そのため，患者の状態が許すなら，投与前に0.75～1.0 Lの生理食塩液の補液を行う[32]ことが推奨されている。腎機能障害は，尿細管壊死や間質性腎炎によるが，薬物を中止すれば2～4週間の経過で改善する[14]。ほかには電解質異常*6をきたすことがあるため，注意深く経過をみていく必要がある[14]。

頻度については明記されていないが，血行動態が不安定な場合は腎機能と電解質は毎日評価を行う。状態が安定したとしても，少なくとも2日に1回は評価を行うとよいだろう。

おわりに

ICUで治療を行う頻度が高いインフルエンザウイルス，SARS-CoV-2ウイルス，HSV，VZV，CMVに使用する抗ウイルス薬について解説した。ICUで管理される重症患者の治療を考える場合は，患者の状態（不安定な血行動態，抗ウイルス薬以外に使用されている薬物，併存疾患など）を考慮し，治療薬や治療期間を考えることが重要である。特にCMV感染症においては，その診断が難しく，使用される薬物の特徴とその副作用に注意しながら使い分ける必要がある。また，CMVの再活性化のリスクがあることは，その免疫抑制状態のため，ほかの感染症にも罹患しやすいことを示している。そのため，CMVを

疑う場合は，その診断と治療に慣れた感染症科に相談し，そのほかの感染症にも注意しながら診療を進めるとよいだろう。

文献

1. Kelesidis T, Mastoris I, Metsini A, et al. How to approach and treat viral infections in ICU patients. BMC Infect Dis 2014；14：321. PMID：25431007
2. Ikematsu H, Kawai N. Laninamivir octanoate：a new long-acting neuraminidase inhibitor for the treatment of influenza. Expert Rev Anti-Infect Ther 2011；9：851-7. PMID：21973296
3. Uyeki TM. Influenza. Ann Intern Med 2021；174：ITC161-76. PMID：34748378
4. Kumari R, Sharma SD, Kumar A, et al. Antiviral approaches against influenza virus. Clin Microbiol Rev 2023；36：e0004022. PMID：36645300
5. Chan KKP, Hui DSC. Antiviral therapies for influenza. Curr Opin Infect Dis 2023；36：124-31. PMID 36752709
6. 国立感染症研究所．2024/2025シーズン 抗インフルエンザ薬耐性株検出情報．2024/2025シーズン 抗インフルエンザ薬耐性株検出情報．＜https://www.niid.go.jp/niid/images/flu/resistance/20241225/dr24-25j20241225-1.pdf＞Accessed Jan. 13, 2025.
7. Su HC, Feng IJ, Tang HJ, et al. Comparative effectiveness of neuraminidase inhibitors in patients with influenza：a systematic review and network meta-analysis. J Infect Chemother 2022；28：158-69. PMID：34840038
8. 加藤康幸．新型コロナウイルス感染症（COVID-19）診療の手引き・第10.1版．令和5年度厚生労働行政推進調査事業費補助金 新興・再興感染症及び予防接種政策推進研究事業一類感染症等の患者発生時に備えた臨床対応及び行政との連携体制の構築のための研究．2024.＜https://www.mhlw.go.jp/stf/seisakunitsuite/bunya/0000121431_00111.html＞Accessed Apr. 4, 2025.
9. Siddiqi HK, Mehra MR. COVID-19 illness in native and immunosuppressed states：a clinical-therapeutic staging proposal. J Hear Lung Transplant 2020；39：405-7. PMID：32362390
10. DeWolf S, Laracy JC, Perales MA, et al. SARS-CoV-2 in immunocompromised individuals. Immunity 2022；55：1779-98. PMID：36182669
11. Adamsick ML, Gandhi RG, Bidell MR, et al. Remdesivir in patients with acute or chronic kidney disease and COVID-19. J Am Soc Nephrol 2020；31：1384-6. PMID：32513665
12. Sise ME, Santos JR, Goldman JD, et al. Efficacy and safety of remdesivir in people with impaired kidney function hospitalized for COVID-19 pneumonia：a randomized clinical trial. Clin Infect Dis 2024；79：1172-81. PMID：38913574
13. Gottlieb RL, Vaca CE, Paredes R, et al. Early remdesivir to prevent progression to severe COVID-19 in outpatients. N Engl J Med 2021；386：305-15. PMID：34937145
14. Poole CL, James SH. Antiviral therapies for herpesviruses：current agents and new directions. Clin Ther 2018；40：1282-98. PMID：30104016
15. Schiffer JT, Corey L. Herpes simplex virus. In：Mandell, Douglas, and Bennett's principles and practice of infectious diseases 9th ed. Philadelphia：Elsevier, 2019：1828-48.e7.
16. Schmader K. Herpes zoster. Ann Intern Med 2018；169：ITC17. PMID：30083718
17. Morales-Alvarez MC. Nephrotoxicity of antimicrobials and antibiotics. Adv Chronic Kidney Dis 2020；27：31-7. PMID：32146999
18. Asamoah-Odei E. Crystal induced acute kidney injury. In：Palevsky PM, Taylor EN.（eds）Vol 88. UpToDate．＜http://www.uptodate.com＞Waltham：UpToDate. Accessed Jan. 12, 2025.
19. Kotton BD, Kotton CN. Resistant herpes simplex virus infections—who, when, and what's new？ Curr Opin Infect Dis 2022；35：530-5. PMID：36206151
20. Saullo JL, Miller RA. Cytomegalovirus therapy：role of letermovir in prophylaxis and treatment in transplant recipients. Annu Rev Med 2022；74：89-105. PMID：36332639
21. Razonable RR. Current perspectives on letermovir and maribavir for the management of cytomegalovirus infection in solid organ transplant recipients. Drug Des Devel Ther 2024；18：3987-4001. PMID：39258274
22. Imlay HN, Kaul DR. Letermovir and maribavir for the treatment and prevention of cytomegalovirus infection in solid organ and stem cell transplant recipients. Clin Infect Dis 2020；73：156-60. PMID：33197929
23. Dickter JK, Ross JA, Zain JM, et al. Letermovir and maribavir for pan-resistant cytomegalovirus infection in a patient with haematologic malignancy：consideration for combination therapy. J Clin Pharm Ther 2022；47：699-702. PMID：35023177
24. Dioverti MV, Razonable RR. Cytomegalovirus. Microbiol Spectr 2016；4. PMID：27726793
25. Fernández S, Castro P, Azoulay E. What intensivists need to know about cytomegalovirus infection in immunocompromised ICU patients. Intensive Care Med 2025；51：39-61. PMID：39774866
26. Razonable RR, Humar A. Cytomegalovirus in solid organ transplant recipients—guidelines of the American Society of Transplantation Infectious Diseases Community of Practice. Clin Transplant 2019；33：e13512. PMID：30817026
27. Hakki M, Aitken SL, Danziger-Isakov L, et al. American Society for Transplantation and Cellular Therapy series：#3—prevention of cytomegalovirus infection and disease after hematopoietic cell transplantation. Transplant Cell Ther 2021；27：707-19. PMID：34452721
28. Marty FM, Ljungman P, Chemaly RF, et al. Letermovir prophylaxis for cytomegalovirus in hematopoietic-cell transplantation. N Engl J Med 2017；377：2433-44. PMID：29211658
29. Limaye AP, Budde K, Humar A, et al. Letermovir vs valganciclovir for prophylaxis of cytomegalovirus in high-risk kidney transplant recipients：a randomized clinical trial. JAMA 2023；330：33-42. PMID：37279999
30. Imlay H, Limaye AP. Current understanding of cytomegalovirus reactivation in critical illness. J Infect Dis 2020；221（Suppl 1）：S94-102. PMID：32134490
31. Kotton CN, Kumar D, Caliendo AM, et al. The third international consensus guidelines on the management of cytomegalovirus in solid-organ transplantation. Transplantation 2018；102：900-31. PMID：29596116
32. Mills J, Crowe SM. Foscarnet. In：Grayson ML, Cosgrove S, McCarthy JS, et al.（eds）Kucers' the use of antibiotics 7th ed. Boca Raton CRC Press, 2017：3586-618.

利益相反（COI）：なし

書評

症例からわかる、動ける！
ICU実践コアレクチャー
目の前の重症患者に今どうするか、なぜそうするかがみえてくる

牧野　淳／編

□ 定価5,940円（本体5,400円＋税10%）　□ B5判　□ 376頁　□ ISBN 978-4-7581-2426-3

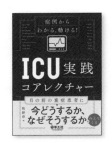

　本書は東京都立墨東病院の集中治療科の精鋭医師がICUで頻度の高い病態や疾病を解説してくれている．それぞれにまず症例提示があり，どのようなアプローチで考えていくのかを臨床疑問形式で紐解いてくれる．これは実臨床で考える順序であり，解説を読みながら頭が整理されていく．所々にミニレクチャーが散りばめられており，少しだけアドバンスな内容を長すぎず端的に説明してくれるので心地よい．ここまでは午前中に時間をかけて行う教育回診に近いイメージであろう．次に待っているのはコアレクチャーである．症例提示された病態・疾病をガイドラインや最新の文献をもとに解説してくれる．堅苦しくなると思いきや，図表が多いので分かりやすい．落ち着いた午後に展開される講義のスライドを文章にしたようである．昼食後にもかかわらず聴衆は誰も眠そうにしておらず，スタッフが熱く講義している光景が目に浮かぶ．

　なぜそんなことがわかるのかと言うと，実は私，数カ月前に墨東病院のICUを丸一日見学させていただいた．

今考えれば本書の編集作業で多忙な時期だったかもしれない．朝イチの多職種カンファレンス，その後ベッドサイド回診を行う．回診ではプレゼンの順序が決められており，By systemに沿った後，血液検査，画像の確認，アセスメントと進む．このようにプレゼンの「型」を決めておけば短期研修者も何を準備すればいいのかわかりやすい．さらに担当看護師も参加するのも印象的であった．栄養管理を例にとると本書にも記載のあるICU経管栄養プロトコールに沿って，管理栄養士とも議論しながら投与量が決定されている．墨東病院にはこのようなプロトコールが多く存在し，多職種が世界標準的な医療を身につけ実践できるようになっていた．

　このような墨東病院でのICU研修を，本書の随所で感じることができる．働き方改革でICUでは交代勤務制が主流となり，常に全員いるような環境での教育は難しくなっている．そんな時代に多職種の若手が自己学習するのに適切であり，若手でなくても最新の知識の確認に役立つ1冊である．

評者　中島幹男（東京都立広尾病院救命救急センター）

現場と知識がつながる！
実際の回診と講義から生まれた実践書

【新刊】

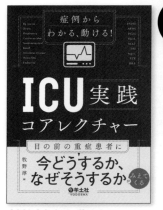

症例からわかる、動ける！
ICU実践コアレクチャー
目の前の重症患者に今どうするか、
なぜそうするかがみえてくる

牧野　淳／編
定価5,940円（本体5,400円＋税10%）
B5判　376頁　ISBN 978-4-7581-2426-3

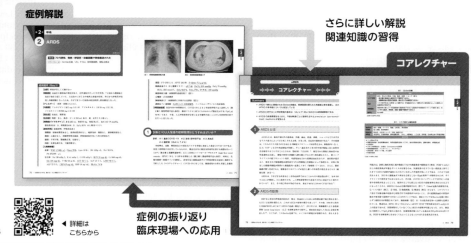

発行　羊土社　YODOSHA
〒101-0052　東京都千代田区神田小川町2-5-1　TEL 03(5282)1211　FAX 03(5282)1212
E-mail：eigyo@yodosha.co.jp　URL：www.yodosha.co.jp/　ご注文は最寄りの書店、または小社営業部まで

特集 ICUにおける抗菌薬：new era strategy

抗菌薬投与各論

耐性菌と新規抗菌薬
ポイントは耐性菌の疫学とカルバペネム耐性機序

西村 翔 NISHIMURA, Sho
兵庫県立はりま姫路総合医療センター 感染症内科

キーワード
カルバペネム耐性腸内細菌目細菌（CRE）
カルバペネマーゼ産生腸内細菌目細菌（CPE）
多剤耐性緑膿菌（MDRP）
難治耐性緑膿菌（DTPR）
タゾバクタム/セフトロザン
イミペネム・シラスタチン・レレバクタム
セフィデロコル
セフタジジム・アビバクタム

はじめに

長らく耐性グラム陰性桿菌に対する抗菌薬開発が停滞する時代が続いていたが，米国に追従するかたちで日本でも2019年以降，4種類の新規β-ラクタム系抗菌薬が承認され使用できるようになった。

これらの新規β-ラクタム系抗菌薬は in vitro では非常に広範な活性を示すが，実際に使用すべき症例は限られている。世界的には，カルバペネム系薬を温存するための抗菌薬（carbapenem-sparing agent）ではなく，カルバペネム耐性菌感染症に対する治療薬として認識されており，想定される耐性機序に基づいて具体的な選択肢は決定づけられる。したがって，日本での耐性菌の疫学を知り，耐性機序を推定あるいは確認できることが，新規β-ラクタム系抗菌薬を使い分けるポイントとなる。

カルバペネム耐性腸内細菌目細菌感染症

症例1
60歳代の男性。膵頭部癌に対して膵頭十二指腸切除術後に膵液瘻を発症し，術後10日目に超音波内視鏡（EUS）ガイド下で経胃的にドレナージを施行し，同時にメロペネム（MEPM）開始。ドレナージ施行後の経過は良好であったが，術後20日目に発熱および腹痛増悪とともに血圧が低下しショックに陥った。造影CTを施行したところ，膵液瘻近傍の下行結腸の穿孔が疑われ，緊急開腹修復術施行。術中の腹水および血液培養からは Enterococcus faecalis および IMP-6産生 Escherichia coli が検出された。

穿孔が判明した時点でMEPMにバンコマイシン（VCM）とミカファンギンが追加されていたが，分離された E. coli のメタロβ-ラクタマーゼ（IMP-6）産生が疑われた時点で，抗菌薬をセフィデロコル（CFDC）とアンピシリン・スルバクタムへと変更し，微生物検査室にCFDCの感受性検査を依頼した。CFDCとアンピシリン・スルバクタムで1週間治療し，状態が改善したのを確認してからCFDCを（感受性が確認された）レボフロキサシンに変更し，さらに1週間加療，計2週間の治療を完遂した。

本症例では，メタロβ-ラクタマーゼ産生菌に加えて，CFDCではカバーができない E. faecalis が検出されており，この E. faecalis と腹腔内の偏性嫌気性菌のカバー目的でアンピシリン・スルバクタムを併用した。

カルバペネム耐性腸内細菌目細菌（CRE）とカルバペネマーゼ産生腸内細菌目細菌（CPE）

カルバペネム耐性腸内細菌目細菌 carbapenem-resistant Enterobacterales（CRE）とカルバペネマーゼ産生腸内細菌目細菌 carbapenemase-producing Enterobacterales（CPE）は，似て非なる概念である。

日本の感染症法[1]上のCREの届出基準は，2025年4月7日付で改訂され，2024年度ま

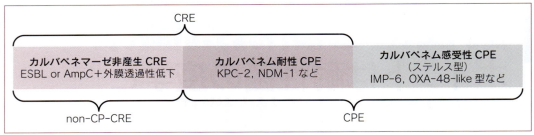

■図1 CREとCPEの違い
注：図内の各カテゴリーのサイズは日本における頻度を反映したものではない。

で利用されてきたイミペネム〔最小発育阻止濃度（MIC）≧2 mg/L〕かつセフメタゾール（MIC≧64 mg/L）耐性の基準が廃止された。変更後は，①MEPM耐性（MIC≧2 mg/L），あるいは②薬剤感受性試験の結果にかかわらず，イムノクロマト法によってカルバペネマーゼ産生，あるいはカルバペネマーゼ遺伝子が確認されること，の2つの基準となった。なお，現在臨床で利用しているMEPM（いずれもMIC≧4 mg/Lで耐性と判定）の耐性基準[2]とは異なる点に注意が必要である。一方でCPEは，名前のとおりカルバペネマーゼを産生するかどうかで規定される（図1）。

現在まで感染症法に基づいて届け出られるCREの80〜85％は，カルバペネマーゼを産生しない株 non-carbapenemase-producing CRE（non-CP-CRE）であった[3]。これは，2024年まで利用されてきたイミペネムとセフメタゾールの耐性基準を満たして届け出られたCREはすべてnon-CP-CREであったことによる部分が大きい[4]。一方で，MEPMの耐性基準を満たして届け出られた株は，約2/3がCPEである[4]ため，2025年以降はCREにおいてCPEが占める割合は大幅に上昇することが予測される。

non-CP-CREは，主として基質拡張型β-ラクタマーゼ extended spectrum β-lactamase（ESBL）やAmpCなどの広域なβ-ラクタマーゼ産生を背景として，さらに外膜の透過性が低下しカルバペネムの細胞内への侵入を阻害する機序によってカルバペネムに耐性化する。逆に，カルバペネマーゼを産生するからといって必ずしもカルバペネムに耐性化するとはかぎらない。日本でも最も分離頻度の高いIMP-1型は，約13％がMEPMに感受性を，次いで頻度の高いIMP-6型は全例がイミペネムに感受性を示した[5]。また，OXA-48-like型などカルバペネマーゼ活性が限定的な酵素型では，カルバペネムのMICが耐性域まで上昇せずに，感受性を示すことが多い[6]。

● カルバペネマーゼの分類と疫学

カルバペネマーゼは，β-ラクタマーゼの分子構造に基づいたAmbler分類によって，Class A，B，Dの3種類に分類される。

Class AおよびDは，活性中心にセリンを有するためにセリン型β-ラクタマーゼと呼ばれる。それに対して，Class Bは，活性中心に亜鉛を有して（金属を意味する）メタロβ-ラクタマーゼ metallo-β-lactamase（MBL）と呼ばれる。日本で届け出られるCPEの80〜85％はMBLに属するIMP型であり，次いで頻度が高いのは同じくMBLに属するNDM型である[3]。これらの2種類で毎年CPEの90％以上を占めているため，日本で分離されるCPEのほとんどはMBL産生菌になる。

Class Aに属する代表的な酵素型はKPC型で，これは米国で最も頻度の高いカルバペネマーゼである。Class Dに属する代表的な酵素型はOXA-48-like型であり，これは中東から東欧（トルコ）や北アフリカを中心に頻度の高いカルバペネマーゼである。いずれも日本では年間数例分離される程度である[3]。

ここまで挙げたIMP型，NDM型，KPC型，

表1 各新規β-ラクタム系抗菌薬の耐性機序別の活性および基本的特性

	一般名		セフトロザン・タゾバクタム	イミペネム・レレバクタム	セフィデロコル	セフタジジム・アビバクタム
	製品名 製造販売元		ザバクサ MSD	レカルブリオ MSD	フェトロージャ 塩野義製薬	ザビセフタ ファイザー
	発売開始時期		2019/6/25	2021/11/9	2023/12/20	2024/11/12
抗菌活性	腸内細菌目細菌	ESBL	○	○	○	○
		AmpC	△〜○	○	○	○
		CRE/CPE KPC	×	○	○	○
		CRE/CPE MBL	×	×	○	(単剤では)×※3
		CRE/CPE OXA-48-like	×	×	○	○
		CRE/CPE non-CP-CRE	×	△〜○	○	○
	CRPA		○	○	○	○
	CRAB		×	×	△〜○	×
	S. maltophilia		×	×	○	(単剤では)×※3
	腹腔内感染におけるその他の起因菌	*E. faecalis*	×	○	×	×
		E. faecium	×	×	×	×
		偏性嫌気性菌 (*Bacteroides* spp.)	△〜×	○	×	×
腎機能正常時の投与量			(肺炎・菌血症では) 3 g, 8時間ごと※1 1回当たり60分で投与	1.25 g, 6時間ごと※2 1回当たり30分で投与	2 g, 8時間ごと 1回当たり3時間で投与	2.5 g, 8時間ごと 1回当たり2時間で投与
腎機能正常時の投与量での薬価			35,802円	89,788円	121,218円	48,333円
主な有害事象			Coombs試験陽性※4, 血小板減少(特に小児), 肝機能障害, 下痢など消化器症状	低カリウム血症, 肝機能障害, 貧血, 下痢など消化器症状	低カリウム血症, 肝機能障害, 下痢など消化器症状	Coombs試験陽性※4, 下痢など消化器症状
現時点で筆者が想定する※5国内での利用法	CRE/CPEの重症例		(ESBLやAmpCを含めて)利用すべき場面は想定されない	KPC型CPEやnon-CP-CREでセフタジジム・アビタクタム耐性・不耐例	MBL型CPEでは第一選択 non-CP-CREではセフタジジム・アビバクタム耐性・不耐例	KPC型, OXA-48-like型CPEでは第一選択 MBL型CPEではアズトレオナムとの併用療法が必要
	DTRP症例		第一選択薬	セフトロザン・タゾバクタム耐性・不耐例	MBL産生例では唯一の選択肢 セフトロザン・タゾバクタム耐性・不耐例	セフトロザン・タゾバクタム耐性・不耐例で感受性が確認されている場合(セフトロザン・タゾバクタムとの交叉耐性のリスクが高い点に注意)

※1 セフトロザン・タゾバクタムは尿路感染や腹腔内感染では1.5 g 8時間ごとでの投与が推奨されている。ただし, 実臨床では緑膿菌感染症に対して利用する機会が圧倒的に多く, したがって, 緑膿菌が起因菌となることがまれな腹腔内感染で使用する頻度は乏しく, 一方で, 緑膿菌による尿路感染症であればアミノグリコシド系など他剤が利用できる。必然的に, DTRPによる肺炎や菌血症で利用するため, 3 g 8時間ごとで投与する症例がほとんどである。なお筆者は, 特に重症例では他の新規β-ラクタム系抗菌薬同様, 1回当たり3時間かけて投与するextended-infusionを採用する。
※2 イミペネム・レレバクタムは室温の安定性の問題から, 長時間投与法には向かない点には注意が必要。
※3 セフタジジム・アビバクタムは単剤ではMBLに対する活性はないが, アズトレオナムと併用することで活性が回復する。
※4 Coombs試験陽性となっても臨床的に溶血が確認できることはほぼなし。
※5 なお, セフィデロコルとセフタジジム・アビバクタムとアズトレオナムの併用療法はいずれも, *S. maltophilia* 感染症でも治療選択肢となる。
CRAB:カルバペネム耐性 *A. baumannii*

OXA-48-like型に, さらに欧州を中心として流行しているMBLであるVIM型を加えた5種類が, 世界的に分離頻度の高い"Big 5"と呼ばれている。

新規β-ラクタム系抗菌薬のCPEに対する活性

新規β-ラクタム系抗菌薬のCPEに対する活性は, 基本的にはカルバペネマーゼの酸素型で規定される(表1)。

日本で利用できる新規β-ラクタム系抗菌薬は, タゾバクタム/セフトロザン(TAZ/CTLZ), イミペネム・シラスタチン・レレバクタム(以下イミペネム・レレバクタム), CFDC, セフタジジム・アビバクタムの4つがあるが, TAZ/CTLZはCPEに対する活性

■表2 日本における新規β-ラクタム系抗菌薬の感受性検査の利用可能性（2025年1月1日時点）

製品	自動感受性測定装置					マニュアル法		
	マイクロスキャン WalkAway	バイテック2	フェニックス	ライサス S4	DPS-192iX	微量液体希釈法	ディスク拡散法	Etest
製造販売元	ベックマン・コールター	ビオメリュー・ジャパン	日本ベクトン・ディッキンソン	島津製作所	栄研化学	栄研化学/塩野義製薬※1	栄研化学	ビオメリュー・ジャパン
タゾバクタム・セフトロザン	○	○	○	○	○	○	○	×
イミペネム・レレバクタム	×	○	×	×	×	×	×	×
セフタジジム・アビバクタム	×	○	×	×	×	×	×	×
セフィデロコル	×	×	×	×	×	○	○	×

※1 塩野義製薬からはドライプレート、栄研化学からはフローズンプレートが販売。

は期待できない。したがって，CPE感染症ではイミペネム・レレバクタム，CFDC，セフタジジム・アビバクタムの使い分けが必要となる。

残念ながら，日本で最も頻度の高いMBL型CPEに対して「単剤」で活性を有する新規β-ラクタム系抗菌薬はCFDCのみであり，IMP型CPEに対する感受性率は≧99%である[7]。

セフタジジム・アビバクタムはKPC型およびOXA-48-like型に対して，イミペネム・レレバクタムはKPC型に対する活性を有するが，いずれもMBLに対する活性はない。ただし，セフタジジム・アビバクタムに関しては，単剤ではMBLに対する活性はないが，アズトレオナムと併用することでMBL型CPE感染症での治療選択肢となる。

実はアズトレオナムは，（CFDCを除けば）MBLに対して唯一活性を有するβ-ラクタム系抗菌薬である。しかし，MBL型CPEの多くは，ESBLやAmpCなど，その他のβ-ラクタマーゼを共産生しており，これらのβ-ラクタマーゼによってアズトレオナムは加水分解されてしまう。ここにセフタジジム・アビバクタムを併用することで，新規β-ラクタマーゼ阻害薬であるアビバクタムによってESBLやAmpCを阻害してアズトレオナムが加水分解されるのを防いで，MBLに対して活性を発揮させるのが，この2剤併用療法の論理的根拠となる。

● 新規β-ラクタム系抗菌薬に対する感受性検査

問題となるのは，これらの新規β-ラクタム系抗菌薬に対する感受性検査の利用可能性が極めて限定される点である。

国内で普及している主要な自動感受性測定装置のなかで，セフタジジム・アビバクタムおよびイミペネム・レレバクタムの感受性が測定可能なパネルを有するのは，2025年1月1日時点でバイテック2（ビオメリュー・ジャパン）のみである。（CPEに対して利用することはないが）TAZ/CTLZに関しては，主要な自動感受性測定装置いずれにおいても，感受性測定可能なパネルが販売されている。一方，CFDCは，いずれの装置においても測定は不可能であり，マニュアルでのドライプレート（MICドライプレートセフィデロコル，塩野義製薬），あるいはフローズンプレート® '栄研'（栄研化学）による微量液体希釈法でのMIC測定，あるいはKBディスク® '栄研'を用いたディスク拡散法を実施する必要がある（表2）。

セフタジジム・アビバクタムとアズトレオナムの併用療法を実施するためには，単剤では活性がなくても両剤併用によって活性が回復することを確認する必要がある。米国臨床検査標準委員会 Clinical Laboratory Standard Institute（CLSI）[2]が推奨している検査法は，液体培地と各抗菌薬ディスクを用いたbroth disk elutionである。残念ながら，セ

フタジジム・アビバクタムの抗菌薬ディスクは2025年1月1日時点で国内では承認および販売されておらず、海外（MAST社など）から購入しなければ、実施できない。

新規β-ラクタム系抗菌薬のエビデンス

新規β-ラクタム系抗菌薬は、「原則的に」CREを中心とした多剤耐性グラム陰性桿菌感染症において、ポリペプチド系（コリスチンやポリミキシンB）抗菌薬を筆頭とする既存の治療選択肢 best available therapy（BAT）との比較試験[*1]で、臨床的あるいは微生物学的予後が改善し、かつ腎障害などの有害事象が減る[8〜10]ことが示されている。「原則的に」と述べたのは、注意すべき点が2点あるためである。

まず、米国において最も頻度の高いCPEはKPC型である。したがって、主にKPC型CPEやnon-CP-CRE感染症を対象とした比較試験の結果に基づいて承認されている。さらに、元々MBL産生菌に対する選択肢は限られており、日本で最も頻度の高いMBL産生菌を対象としたデータは少ない点である。

次いで、CFDCに関しては、現時点では他の新規β-ラクタム系抗菌薬と異なり、BATと比して死亡率が低下するかどうかは不明な点である。

●CRE感染症においてCFDCとBATを比較した研究

CREDIBLE-CR[11]は、カルバペネム耐性グラム陰性桿菌感染症を対象として、CFDCとBATを比較した第Ⅲ相試験である。本試験において、一次エンドポイントである臨床的あるいは微生物学的治癒率では両群間で差を認めなかったものの、死亡率はCFDC群で高かった（研究終了時の死亡率34% vs. 18%）。この両群間の死亡率の差に関しては、さまざまな議論があるが、対象患者の46%を占める Acinetobacter spp. 感染例における差が著しく、37%（両群併せて44例）を占めるCRE感染例においては死亡率の差を認めなかった（研究終了時の死亡率22.5% vs. 21.1%）。

その後に実施されたグラム陰性桿菌による菌血症を対象として、CFDCとBATを比較したopen-labelの無作為化比較試験（RCT）であるGAMECHAGER[12]でも、CRE感染例（両群併せて60例）においてBAT群と比較してCFDC群での死亡率低下は示されなかった（14日死亡率19% vs. 7%）。

●MBL型CPE感染症において新規β-ラクタム系抗菌薬とBATを比較した研究

前述のように、MBL型CPEに対して活性を有する抗菌薬はCFDCか、あるいはセフタジジム・アビバクタムとアズトレオナムの併用療法になる。MBL型CPEに対するCFDCの臨床実績に関しては、第Ⅲ相試験ではMBL型CPE症例はほとんど含まれておらず[13]、さらに承認以降の使用実績も限られており[14]、日本で最頻のIMP型CPE感染症における他剤との比較試験のデータは皆無である。一方で、セフタジジム・アビバクタムとアズトレオナムの併用療法は、MBL型CPE感染症を対象とした複数の観察研究でBATと比較して死亡率が低下する[14,15]ことが示されている。

MBL型CPE感染症を対象とした、これら2つの治療選択肢の比較試験に関しては、2024年のEuropean Society of Clinical Microbiology and Infectious Disease（ESCMID）で後方視検討[16]が行われている。症例数は限られている（両群併せて63例）ものの、CFDC群と比較してセフタジジム・アビバクタムとアズトレオナム併用群で死亡率が低下しているのは興味深く〔34.7% vs. 57.1%、調整ハザード比（aHR）0.28、95%信頼区間0.11〜0.71〕、今後の詳細な結果の公表が待たれる。

[*1] RCTのみならず観察研究も含む。

*2
新規β-ラクタム系抗菌薬はいずれの薬物を選択するにせよ，腎機能正常であれば1日当たり約3.5万〜12万円。

*3
腎機能が正常であれば1〜2g8時間ごと，1回当たり3時間以上かけて投与。

ただし，これらの MBL 型 CPE 感染症の研究ではほとんどが NDM 型，あるいは VIM 型 CPE を対象としており，日本で最頻の IMP 型 CPE を対象としたデータは極めて少ない。

CRE/CPE 感染症に対する治療戦略

ところで，MBL で世界的に最も分離頻度の高い NDM 型 CPE[17]と比較して，日本で分離される IMP 型 CPE は，レボフロキサシンや ST 合剤（スルファメトキサゾール，トリメトプリム），チゲサイクリン，アミカシンなどの非β-ラクタム系抗菌薬への感受性率が比較的高い（いずれも≧50％）[5]。日本の CPE 感染症の多くは，これらの非β-ラクタム系抗菌薬による単剤治療が行われ[18〜20]，その結果として死亡率が 15％ 程度[18〜21]と報告されている。これは，海外から報告されている値（20〜50％程度）[22,23]と比して相対的に低い。

● 非β-ラクタム系抗菌薬を選択する場面

一般的に非尿路感染症や重症例の標的治療では，β-ラクタム系の静注抗菌薬が選択され，非β-ラクタム系抗菌薬は経口スイッチや外来治療の選択肢ととらえられることが多い[24]。特に多剤耐性グラム陰性桿菌感染症における非β-ラクタム系抗菌薬の治療エビデンスが十分にそろっているわけではない[25]。一方で，IMP 型 CPE 感染症において，非β-ラクタム系抗菌薬を中心とした既存薬に対する新規β-ラクタム系抗菌薬の臨床的および微生物学的有益性もまだ示されてはいない。

日本での臨床実績やそのコストベネフィット*2，および有害事象のプロファイルが新薬より明確であることを考慮すると，少なくとも尿路感染症を含む軽症例や非尿路感染の重症例における状態改善後，および感受性判明後のステップダウン治療の選択肢として，前述の非β-ラクタム系抗菌薬を考慮することは合理的である（図2）[26]。

● non-CP-CRE に対する戦略

日本で最も頻度の高い CRE である non-CP-CRE に対しては，セフタジジム・アビバクタム，CFDC の感受性率が≧95％と高い。その一方で，イミペネム・レレバクタムは 72％と，特に AmpC 産生を背景とした non-CP-CRE では感受性率が下がる。TAZ/CTLZ の感受性率は 25％ にすぎず，やはり選択肢とならない[7]。non-CP-CRE 感染症で新規β-ラクタム系抗菌薬を選択する場合，より選択肢が限られている MBL 産生菌感染症に対して活性を有する CFDC を温存するために，セフタジジム・アビバクタムや，あるいは感受性が確認されているのであればイミペネム・レレバクタムを優先すべきである。

ただし IMP 型 CPE 同様，日本の non-CP-CRE 株の 80％以上でレボフロキサシンや ST 合剤，アミカシン，チゲサイクリンなどの感受性が維持されている[4]ため，これらも軽症例や重症例の状態改善後のステップダウン治療での選択肢となる（図2）。さらにイミペネムとセフメタゾール耐性で届け出られる株に関しては，多くが MEPM への感受性が保たれている[4]ため，高用量の MEPM の長時間投与法*3も治療選択肢となる[26]。

● コリスチンと併用療法

なお，コリスチンは in vitro での感受性としては，CPE を含む広範な多剤耐性グラム陰性桿菌に対して活性を有する。しかし，腎障害や神経障害のリスクが高く，かつ尿路を除く組織移行性（特に肺）が低い。また，欧州で利用可能な同じポリペプチド系抗菌薬であるポリミキシン B と比較して血中濃度の立ち上がりも悪く，安定性も低い[27]。前述のように，新規β-ラクタム系抗菌薬は，（MBL 型 CPE 感染症でのデータは乏しいものの）ポリペプチド系を軸とした治療と比較して予後が改善し，腎障害のリスクが低減することが示されている。このことから，新規β-ラク

■図2 CRE/CPE 感染症に対する日本での治療戦略

※1 活性の期待される既存薬としては，ST 合剤，フルオロキノロン系，アミノグリコシド系，チゲサイクリン，コリスチン，ホスホマイシン（静注）などがある。ただし，ST 合剤やフルオロキノロン系を除けば利用可能な感染臓器は限定され，原則的にチゲサイクリンは腹腔内と皮膚軟部組織，アミノグリコシド系とコリスチン，ホスホマイシンは尿路感染症で選択肢となる。チゲサイクリンに関しては，肺や血流感染でやむを得ず利用する場合は，100 mg 12 時間ごとの倍量投与を検討する。MIC≦8 mg/L の場合には，高用量（1～2 g/回），長時間投与法（1 回当たり 3 時間かけて投与）でのメロペネム（MEPM）も併用療法の 1 剤としてもよいかもしれない。
　既存薬を利用する場合，重症例では併用療法が推奨されるが，尿路感染症や非重症例では単剤治療も検討できる。なお，併用療法を実施する場合も，アミノグリコシド系とコリスチンの併用療法は腎障害のリスクを高めるため避ける。
※2 イミペネム耐性/MEPM 感受性の場合には，特に尿路感染症や軽症例では高用量（1～2 g/回），長時間投与法（1 回当たり 3 時間かけて投与）による MEPM を治療選択肢とすることができる。
（文献 26 より作成）

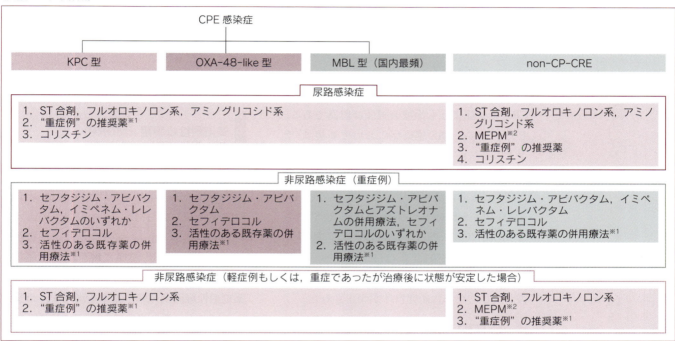

タム系抗菌薬が選択できる状況，特に非尿路感染症では，使用を控えるべきである。

また，CRE 感染症における併用療法に関しては，まず新規β-ラクタム系抗菌薬を選択するかぎり，併用療法の有用性は示されていない。コリスチンと MEPM の併用療法は，カルバペネム耐性グラム陰性桿菌を対象として，コリスチン単剤とコリスチンと MEPM の併用療法を比較した，欧州[28]および北米とアジア[29]で行われた 2 つの RCT のいずれにおいても，研究全体では併用療法による死亡率の低下は認めなかった。CRE 感染症のサブグループでみると，症例数は限られている（いずれも 70 例程度）ものの，死亡率は併用療法で低下しているようにみえる（28 日死亡率がそれぞれ 21% vs. 35%[28]，17% vs. 32%[29]）。

ただし，これらの検討に含まれる CRE の多くは KPC 型や non-CP-CRE などであり，MBL 型は少ない。日本で最も頻度の高い IMP 型 CPE 感染症に対する併用療法の有用性を示したデータはない[19]。現時点では，新規β-ラクタム系抗菌薬を利用しない場合には，in vitro での有用性に基づいて併用療法が支持されることもある[26]が，十分な臨床的裏づけがあるわけではない。

● ESBL や AmpC 産生菌感染症における新規β-ラクタム系抗菌薬のポジション

最後に，TAZ/CTLZ を含む新規β-ラクタム

*4 さらにここに⑦ポリペプチド系，⑧ホスホマイシンの2クラスを追加設定する場合もある。

系抗菌薬のいずれもが，ESBLやAmpCなどの広域β-ラクタマーゼを産生するカルバペネム感受性腸内細菌目細菌 carbapenem-susceptible Enterobacterales（CSE）に対する活性を有している。時にこれらの新薬が"carbapenem-sparing agent"の候補と目されることもある。しかし，CSE感染症においては，ESBLであればセフメタゾール，AmpC産生菌であればセフェピムなど既存の（カルバペネム以外の）β-ラクタム系抗菌薬が選択できることに加えて，前述の非β-ラクタム系抗菌薬も利用できる[25]など，CRE感染症よりも治療選択肢は豊富である。したがって，CSE感染症において新規β-ラクタム系抗菌薬は使用すべきではない。

ちなみに，ESBLとAmpC産生腸内細菌目細菌による血流感染症においてTAZ/CTLZとMEPMを比較した多施設共同RCTであるMERINO-3（NCT04238390）は，新型コロナウイルス感染症（COVID-19）のパンデミックの影響とTAZ/CTLZの供給体制に障害が生じたために研究自体が中止された。

DTRP感染症：緑膿菌による人工呼吸器関連肺炎

症例2
70歳代の男性。45日前に重症COVID-19によって入院，即日挿管管理となり，救命はできたものの人工呼吸器離脱困難例となった（隔離解除後，入院16日目に気管切開施行）。入院8日目に緑膿菌による人工呼吸器関連肺炎（VAP）を発症し，タゾバクタム/ピペラシリン（TAZ/PIPC）で1週間加療後，入院24日目に Stenotrophomonas maltophilia およびTAZ/PIPC耐性緑膿菌による2回目のVAPを発症し，レボフロキサシンで2週間治療を行った。入院45日目に，再度発熱および酸素化が増悪し，喀痰培養と血液培養の検体を採取。喀痰培養のグラム染色では，ブドウ糖非発酵のグラム陰性桿菌（緑膿菌やS. maltophilia）を疑う，やや細めのグラム陰性桿菌を認めた。MEPMとミノサイクリンの併用療法で経験的治療を開始したが，培養ではMEPM耐性を含む高度耐性緑膿菌が分離された。MEPM以外の既存のβ-ラクタム系およびフルオロキノロン系抗菌薬にも耐性を示したため，感受性の確認できたTAZ/CTLZに変更し，2週間治療し状態は改善した。

本症例では，緑膿菌によるVAPの再燃を繰り返すうちに，段階的に耐性が進行し，最終的に既存薬の選択肢がなくなったため，新規β-ラクタム系抗菌薬であるTAZ/CTLZを使用せざるを得なくなった。

多剤耐性緑膿菌（MDRP）・難治耐性緑膿菌（DTRP）の定義

感染症法の定める薬剤耐性緑膿菌の届出基準[30]は，イミペネム（MIC≧8 mg/L）とシプロフロキサシン（MIC≧2 mg/L），アミカシン（MIC≧64 mg/L）の3系統に耐性を示す株であるが，CRE同様に現行の耐性基準[2]とは異なっている点には注意を要する。この薬剤耐性緑膿菌の届出基準を満たす，つまり，カルバペネム系，フルオロキノロン系，アミノグリコシド系の3系統への耐性を以って多剤耐性緑膿菌 multidrug-resistant Pseudomonas aeruginosa（MDRP）と理解されているが，実際には世界的なMDRPの定義とは異なっている。

MDRPの定義とは，世界的には①抗緑膿菌活性を有するペニシリン系（TAZ/PIPC），②抗緑膿菌活性を有するセファロスポリン系（セフタジジム，セフェピム），③抗緑膿菌用カルバペネム系（イミペネム，MEPM，ドリペネム），④フルオロキノロン系，⑤アミノグリコシド系，⑥モノバクタム系[*4]などの抗緑膿菌活性を有する薬物クラスのうち3クラスにおいて，少なくとも1剤以上に非感受性の株，である[31]（表3）。

ただし，この定義では，各薬物クラスの重みづけはされていない。効果と毒性のバラン

表3　緑膿菌における各種耐性の定義

名称　定義	① ペニシリン系	② 広域セファロスポリン系		③ カルバペネム系			④ フルオロキノロン系		⑤ アミノグリコシド系			⑥ モノバクタム系
	ピペラシリン/タゾバクタム	セフェピム	セフタジジム	イミペネム	メロペネム	ドリペネム	シプロフロキサシン	レボフロキサシン	アミカシン	ゲンタマイシン	トブラマイシン	アズトレオナム
MDR：①～⑥のうち3クラスでいずれかの薬物に非感受性	■							■				
XDR：①～⑥のうち全薬物に感受性があるのが2クラス以下	■			■				■				
PDR：①～⑥の全薬物に非感受性	■	■	■	■	■	■	■	■	■	■	■	■
UDR：①～⑥のうち，いずれかの薬物に非感受性	■											
DTR：①～④，⑥の既存薬のすべての薬物に非感受性	■	■	■	■	■	■	■	■				■

スを欠いているアミノグリコシド系と，バランスが取れているβ-ラクタム系やフルオロキノロン系が同等で扱われているため，臨床には適応しにくい側面があった。このため近年は，難治耐性緑膿菌 difficult-to-treat resistance P. aeruginosa（DTRP）の定義がよく用いられる[32]（表3）。

DTRP は，既存のβ-ラクタム系（抗緑膿菌活性を有するペニシリン系およびセファロスポリン系，カルバペネム系，モノバクタム系）とフルオロキノロン系の全薬物に非感受性を示す株と定義される。つまり，既存薬のなかでは，（有害事象が多く尿路以外では利用する機会が限定される）アミノグリコシド系とコリスチン（ポリペプチド系）しか感受性がない菌株を意味する。

治療戦略

● CRPA・MDRP

日本の疫学では，カルバペネム（正確にはMEPM）耐性緑膿菌 carbapenem-resistant Pseudomonas aeruginosa（CRPA）のうち，カルバペネマーゼ産生株は約4％にすぎず，CPE 同様にカルバペネマーゼの大半（14/16株）を IMP 型が占めている[33]。同じ「カルバペネム」耐性といっても，CRE と CRPA はその耐性は大きく異なる。CRE ではカルバペネムのみならず他のβ-ラクタム系抗菌薬も広範に耐性化するのに対して，CRPA ではセフタジジム，セフェピム，TAZ/PIPC といった，抗緑膿菌活性を有する各β-ラクタム系抗菌薬の感受性が≧50％の株で維持される[33]（表4）。

したがって，CRPA あるいは MDRP では，その他のβ-ラクタム系抗菌薬（あるいはフルオロキノロン系）の感受性が確認されていれば，治療に利用することができる[26]。

● DTRP

問題となるのは，DTRP の症例である。コリスチンやアミノグリコシド系は尿路を除けば移行性が低く，かつ有害事象も多いので，で

■表4 カルバペネム耐性の腸内細菌目細菌（CRE）と緑膿菌（CRPA）の違い

	腸内細菌目細菌	緑膿菌
耐性機序	①ESBL＋外膜タンパク質欠損 ②AmpC＋外膜タンパク質欠損 ③カルバペネマーゼ	①外膜タンパク質（OprD）欠損 ②排出ポンプの過剰産生 ③カルバペネマーゼ
カルバペネマーゼの占める割合	15～20％[3]	≦5％[33]
ほかのβ-ラクタム系の感受性	通常耐性	≧50％で感受性が残存[33]

*5 前述の抗緑膿菌活性を有する薬物クラスのなかで全薬物の感受性が残っているのが2クラス以下と定義される[31]。

きれば使用を控えたい。したがって，DTRP感染症例が緑膿菌における新規β-ラクタム系抗菌薬の最大の使いドコロとなる。日本で利用できる新規β-ラクタム系抗菌薬のいずれもが，CRPA（あるいはDTRP）株に対する活性を有する。以下の2つの理由から，筆者はTAZ/CTLZを優先選択肢としている。

1点目は，最も臨床実績が豊富な点である。TAZ/CTLZは，MDRPあるいはextensively drug-resistant *Pseudomonas aeruginosa* (XDRP)*5 感染症において，コリスチンやアミノグリコシド系を軸としたBATと比較して，死亡率が低下し腎障害が減ることが複数の観察研究[34]で示されている。ほかの3つの新規β-ラクタム系抗菌薬に関しては，まだ臨床での十分なデータがない。CFDCに関しては，前述のCREDIBLE-CR[11]の緑膿菌感染例では，症例数は少ない（両群併せて22例）ながらも，BATと比して死亡率の低下が示されなかった。

2点目は，新薬どうしを比較した試験が，現時点ではまだ非常に限られている点である。2023年以降ようやく，MDRP/XDRP/DTRP感染症を対象としてTAZ/CTLZとセフタジジム・アビバクタムを比較した複数の観察研究[35,36]の結果が公表された。しかし，結果が分かれており，現時点でどちらを優先すべきなのか結論は出ていない。

…

以上の理由から，現時点ではDTRP感染症においてTAZ/CTLZの感受性が確認されて

いる以上，その他の新規β-ラクタム系抗菌薬を優先すべき理由がない。

DTRP感染症：TAZ/CTLZの耐性化

症例2（つづき）

その後はVAPを再燃することなく経過，比較的呼吸状態も安定していたため，入院65日目に人工呼吸器を装着したまま，療養型病床へと転院した。

ところが，転院後9日目（初回入院から74日目）に再度酸素化が増悪，TAZ/PIPCを開始するも改善は得られず，むしろ呼吸状態は増悪，転院11日目に再入院となった。再度，喀痰培養でグラム陰性桿菌を認めたため，抗菌薬使用歴を考慮し，CFDCに変更した。その後は解熱し，呼吸状態も改善，喀痰培養からは再度緑膿菌が分離されたが，当院の自動感受性装置で測定可能な薬物のなかでは，トブラマイシンを除いて（TAZ/CTLZを含む）全薬物に耐性を示した。ドライプレートを用いてマニュアルでの感受性検査を実施してCFDCへの感受性を確認するとともに，近隣の施設に依頼し，イミペネム・レレバクタムの感受性測定も実施した。

症例2のその後の経過である。TAZ/CTLZ曝露後に耐性化してしまい，その他の新規β-ラクタム系抗菌薬を選択せざるを得なくなった。

TAZ/CTLZの耐性機序

前述のように，MDRP/DTRP感染症において最も臨床実績が豊富なTAZ/CTLZであるが，治療中および治療後に最大20～30％程度[35,36]で，耐性が出現することが報告されている。

TAZ/CTLZの治療中耐性化の主たる機序は，緑膿菌の染色体性β-ラクタマーゼであるPDC（*Pseudomonas* derived AmpC，つまり緑膿菌の産生するAmpC）内の変異，あるいは過剰産生である[37]。このPDCの変異によってセフタジジム・アビバクタムは交叉耐性をきたし得る[38]。

さらにCFDCに関しても，PDCの特定の部位の変異によってMICが上昇することが報告されている。CFDCは，（PDCの変異のみならず）複数の耐性機序が蓄積して初めて耐性化する（＝MICがブレイクポイントを超える）ことが多いため，交叉耐性のリスクはセフタジジム・アビバクタムより下がる[39]。一方で，イミペネム・レレバクタムはPDCの変異の影響を受けない[40]。

治療戦略

PDCだけの影響を考慮すると，TAZ/CTLZ耐性株ではイミペネム・レレバクタムの感受性が維持されそうであるが，現実的には両剤間の交叉耐性率は地域ごとにかなり幅がある[41]。これは獲得型のβ-ラクタマーゼ*6の疫学に地域差があることと関連している。

したがって，TAZ/CTLZ耐性株では，ほかの新規β-ラクタム系抗菌薬の感受性を測定できるのが理想的である。しかし，前述のように，イミペネム・レレバクタムは現時点ではバイテック2でしか感受性測定はできず，CFDCはマニュアルでしか検査ができない。

日本での新薬間の交叉耐性率のデータはまだない。日本と同様にCRPA株のカルバペネマーゼ産生率が非常に低い米国でのデータ[42]から類推すると，TAZ/CTLZ耐性株においては，CFDCやあるいはイミペネム・レレバクタムの感受性が温存される一方で，セフタジジム・アビバクタムは耐性化している可能性が高い。したがって，TAZ/CTLZ曝露後に同剤に耐性化してしまったDTRP感染症で，新規β-ラクタム系抗菌薬の感受性測定ができないのであれば，セフタジジム・アビバクタムよりもCFDCやイミペネム・レレバクタムを選択するほうが合理的である。

なお，特に緑膿菌やAcinetobacter spp., S. maltophiliaなどのブドウ糖非発酵菌は気道に定着しやすいことが知られている。このため，抗菌薬治療開始を検討する際には，分離された株が感染なのか定着なのかを十分に見極める必要がある。臨床的には感染が疑われない状況で採取された培養検体*7から分離された多剤耐性株に対して新規抗菌薬を投与することは，さらなる耐性を助長するため，絶対に控えなければならない。

おわりに

腸内細菌目細菌および緑膿菌感染症における，日本の疫学を考慮した新規β-ラクタム系抗菌薬の活用法について解説した。

日本で最も頻度の高いカルバペネマーゼ産生菌であるIMP型CPE感染症の重症例では，CFDC，あるいはセフタジジム・アビバクタムとアズトレオナムの併用療法が治療選択肢となる。non-CP-CRE感染症の重症例では，セフタジジム・アビバクタムあるいはイミペネム・レレバクタム，CFDCが治療選択肢となる。一方で，IMP型CPEやnon-CP-CREは，レボフロキサシンやST合剤などの非β-ラクタム系抗菌薬の感受性が維持されていることが特徴である。したがって，軽症例や尿路感染症では，より低コストかつ治療経験が豊富で有害事象プロファイルも明らかな，これらの非β-ラクタム系抗菌薬も選択できる。

DTRP感染症では，新規β-ラクタム系抗菌薬どうしの比較データがない現時点では，治療実績が最も豊富なTAZ/CTLZが第一選択薬となる。TAZ/CTLZに耐性化してしまった症例では，可能なかぎりその他の新規β-ラクタム系抗菌薬の感受性を確認したいが，難しい場合には，イミペネム・レレバクタムあるいはCFDCが治療候補薬となる。

*6
例：ESBLやMBLやKPC，GES型などのカルバペネマーゼ。

*7
例：監視培養

文献

1. 厚生労働省健康・生活衛生局感染症対策部感染症対策課長．感染症法の予防及び感染症の患者に対する医療に関する法律第12条第1項及び第14条第2項に基づく届出の基準等について（一部改正）．感感発0326第8号 令和7年3月26日．<https://www.mhlw.go.jp/content/10900000/001464047.pdf>Accessed Apr 3,

2025.
2. Lewis JS. CLSI M100 Performance standards for antimicrobial susceptibility testing, 35th ed. CLSI Supplement. Wayne：Clinical and Laboratory Standards Institute, 2025.
3. 国立感染症研究所．カルバペネム耐性腸内細菌目細菌 (carbapenem-resistant enterobacterales, CRE) 病原体サーベイランス，2022 年．IASR 2024；45：129-30.
4. Ikenoue C, Matsui M, Inamine Y, et al. The importance of meropenem resistance, rather than imipenem resistance, in defining carbapenem-resistant Enterobacterales for public health surveillance：an analysis of national population-based surveillance. BMC Infect Dis 2024；24：209. PMID：38360618
　日本の感染症法で届け出られるイミペネム耐性株のなかで CPE はゼロであった。
5. Kayama S, Yahara K, Sugawara Y, et al. National genomic surveillance integrating standardized quantitative susceptibility testing clarifies antimicrobial resistance in Enterobacterales. Nat Commun 2023；14：8046. PMID：38052776
　日本の IMP 型 CPE の半数以上でレボフロキサシンや ST 合剤など非 β ラクタム系抗菌薬への感受性が維持されている。
6. Boyd SE, Holmes A, Peck R, et al. OXA-48-like β-lactamases：global epidemiology, treatment options, and development pipeline. Antimicrob Agents Chemother 2022；66：e0021622.
PMID：35856662
7. Kayama S, Kawakami S, Kondo K, et al. In vitro activity of cefiderocol against carbapenemase-producing and meropenem-non-susceptible Gram-negative bacteria collected in the Japan antimicrobial resistant bacterial surveillance. J Glob Antimicrob Resist 2024；38：12-20.
PMID：38789082
　日本で最も頻度の高い CPE である IMP 型に対するセフィデロコルの感受性率が≧99％であった。
8. van Duin D, Lok JJ, Earley M, et al. Colistin versus ceftazidime-avibactam in the treatment of infections due to carbapenem-resistant Enterobacteriaceae. Clin Infect Dis 2018；66：163-71.
PMID：29020404
9. Motsch J, de Oliveira CM, Stus V, et al. RESTRE-IMI 1：a multicenter, randomized, double-blind trial comparing efficacy and safety of imipenem/relebactam vs colistin plus imipenem in patients with imipenem-nonsusceptible bacterial infections. Clin Infect Dis 2020；70：1799-808.
PMID：31400759
10. Wunderink RG, Giamarellos-Bourboulis EJ, Rahav G, et al. Effect and safety of meropenem-vaborbactam versus best-available therapy in patients with carbapenem-resistant Enterobacteriaceae infections：the TANGO II randomized clinical trial. Infect Dis Ther 2018；7：439-55. PMID：30270406
11. Bassetti M, Echols R, Matsunaga Y, et al. Efficacy and safety of cefiderocol or best available therapy for the treatment of serious infections caused by carbapenem-resistant Gram-negative bacteria (CERDIBLE-CR)：a randomized, open-label multicentre, pathogen-focused, descriptive, phase 3 trial. Lancet Infect Dis 2021；21：226-40.
PMID：33058795
　カルバペネム耐性のグラム陰性桿菌感染症において，コリスチンなどの既存薬とセフィデロコルで臨床的および微生物学的予後に差がなかったが，セフィデロコル群（特に Acinetobacter spp. が分離された症例）で死亡率が高かった。
12. Paterson DL, Sulaiman HB, Po-Yu L, et al. Investigator-driven randomized controlled trial of cefiderocol vs standard therapy for healthcare associated and hospital acquired Gram-negative bloodstream infection (GAMECHANGER). Presented at：34th European Congress of Clinical Microbiology and Infectious Diseases (ECCMID)；April 27-30, 2024；Barcelona, Spain.
13. Timsit JF, Paul M, Shields RK, et al. Cefiderocol for the treatment of infections due to metallo-β-lactamase-producing pathogens in the CREDIBLE-CR and APEKS-NP phase 3 randomized studies. Clin Infect Dis 2022；75：1081-84. PMID：35148378
14. Falcone M, Giordano C, Leonildi A, et al. Clinical features and outcomes of infections caused by metallo-β-lactamase-producing Enterobacterales：a 3-year prospective study from an endemic area. Clin Infect Dis 2024；78：1111-9.
PMID：38036465
15. Falcone M, Daikos GL, Tiseo G, et al. Efficacy of ceftazidime-avibactam plus aztreonam in patients with bloodstream infections caused by metallo-β-lactamase-producing Etnerobacterales. Clin Infect Dis 2021；72：1871-78. PMID：32427286
16. Gavaud A, Baucher L, Maillard A, et al. O1178 Clinical efficacy of cefiderocol, ceftazidime-avibactam plus aztreonam combination or best available treatment in metallo-beta-lactamase producing Gram-negative bacteria infection. Are new treatments better than old ones? Presented at：34th European Congress of Clinical Microbiology and Infectious Diseases (ECCMID)；April 27-30, 2024；Barcelona, Spain.
17. Lutgring JD, Balbuena R, Reese N, et al. Antibiotic susceptibility of NDM-producing Enterobacterales collected in the United States in 2017 and 2018. Antimicrob Agents Chemother 2020；64：e00499-20. PMID：32540972
18. Hayakawa K, Nakano R, Hase R, et al. Comparison between IMP carbapenemase-producing Enterobacteriaceae and non-carbapenemase-producing Enterobacteriaceae：a multicentre prospective study of the clinical and molecular epidemiology of carbapenem-resistant Enterobacteriaceae. J Antimicrob Chemother 2020；75：697-708. PMID：31789374
　日本の IMP 型 CPE 感染症の標的治療ではレボフロキサシンが最も利用されていた。
19. Oka K, Matsumoto A, Tetsuka N, et al. Clinical characteristics and treatment outcomes of carbapenem-resistant Enterobacterales infections in Japan. J Glob Antimicrob Resist 2022；29：247-52.
PMID：35429667
　日本の CPE 感染症と non-CP-CRE 感染症で死亡率に差がなく，海外の CPE/CRE 感染症と比較して死亡率は低かった。
20. Suzuki D, Sakurai A, Wakuda M, et al. Clinical and genomic characteristics of IMP-producing Enterobacter cloacae complex and Klebsiella pneumoniae. Antimicrob Agents Chemother 2024；68：e0167223. PMID：38517188
21. Saito S, Hayakawa K, Tsuzuki S, et al. A matched case-case-control study of the impact of clinical outcomes and risk factors of patients with IMP-type carbapenemase-producing carbapenem-resistant Enterobacteriaceae in Japan. Antimicrob

Agents Chemother 2021 ; 65 : e01483-20.
PMID : 33257451

22. van Duin D, Arias CA, Komarow L, et al. Molecular and clinical epidemiology of carbapenem-resistant Enterobacterales in the USA (CRACKLE-2) : a propensity cohort study. Lancet Infect Dis 2020 ; 20 : 731-41. PMID : 32151332

23. Paniagua-Garcia M, Bravo-Ferrer JM, Perez-Galera S, et al. Attributable mortality of infections caused by carbapenem-resistant Enterobacterales : results from a prospective, multinational case-control-control matched cohorts study (EURECA). Clin Microbiol Infect 2024 ; 30 : 223-30.
PMID : 38267096

24. Tamma PD, Conley AT, Cosgrove SE, et al. Association of 30-day mortality with oral step-down vs continued intravenous therapy in patients hospitalized with Enterobacteriaceae bacteremia. JAMA Intern Med 2019 ; 179 : 316-23. PMID : 30667477

25. Meije Y, Pigrau C, Fernandez-Hidalgo N, et al. Non-intarvenous carbapnem-sparing antibiotics for definitive treatment of bacteremia due to Enterobacteriaceae producing extended-spectrum β-lactamase (ESBL) or AmpC β-lactamase : a propensity score study. Int J Antimicrob Agents 2019 ; 54 : 189-96. PMID : 31075401

26. 厚生労働省. 抗微生物薬適正使用の手引き 第三版 別冊 入院患者の感染症で問題となる微生物について. <https://www.mhlw.go.jp/contnt/10900000/001169114.pdf> Accessed Apr. 3, 2025.
日本初の耐性グラム陰性桿菌に対する治療指針.

27. Tsui BT, Pogue JM, Zavascki AP, et al. International consensus guidelines for the optimal use of the polymyxins : endorsed by the American College of Clinical Pharmacy (ACCP), European Society of Clinical Microbiology and Infectious Diseases (ESCMID), Infectious Diseases Society of America (IDSA), Infectious Diseases Society of Infective Pharmacology (ISAP), Society of Critical Care Medicine (SCCM), and Society of Infectious Diseases Pharmacists (SIDP). Pharmacotherapy 2019 ; 39 : 10-39. PMID : 30710469

28. Paul M, Daikos GL, Durante-Mangoni E, et al. Colistin alone versus colistin plus meropenem for treatment of severe infections caused by carbapenem-resistant Gram-negative bacteria : an open-label, randomize controlled trial. Lancet Infect Dis 2018 ; 18 : 391-400. PMID : 29456043

29. Kaye KS, Marchaim D, Thamlikitkul V, et al. Colistin monotherapy versus combination therapy for carbapenem-resistant organisms. NEJM Evid. 2023 ; 2 : 10.1056/evidoa2200131. PMID : 37538951

30. 厚生労働省. 49 薬剤耐性緑膿菌感染症. <https://www.mhlw.go.jp/bunya/kenkou/kekkaku-kansenshou11/01-05-140912-1.html> Accessed Apr. 3, 2025.

31. Magiorakos AP, Srinivasan A, Carey RB, et al. Multidrug-resistant, extensively drug-resistant and pandrug-resistant bacteria : an international expert proposal for interim standard definitions for acquired resistance. Clin Microbiol Infect 2012 ; 18 : 268-81. PMID : 21793988

32. Kadri SS, Adjemian J, Lai YL, et al. Difficult-to-treat resistance in Gram-negative bacteremia in 173 US hospitals : retrospective cohort analysis of prevalence, predictors, and outcome of resistance to all first-line agents. Clin Infect Dis 2018 ; 67 : 1803-14. PMID : 30052813

33. Yano H, Hayashi W, Kawakami S, et al. Nationwide genome surveillance of carbapenem-resistant Pseudomonas aeruginosa in Japan. Antimicrob Agents Chemother 2024 ; 68 : e0166923.
PMID : 38564665
日本初のカルバペネム耐性緑膿菌の疫学. メロペネム耐性緑膿菌のうち, カルバペネマーゼ産生株は4.2%に過ぎない.

34. Pogue JM, Kaye KS, Veve MP, et al. Ceftolozane/tazobactam vs polymyxin or aminoglycoside-based regimens for the treatment of drug-resistant Pseudomonas aeruginosa. Clin Infect Dis 2020 ; 71 : 304-10. PMID : 31545346
耐性緑膿菌感染症において, コリスチンやアミノグリコシド系による治療よりもセフトロザン・タゾバクタムによる治療で予後が改善し腎障害のリスクも減る.

35. Shields RK, Abbo LM, Ackley R, et al. Effectiveness of ceftazidime-avibactam versus ceftolozane-tazobactam for multidrug-resistant Pseudomonas aeruginosa infections in the USA (CACTUS) : a multicentre, retrospective, observational study. Lancet Infect Dis 2024. [Epub ahead of print]
PMID : 39701120

36. Hareza D, Cosgrove SE, Bonomo RA, et al. Clinical outcomes and emergence of resistance of Pseudomonas aeruginosa infections treated with ceftolozane-tazobactam versus ceftazidime-avibactam. Antimicrob Agents Chemother 2024 ; 68 : e0090724.
PMID : 39230311

37. Papp-Wallace KM, Mack AR, Taracila MA, et al. Resistance to novel β-lactam-β-lactamase inhibitor combinations : the "price of progress". Infect Dis Clin North Am 2020 ; 34 : 773-819.
PMID : 33011051

38. Fraile-Ribot PA, Cabot G, Mulet X, et al. Mechanisms leading to in vivo ceftolozane/tazobactam resistance development during the treatment of infections caused by MDR Pseudomonas aeruginosa. J Antimicrob Chemother 2018 ; 73 : 658-63.
PMID : 29149337

39. Shields RK, Kline EG, Squires KM, et al. In vitro activity of cefiderocol against Pseudomonas aeruginosa demonstrating evolve resistance to novel β-lactam/β-lactamase inhibitors. JAC Antimicrob Resist 2023 ; 5 : dlad107. PMID : 37795425

40. Fraile-Ribot PA, Zamorano L, Orellana R, et al. Activity of imipenem-relebactam against a large collection of Pseudomonas aeruginosa clinical isolates and isogenic β-lactam-resistant mutants. Antimicrob Agents Chemother 2020 ; 64 : e02165-19. PMID : 31740559

41. Karlowsky JA, Lob SH, Estabrook MA, et al. Susceptibility profile and β-lactamase content of global Pseudomonas aeruginosa isolates resistant to ceftolozane/tazobactam and/or imipenem/relebactam-SMART 2016-21. JAC Antimicrob Resist 2023 ; 5 : dlad080. PMID : 37388237

42. Karlowsky JA, Lob SH, Deryke CA, et al. In vitro activity of ceftolozane-tazobactam, imipenem-relebactam, ceftazidime-avibactam, and comparators against Pseudomonas aeruginosa isolates collected in United States hospitals according to results from the SMART surveillance program, 2018 to 2020. Antimicrob Agents Chemother 2022 ; 66 : e0018922.
PMID : 35491836

利益相反（COI）：なし

2025年 年間購読 のご案内

患者全体を見すえた内科診療のスタンダードを創る

Hospitalist
ホスピタリスト

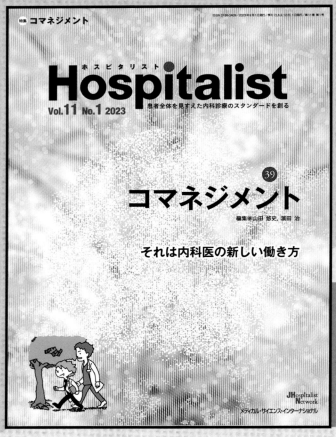

2025 Vol.13 の特集予定

- No.1　POCUS
- No.2　救急外来：内科医が扱う救急科的/マイナー疾患
- No.3　腫瘍2
- No.4　医療安全

（※特集予定は編集上の都合により変更する場合がございます）

季刊：3、6、9、12月発行
年間購読料 19,800円（本体18,000 円+税10%）

※毎号お手元に直送します。（送料無料）
※1部ずつお買い求めいただくのに比べ、約4%の割引となります。

1部定価 5,170円（本体4,700円+税10%）

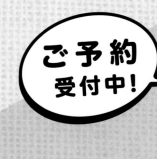

ご予約受付中！

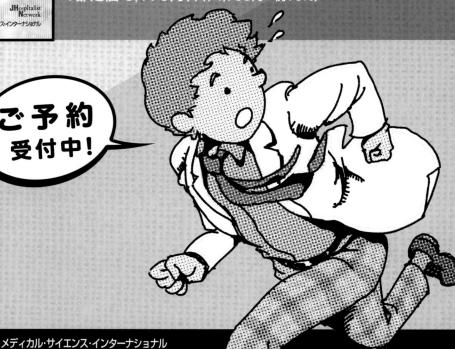

Hospitalist 編集委員

平岡栄治
東京ベイ・浦安市川医療センター 総合内科

八重樫牧人
千葉西総合病院 内科

清田雅智
飯塚病院 総合診療科

石山貴章
セントルイス大学 内科 ホスピタリスト部門

石丸直人
愛仁会明石医療センター 総合内科

濱田 治
愛仁会井上病院 総合内科

森川大樹
聖マリアンナ医科大学 救急医学

メディカル・サイエンス・インターナショナル

特集 ICUにおける抗菌薬：new era strategy

抗菌薬投与各論

敗血症患者に対するβ-ラクタム薬の持続投与/投与時間延長
有用性に関するエビデンスと実務上の観点から考える

橋本 英樹 HASHIMOTO, Hideki
日立総合病院 救急集中治療科・感染症科/筑波大学附属病院日立社会連携教育研究センター 感染症内科

キーワード
β-ラクタム薬
過大腎クリアランス（ARC）
分布容積
持続投与/投与時間延長
TDM

はじめに

抗菌療法は感染症治療の要であるが，重症患者では薬物動態の変動により，血中濃度がしばしば不安定となる。適切な初期抗菌薬の迅速な投与が重視される一方で，用量用法の最適化については焦点があまり当てられてこなかった。しかし近年，β-ラクタム薬の持続投与/投与時間延長に関する大規模無作為化比較試験（RCT）やメタ解析が発表され，注目を集めている。

本稿では，持続投与/投与時間延長の理論的背景と昨今のエビデンスを紹介し，実施するうえでの検討事項や注意点について，私見を交えて解説する。

症例

重症熱傷で入院・人工呼吸器管理中の35歳の男性。入室後10日目に二次性の細菌性肺炎・敗血症性ショックを合併し，メロペネム（MEPM）での治療が開始された。身長168cm，体重52 kg，血清クレアチニン値（Cr）0.70 mg/dL，推定クレアチニンクリアランス（CCr, Cockcroft-Gault式）は118.5 mL/min/1.73m^2 であったが，8時間蓄尿によるCCrは236.6 mL/minであった。重症熱傷を背景とした若年男性の敗血症性ショックであり，過大腎クリアランス（ARC）の状態であり，通常の投与方法では十分な%fT＞MICが確保できないと考え，MEPMを初回2 gでボーラス投与したのちに，3 g/日での持続投与を開始した。

敗血症におけるβ-ラクタム薬の薬物動態

β-ラクタム薬は，重症感染症治療において最もよく用いられる抗菌薬である。その作用は時間依存性で，遊離型薬物の血中濃度が病原体の最小発育阻止濃度 minimal inhibitory concentration（MIC）を上回る時間の24時間に対する割合（%fT＞MIC）が大きいほど，有効性が高い[1]。十分な治療効果を発揮するために，一般的には40〜50%fT＞MICが目安となるが，重症患者や免疫不全患者では100%fT＞MICが望ましいとされる[2]。

フランスのガイドライン[3]は，病原体のMICや抗菌薬の血中濃度の測定において誤差が生じ得ること，組織によって抗菌薬の移行性にばらつきがあること，100%fT＞MICよりも高濃度で高い殺菌性を示した報告があることから，100%fT＞4〜8×MICを目標として提示している。

一方で，重症患者において抗菌薬の血中濃度は，さまざまな因子の影響を受け，大きく変動する。欧州の国際多施設共同研究である

■図1 集中治療患者におけるβ-ラクタム薬の血中濃度分布（トラフ値）
（文献4より許可を得て転載）

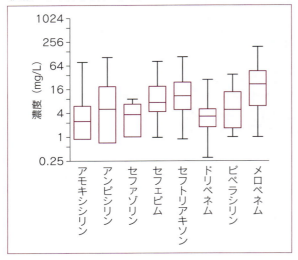

■図2 重症患者における抗菌薬の薬物動態/薬力学（PK/PD）
AKI：急性腎障害，ARC：過大腎クリアランス
（文献5を参考に作成）

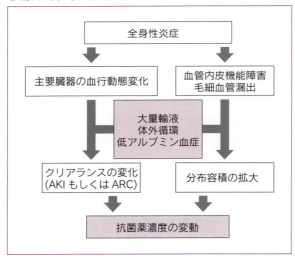

DALI研究[4]において，β-ラクタム薬を投与された重症患者248例の血中濃度のばらつきは大きく，16％が治療に最低必要な血中濃度（50％fT＞MIC）を達成できなかった（図1）。なお，血中濃度が低い患者では，臨床症状改善割合が有意に低かった〔オッズ比（OR）0.68，95％信頼区間（CI）0.52〜0.91〕。

重症患者の薬物動態（PK）変動の機序として，以下の病態が主に考えられている（図2）[5,6]。

分布容積の拡大

分布容積 volume of distribution（Vd）は，薬物が行きわたる容積のことであり，Vd＝薬物の投与量/血中濃度で表される。β-ラクタム薬は水溶性であり，血漿などの細胞外液に多く分布するためVdは小さい。しかし，重症患者では，血管透過性亢進に伴う血管外の体液貯留や蘇生のための大量輸液によりVdが拡大し，血中濃度が低下する。MEPM・セフェピム・セフタジジム・タゾバクタム/ピペラシリン（T/P）を投与された80例の敗血症患者を対象に，治療開始後24時間の薬物動態を評価したTacconeら[7]の研究では，すべての薬物のVdが健常人と比較し拡大していた。

また，低アルブミン血症もVdに影響する。抗菌薬のタンパク質結合率は薬物によってさまざまで，非結合状態の抗菌薬分子が血管内外に分布する。低アルブミン血症では，セフトリアキソンやセファゾリンなどのタンパク質結合率の高い抗菌薬の結合が不十分となり，遊離型薬物濃度が上昇する。その結果，重症患者において組織への薬物移行が増加し，さらなるVdの拡大に寄与すると考えられている[8]。

薬物クリアランスの変化

重症患者においては，しばしば腎機能が正常範囲を超えて亢進する，過大腎クリアランス augmented renal clearance（ARC）と呼ばれる状態がみられる。一般的に蓄尿CCrが130 mL/min/1.73 m^2 以上の状態として定義され，炎症や輸液・循環作動薬に伴う腎血流増加，尿細管や神経内分泌系の変化などの複数の機序が考えられている[9]。若年や男性，外傷，頭部外傷，熱傷，敗血症などが危険因子とされる[10]。

成人重症患者を対象としたメタ解析では，全体の39％（95％CI 34.9〜43.3），ICUに入

室した敗血症に限定すると33%でARCがみられたと報告されている[11]。ARC患者では糸球体濾過亢進のため、腎排泄型の薬物の血中濃度が通常よりも低くなる。

Udyら[12]は、48例の重症患者を対象として腎機能と血中濃度の関連を評価した。結果、MIC＞血中濃度となっていた患者の82%がARCであったと報告している。

一方で敗血症患者では、しばしば急性腎障害を合併する。それに合わせて抗菌薬の用量調整が行われるが、約50%の患者では48時間以内に腎機能が改善すると報告されている[13]。早期に抗菌薬を腎調整により減量した場合、その後の血中濃度が不十分になる可能性がある。

体外循環による影響

腎代替療法 renal replacement therapy（RRT）、体外式膜型人工肺 extracorporeal membrane oxygenation（ECMO）によっても、抗菌薬の濃度は影響を受ける。

RRTにより薬物の血中濃度は低下するが、RRT患者のクリアランスは薬物の分子量やタンパク質結合率、親水性、RRTの様式や透析量、また残存腎機能などに影響され、ばらつきが大きい[14]。一方で、抗菌薬の用量は経験的に決定されることが多く、結果として血中濃度は患者内および患者間で大きく変動する[15]。

また、ECMOでは回路への吸着やVdの拡大により薬物の血中濃度が低下する[16]。親油性やタンパク質結合率の高い薬物で影響が大きく、β-ラクタム薬への影響は軽微であることが想定される。しかし、エビデンスはまだ少なく、またECMO患者自体が重症であり、さまざまな要因で血中濃度が低下し得るため注意を要する。

85例のECMO患者を対象にしたShekarら[17]の多施設観察研究では、多くの抗微生物薬で目標血中濃度が達成できない場合があ

った。特にピペラシリンは44%で目標血中濃度（free Cmin≧16 mg/L）を下回っていたと報告されている（ミニ知識1）[18,19]。

> **ミニ知識1　ARCの診断における蓄尿CCr**
>
> 腎機能評価に主に用いられるのは血清Cr値だが、重症患者では腎血流量や糸球体濾過量が急激に変動し、血清Cr値から推算したCCrや推算糸球体濾過量（eGFR）と実際の腎機能が乖離する可能性が報告されている[18]。
>
> ARC患者においても、推算CCrが蓄尿CCrに比べ大きく過小評価されることが報告されている[19]。筆者は、腎機能が良好な若年や外傷症例で抗菌薬を投与する際には、8時間蓄尿でCCrを測定する場合がある。

敗血症におけるβ-ラクタム薬持続投与/投与時間延長のエビデンス

薬物動態が不安定な重症患者において、β-ラクタム薬の血中濃度を安定化させ、%fT＞MICを高める方策として、投与時間の延長がある。具体的には、持続投与（1日量を24時間かけて投与）や投与時間延長（1回量を3〜4時間かけて投与）が行われる[20]（図3）。DALI研究[4]においても、33%で投与時間延長が行われたが、間欠投与群と比べ50%fT＞MICの達成率が有意に高かった。

そのほかに、1回量の増量や投与間隔の短縮によっても濃度上昇が期待できるが、その場合は抗菌薬使用量自体が増加してしまう問

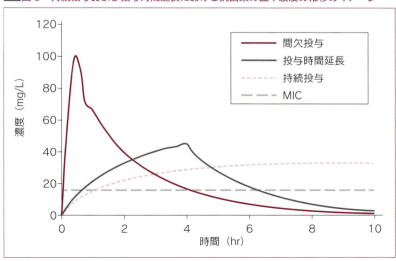

■図3　持続投与および投与時間延長における抗菌薬の血中濃度の推移のイメージ

表1 β-ラクタム薬の持続投与/投与時間延長に関する代表的なRCT

研究	セッティング	対象	原因微生物が判明した割合	介入	血中濃度測定	死亡率
BLING-3 Dulhunty, 2024[25]	オーストラリア、ニュージーランド、ベルギー、フランス、マレーシア、スウェーデン、英国	7202例 呼吸器感染症60% APACHE II 20 カテコールアミン70% (RRT施行例は除外)	40%(約70%がGNR)	持続投与(T/P 23%, MEPM 77%)	なし	90日死亡：HR 0.91(95%CI 0.81~1.01)
MERCY Monti, 2023[24]	クロアチア、イタリア、カザフスタン、ロシア	607例 SAPS II 43~44 呼吸器感染症33% ショック60%	70%(約70%がGNR)(治療開始時のカルバペネム耐性が30%)	持続投与(MEPM 100%)	なし	28日死亡：HR 0.92(95%CI 0.73~1.17)
BLISS Abdul-Aziz, 2016[26]	マレーシア	140例 APACHE II 21 呼吸器感染症60% (RRT施行症例は除外)	75%(35%がAcinetobacter、緑膿菌)	持続投与(T/P 54%, MEPM 30%, CFPM 16%)	あり	30日死亡割合：26% vs. 37%(p=0.15)
BLING-2 Dulhunty, 2015[27]	オーストラリア、ニュージーランド、香港	432例 APACHE II 20 呼吸器感染症54% ショック73%	20%(約70%がGNR)	持続投与(T/P 70%, MEPM 28%, ticarcillin-clavulanate 2%)	なし	90日死亡：HR 0.91(95%CI 0.63~1.31)

CFPM：セフェピム、CI：信頼区間、GNR：グラム陰性桿菌、HR：ハザード比、MEPM：メロペネム、RRT：腎代替療法、T/P：タゾバクタム/ピペラシリン

題がある[21]。

持続投与/投与時間延長の有用性

・死亡率

β-ラクタム薬の持続投与/投与時間延長に関するRCTは、2022年までにいくつか発表されているが、サンプルサイズの小ささや異質性の問題から、決定的な結論をもたらすものではなかった。そのため、国内外の敗血症診療ガイドライン[22,23]でも、持続投与/長時間投与については「弱く推奨する」にとどまっていた。

近年、敗血症患者607例を対象としてMEPMの持続投与の有用性を評価したMERCY研究[24]、7202例の敗血症患者を対象として、MEPMおよびT/Pの持続投与の有用性を評価したBLING-3研究[25]が発表された(表1)[24~27]。いずれの研究も死亡率には有意差はみられなかったが、これらを含む18 RCT、成人患者9108例を対象としたAbdul-Azizら[28]のメタ解析の結果では、間欠投与と比較し持続投与/投与時間延長群で有意に90日死亡率が低下し〔投与時間延長群25.7% vs. 間欠投与群28.2%、相対リスク(RR)0.86、95%信頼区間(CI)0.72~0.98〕、臨床的治癒も増加した(RR 1.16、95%CI 1.07~1.31)。

集団全体として死亡率への寄与が大きいとまで言えるかは悩ましいが、敗血症/敗血症性ショックに対する持続投与/投与時間延長の有益性自体は固まってきたと考えられる。

●有害事象

一方、持続投与/投与時間延長により薬物濃度が高値で維持されるため、中枢神経症状をはじめとした有害事象の出現は懸念される。378例の患者を対象としたImaniら[29]の単施設観察研究においては、ピペラシリンやMEPMについてトラフ値の高値が中枢神経障害や腎障害の発症と関連したことが報告されている。しかし、上述のメタ解析において

4研究を統合した結果，両群間で有害事象の発現に有意差はなかった（RR 0.89, 95％CI 0.51〜1.57）[28]。

β-ラクタム薬は一般的に忍容性が高く，持続投与/投与時間延長を行った場合でも，過度に濃度が上昇しなければ有害事象につながらないことが考えられる。一方で，腎不全患者や投与量が多い場合には注意が必要であろう。

● 耐性菌出現の抑制

死亡率や有害事象以外に，耐性菌出現の抑制についても，持続投与/投与時間延長の有効性が検討されている。持続投与/投与時間延長により%fT>MICが大きくなるため，細菌の根絶が迅速になり，また血中濃度を低下させずに抗菌薬の使用量を減らせる可能性がある。したがって，理論的には，持続投与/投与時間延長は薬剤耐性の出現抑制に有効であると考えられる。しかし実臨床でのエビデンスは少なく，BLING-3研究においても，耐性菌の出現に有意差はみられなかった（持続投与群7.2％，間欠投与群7.5％，$p=0.35$）[25]。

Gattiら[30]による21報の観察研究を対象にしたメタ解析では，100%fT>4×MICが耐性化抑制と関連したとされている。持続投与を行っても，そこまでの血中濃度を達成できていない場合が多いのかもしれない。

持続投与/投与時間延長を行ううえでの検討事項

持続投与/投与時間延長を特に検討すべき状況は？

持続投与/投与時間延長の有効性を示す報告が増えている一方で，実臨床に導入する際には点滴ラインの追加が必要となり，カテーテル関連血流感染症のリスクが増加する可能性があること[31]や薬物の安定性に注意を要するなどの負担が懸念となる。そのため，これらのデメリットをふまえても，なお有益性が上回ると思われる集団が，特によい適応になるであろう。すなわち「間欠投与では目標濃度を達成できないが，持続投与/投与時間延長によって達成でき，それによって転帰の改善につながる」患者層である。

患者の薬物動態や原因微生物，感染臓器，用いる薬物によってその有効性は異なることが想定されるが，Abdul-Azizら[28]のメタ解析において，重症度（敗血症 vs. 敗血症性ショック）や感染臓器（肺感染症とそれ以外），原因微生物（グラム陽性菌とグラム陰性菌），薬物（MEPMとT/P）などでのサブグループ解析で，いずれも有意差はみられなかった。そのため，現時点で十分なエビデンスの裏づけはないが，以下の点は検討に値すると考えられる。

● 患者状態：重症あるいはARC

重症や肥満，体外循環によるVdの拡大やARCによって薬物濃度が低下していると想定される場合は，持続投与/投与時間延長のよい適応と考えられる[32]。一方で，腎不全では間欠投与でも血中濃度が担保され，持続投与/投与時間延長による益が少なく，逆に過度な血中濃度上昇による害が生じ得るため，持続投与/投与時間延長は不要かもしれない。

Asin-Prietoら[33]は，CCr 50 mL/minの患者において，T/Pの標準的な投与量（1回4.5 gを8時間ごと）の間欠投与は，対象微生物のMICが4 μg/mLまでの場合，100% fT>MICの達成が十分可能であったと報告している。

● 原因微生物：高いMIC

原因微生物のMICが高い場合に，間欠投与と持続投与/投与時間延長で目標血中濃度達成率に差が生じ得る。

Karabaら[31]は，グラム陰性桿菌菌血症患者を対象とした多施設観察研究を行い，投与

> **ミニ知識2　持続投与における薬物の安定性は？**
>
> T/Pは25℃の室温で24時間以上安定している一方で，MEPMの安定性は高くなく，5%ブドウ糖液や高濃度の溶液，高温環境下では特に低下する[37,38]（表A）。BLING-3研究では，MEPMで持続投与を行う場合は，生理食塩液を溶媒とする，1日の投与予定量を3分割して，それぞれの溶液を8時間かけて投与する（1日3回交換）などの方策をとっている[25]。
>
> **表A　T/P，MEPMの溶解方法の例**
>
> | 薬物 | 室温での安定性 | 溶媒 | 持続投与の溶解例* |
> |---|---|---|---|
> | T/P | 生理食塩液もしくは5%ブドウ糖液を溶媒とし，22.5〜90 mg/mLの濃度で少なくとも24時間安定 | 生理食塩液もしくは5%ブドウ糖液 | ・薬物4.5 gを溶媒50〜100 mLに溶解し，6〜12時間かけて投与（9〜18 g/日）
・薬物9 gを溶媒100 mLに溶解し，12〜24時間かけて投与（9〜18 g/日）
・薬物13.5〜18 gを溶媒250 mLに溶解し，24時間かけて投与（13.5〜18 g/日） |
> | MEPM | 生理食塩液もしくは5%ブドウ糖液を溶媒としたときに，
・10〜12 mg/mLの濃度で8時間は安定
・40 mg/mLの濃度で6時間は安定（失活が10%以内） | 生理食塩液（3〜4時間投与であれば5%ブドウ糖液も考慮） | ・薬物1 gを溶媒100 mLに溶解し，6〜12時間かけて投与（2〜4 g/日）
・薬物2 gを溶媒100 mLに溶解し，8〜12時間かけて投与（4〜6 g/日） |
>
> *1日の投与量を腎機能や体外循環の有無，想定する感染巣や原因微生物から決定し，それに合わせて選択する。
>
> 文献37，39を参考に作成

する[34]。これまでのRCTにおいて，最も多く解析対象となっているのは肺感染症である。これは敗血症の原因として肺炎が多いことに加え，肺組織において抗菌薬の濃度が血中より低値であることも一因と思われる[35]。

Benítez-Canoら[36]によるMEPMの薬物動態研究では，対象とする微生物のMICが2μg/mL未満の場合において，気道上皮被覆液の薬物濃度が50%fT>MICを維持するために2 gでローディングしたあと，3 g/日の持続投与が必要であったと報告されている。

● **使用する薬物/組成：半減期が短い薬物**

半減期が短い薬物のほうが間欠投与で血中濃度を保ちにくいぶん，投与時間延長の恩恵を受ける可能性が高い。そのためか，持続投与/投与時間延長の研究ではT/PおよびMEPMがよく用いられており，筆者も臨床では主にこの2剤を用いている（ミニ知識2）[25,37〜39]。

持続投与と投与時間延長はどちらを選択すべきか？

持続投与と投与時間延長は並記されることが多いが，ではそのどちらを選択すべきなのだろうか？　両者の臨床アウトカムを比較した研究は乏しい。

Anら[32]は，MEPMを投与された重症患者114例を対象として薬物動態の解析を行い，同量であれば持続投与のほうが目標血中濃度達成率は高まると報告している。一方で，高MICやARCでなければ，投与時間延長（3時間投与）でも100%fT>MICは達成可能であった。

実務的な観点で考えると，持続投与では点滴の交換頻度が減る一方で，点滴ラインの占有が問題となる[40]。投与時間延長であれば，それぞれの投与の間で他の薬物が投与可能であるが，持続投与の場合，配合変化の懸念などからそれが困難となり得る。一方で，後述する治療薬物モニタリング therapeutic drug

*1 Abdul-Azizら[28]のメタ解析ではグラム陽性菌とグラム陰性菌で死亡率に有意差はなかったが，MICの情報は不明である。

時間延長群で間欠投与群に比べ死亡率が低く（調整OR 0.71，95%CI 0.52〜0.97），層別解析ではMICが高い微生物（感受性がIntermediateもしくはSusceptible Dose-dependent）もしくは重症患者でのみ効果がみられたと報告している。

緑膿菌などのグラム陰性菌は，β-ラクタム薬のMICが高めになりやすく，特によい対象と思われる*1。

● **感染臓器：肺など，臓器移行性の悪い臓器**

薬物の血中濃度と組織中濃度は異なり，特に重症病態では抗菌薬の間質への移行性が低下

monitoring（TDM）を行う場合には，持続投与のほうが採血タイミングが限定されないため，実施しやすいかもしれない。いずれの場合であっても，初回投与はボーラス投与を行うことがすみやかな目標血中濃度達成のために推奨される[39]。

● 現実的には，どちらが行われている？
BLING-2，BLING-3，MERCY 研究は，いずれも持続投与を介入群で用いている。一方で，45か国を対象としたアンケート調査では，持続投与ではなく投与時間延長を行っている施設が多い[41]。筆者は，所属施設のアンチバイオグラムから原因微生物の MIC が比較的小さいこと，持続投与ではルートを占有してしまうことを勘案し，TDM を行わない症例では投与時間延長を選択している。

持続投与と投与時間延長はいつまで行うべきか？

持続投与/投与時間延長をいつまで行うべきかについても，まだ結論が出ていない。

BLING-2，3 研究などの多くの RCT では，ICU 退室まで，あるいは抗菌薬投与の終了までを介入期間として定めている。しかし，介入期間について検討した研究はなく，今後の検討が必要であろう。

β-ラクタム薬の TDM は必要か？

> **症例**（つづき）
> 重症熱傷を背景とした若年男性の肺炎・敗血症性ショックに対し，ARC の状態であることを考慮して MEPM 3 g/日での持続投与を開始したが，その後も循環不全は遷延した。血液培養・喀痰培養から緑膿菌が検出され，MIC は $2\,\mu g/mL$ であった。MEPM の血中濃度を測定すると $1.6\,\mu g/mL$ であり，100%fT＞MIC を目標として，MEPM を 6 g/日に増量した。

TDM は，薬物の治療効果を最大限にしつつ，有害事象のリスクを最小限にすることを目的として行われる[42]。治療効果と安全域が近いバンコマイシンのような薬物で行われることが一般的だが，近年はβ-ラクタム薬でも検討されている。

β-ラクタム薬の TDM が検討される理論的背景

上述のように，β-ラクタム薬の持続投与/投与時間延長の有効性および安全性は，すべての症例に等しく当てはまるわけではない。投与時間延長によって%fT＞MIC は増加するが，MIC の高い微生物による感染症や，ARC などの血中濃度が上昇しにくい病態では，持続投与下でも，なお目標血中濃度を達成できない可能性もある。一方で，β-ラクタム薬の過度な血中濃度上昇は中枢神経障害や腎障害のリスクとなる。DALI 研究[4]においては，β-ラクタム薬の血中濃度は患者ごとのばらつきが非常に大きく，血中濃度が治療に必要な濃度を大幅に上回る患者も一定数存在した。血中濃度が不明な状態で持続投与/投与時間延長を行う場合，そうした一部の患者においては，中枢神経系や腎機能についての有害事象が生じる可能性がある。持続投与/投与時間延長による治療効果を担保し，過度な血中濃度上昇を回避する解決策として，TDM が活用され始めている。

β-ラクタム薬の TDM のエビデンスと推奨，エビデンスギャップ

β-ラクタム薬の TDM は，理論上は有益である可能性があるが，実臨床におけるその有用性は確立していない。

2022 年に Hagel ら[43]は，T/P を持続投与された成人敗血症患者 249 例を対象とした多施設 RCT を報告した。TDM ガイド群では目標血中濃度（4×MIC/0.81）の達成割合は増加した（37.3% vs. 14.6%）が，28 日死亡

率（21.6％ vs. 25.8％）や臨床的治癒の割合に対照群との有意差はみられなかった。

この研究を含む4 RCT, 7観察研究を対象としたメタ解析においても，持続投与/投与時間延長により臨床症状改善や微生物学的治癒の割合は改善したが，死亡率についての有効性は示されなかった（RR 0.85, 95％CI 0.69〜1.04）[44]。

その後に報告された，オランダの集中治療患者388例を対象とした多施設RCT（DOLPHINE研究）[45]でも，TDMガイド群において死亡率やICU滞在期間の改善はみられなかった（シプロフロキサシン投与例も25％程度含んでいる）。

● TDMは不要なのか？

それでは，TDMは不要なのだろうか？ 私見であるが，β-ラクタム薬のTDMは，敗血症患者全体に適応するのではなく，持続投与と同様に有効性が高い患者層に限定して用いることが望ましいと考える。例えば，DOLPHINE研究においては，死亡率に有意差がみられなかった理由として，用いられたβ-ラクタム薬の内訳がさまざまであり（最も多いのはセフトリアキソン），TDMガイド群と非TDMガイド群における目標血中濃度達成率が同程度であったため，TDMガイドの血中濃度に対する直接的な影響が軽微であったことが挙げられる。

筆者は，Pai Mangaloreら[46]の報告を参考にARCやRRT, ECMOなどにより薬物動態が変動し得る重症患者，また熱傷や肥満の患者，MICの高い微生物による感染症などではTDMを検討することがある。ただ，現時点でのエビデンスは十分ではなく，TDMが有益な対象を明らかにするために，今後の研究が求められる。

● TDMを実施するうえでのハードル

β-ラクタム薬のTDMを行うためには，液体クロマトグラフィなどを用いたin-houseの複雑な測定系を通常必要とし，導入におけるハードルが高い[47]。人的資源を必要とし，また結果判明までに時間を要することが多く，導入する場合はいかにタイムリーに診療に適応できるかも重要となる[48]。本邦では，MEPMなどの一部の薬物について，キット化された試薬を使用して高速液体クロマトグラフィで自動濃度測定が可能な機器が販売されている[49]が，いずれにせよ現時点では保険適用外である。

世界的にみるとTDMの実施率は地域差が大きく，国際的なアンケート調査によると欧州で盛んな一方で，米国ではほとんど行われていない[41]。そのためか，欧州臨床微生物学会などによるPosition PaperではTDMのルーチンの実施を推奨しているが[50]，米国感染症学会などの合同ガイドラインでは患者ごとに適応を検討すべき，としている[20]。

おわりに

β-ラクタム薬の持続投与/投与時間延長およびTDMの理論的背景と現状のエビデンスについて解説した。有効性に関連する因子が多く存在するため，患者ごとに適応を検討していくことが望まれる。

文 献

1. Craig WA. Pharmacokinetic/pharmacodynamic parameters：rationale for antibacterial dosing of mice and men. Clin Infect Dis 1998；26：1-10.
　　　　　　　　　　　　　　　　PMID：9455502
2. Veiga RP, Paiva JA. Pharmacokinetics-pharmacodynamics issues relevant for the clinical use of beta-lactam antibiotics in critically ill patients. Crit Care 2018；22：233.　　　PMID：30244674
3. Guilhaumou R, Benaboud S, Bennis Y, et al. Optimization of the treatment with beta-lactam antibiotics in critically ill patients—guidelines from the French Society of Pharmacology and Therapeutics (Société Française de Pharmacologie et Thérapeutique-SFPT) and the French Society of Anaesthesia and Intensive Care Medicine (Société Française d'Anesthésie et Réanimation-SFAR). Crit Care 2019；23：104.　　　PMID：30925922
4. Roberts JA, Paul SK, Akova M, et al. DALI：defin-

ing antibiotic levels in intensive care unit patients: are current β-lactam antibiotic doses sufficient for critically ill patients? Clin Infect Dis 2014; 58: 1072-83. PMID: 24429437
5. Udy AA, Roberts JA, Lipman J. Clinical implications of antibiotic pharmacokinetic principles in the critically ill. Intensive Care Med 2013; 39: 2070-82. PMID: 24045886
6. Roberts JA, Abdul-Aziz MH, Lipman J, et al. Individualised antibiotic dosing for patients who are critically ill: challenges and potential solutions. Lancet Infect Dis 2014; 14: 498-509. PMID: 24768475
7. Taccone FS, Laterre PF, Dugernier T, et al. Insufficient β-lactam concentrations in the early phase of severe sepsis and septic shock. Crit Care 2010; 14: R126. PMID: 20594297
8. Ulldemolins M, Roberts JA, Rello J, et al. The effects of hypoalbuminaemia on optimizing antibacterial dosing in critically ill patients. Clin Pharmacokinet 2011; 50: 99-110. PMID: 21142293
9. Mahmoud SH, Shen C. Augmented renal clearance in critical illness: an important consideration in drug dosing. Pharmaceutics 2017; 9: 36. PMID: 28926966
10. Cook AM, Hatton-Kolpek J. Augmented renal clearance. Pharmacotherapy 2019; 39: 346-54. PMID: 30723936
11. Hefny F, Stuart A, Kung JY, et al. Prevalence and risk factors of augmented renal clearance: a systematic review and meta-analysis. Pharmaceutics 2022; 14: 445. PMID: 35214177
12. Udy AA, Varghese JM, Altukroni M, et al. Subtherapeutic initial β-lactam concentrations in select critically ill patients: association between augmented renal clearance and low trough drug concentrations. Chest 2012; 142: 30-9. PMID: 22194591
13. Crass RL, Rodvold KA, Mueller BA, et al. Renal dosing of antibiotics: are we jumping the gun? Clin Infect Dis 2019; 68: 1596-602. PMID: 30219824
14. Fiore M, Peluso L, Taccone FS, et al. The impact of continuous renal replacement therapy on antibiotic pharmacokinetics in critically ill patients. Expert Opin Drug Metab Toxicol 2021; 17: 543-54. PMID: 33733979
15. Roberts JA, Joynt GM, Lee A, et al. The effect of renal replacement therapy and antibiotic dose on antibiotic concentrations in critically ill patients: data from the multinational sampling antibiotics in renal replacement therapy study. Clin Infect Dis 2021; 72: 1369-78. PMID: 32150603
16. Cheng V, Abdul-Aziz MH, Roberts JA, et al. Overcoming barriers to optimal drug dosing during ECMO in critically ill adult patients. Expert Opin Drug Metab Toxicol 2019; 15: 103-12. PMID: 30582435
17. Shekar K, Abdul-Aziz MH, Cheng V, et al. Antimicrobial exposures in critically ill patients receiving extracorporeal membrane oxygenation. Am J Respir Crit Care Med 2023; 207: 704-20. PMID: 36215036
18. Carlier M, Dumoulin A, Janssen A, et al. Comparison of different equations to assess glomerular filtration in critically ill patients. Intensive Care Med 2015; 41: 427-35. PMID: 25619485
19. Baptista JP, Udy AA, Sousa E, et al. A comparison of estimates of glomerular filtration in critically ill patients with augmented renal clearance. Crit Care 2011; 15: R139. PMID: 21651804
20. Hong LT, Downes KJ, FakhriRavari A, et al. International consensus recommendations for the use of prolonged-infusion beta-lactam antibiotics: endorsed by the American College of Clinical Pharmacy, British Society for Antimicrobial Chemotherapy, Cystic Fibrosis Foundation, European Society of Clinical Microbiology and Infectious Diseases, Infectious Diseases Society of America, Society of Critical Care Medicine, and Society of Infectious Diseases Pharmacists. Pharmacotherapy 2023; 43: 740-77. PMID: 37615245
21. MacVane SH, Kuti JL, Nicolau DP. Prolonging β-lactam infusion: a review of the rationale and evidence, and guidance for implementation. Int J Antimicrob Agents 2014; 43: 105-13. PMID: 24359838
22. Evans L, Rhodes A, Alhazzani W, et al. Surviving sepsis campaign: international guidelines for management of sepsis and septic shock 2021. Intensive Care Med 2021; 47: 1181-247. PMID: 34599691
23. 志馬伸朗, 中田孝明, 矢田部智昭ほか. 日本版敗血症診療ガイドライン2024. 日集中医誌 2024; 31: S1165-313.
24. Monti G, Bradic N, Marzaroli M, et al. Continuous vs intermittent meropenem administration in critically ill patients with sepsis: the MERCY randomized clinical trial. JAMA 2023; 330: 141-51. PMID: 37326473
25. Dulhunty JM, Brett SJ, De Waele JJ, et al. Continuous vs intermittent β-lactam antibiotic infusions in critically ill patients with sepsis: the BLING III randomized clinical trial. JAMA 2024; 332: 629-37. PMID: 38864155
26. Abdul-Aziz MH, Sulaiman H, Mat-Nor MB, et al. Beta-lactam infusion in severe sepsis (BLISS): a prospective, two-centre, open-labelled randomised controlled trial of continuous versus intermittent beta-lactam infusion in critically ill patients with severe sepsis. Intensive Care Med 2016; 42: 1535-45. PMID: 26754759
27. Dulhunty JM, Roberts JA, Davis JS, et al. A multicenter randomized trial of continuous versus intermittent β-lactam infusion in severe sepsis. Am J Respir Crit Care Med 2015; 192: 1298-305. PMID: 26200166
28. Abdul-Aziz MH, Hammond NE, Brett SJ, et al. Prolonged vs intermittent infusions of β-lactam antibiotics in adults with sepsis or septic shock: a systematic review and meta-analysis. JAMA 2024; 332: 638-48. PMID: 38864162
29. Imani S, Buscher H, Marriott D, et al. Too much of a good thing: a retrospective study of β-lactam concentration-toxicity relationships. J Antimicrob Chemother 2017; 72: 2891-7. PMID: 29091190
30. Gatti M, Cojutti PG, Pea F. Impact of attaining aggressive vs conservative PK/PD target on the clinical efficacy of beta-lactams for the treatment of Gram-negative infections in the critically ill patients: a systematic review and meta-analysis. Crit Care 2024; 28: 123. PMID: 38627763
31. Karaba SM, Cosgrove SE, Lee JH, et al. Extended-infusion β-lactam therapy, mortality, and subsequent antibiotic resistance among hospitalized adults with Gram-negative bloodstream infections. JAMA Netw Open 2024; 7: e2418234. PMID: 38954416

32. An G, Creech CB, Wu N, et al. Evaluation of empirical dosing regimens for meropenem in intensive care unit patients using population pharmacokinetic modeling and target attainment analysis. Antimicrob Agents Chemother 2023 ; 67 : e0131222. PMID : 36622154
33. Asín-Prieto E, Rodríguez-Gascón A, Trocóniz IF, et al. Population pharmacokinetics of piperacillin and tazobactam in critically ill patients undergoing continuous renal replacement therapy : application to pharmacokinetic/pharmacodynamic analysis. J Antimicrob Chemother 2014 ; 69 : 180-9. PMID : 23908259
34. Joukhadar C, Frossard M, Mayer BX, et al. Impaired target site penetration of beta-lactams may account for therapeutic failure in patients with septic shock. Crit Care Med 2001 ; 29 : 385-91. PMID : 11246321
35. Drwiega EN, Rodvold KA. Penetration of antibacterial agents into pulmonary epithelial lining fluid : an update. Clin Pharmacokinet 2022 ; 61 : 17-46. PMID : 34651282
36. Benítez-Cano A, Luque S, Sorlí L, et al. Intrapulmonary concentrations of meropenem administered by continuous infusion in critically ill patients with nosocomial pneumonia : a randomized pharmacokinetic trial. Crit Care 2020 ; 24 : 55. PMID : 32066497
37. Berthoin K, Le Duff CS, Marchand-Brynaert J, et al. Stability of meropenem and doripenem solutions for administration by continuous infusion. J Antimicrob Chemother 2010 ; 65 : 1073-5. PMID : 20176578
38. Jenkins A, Jamieson C, Santillo M. Systematic review of room temperature stability of key beta-lactam antibiotics for extended infusions in inpatient settings. Eur J Hosp Pharm 2023 ; 31 : 2-9. PMID : 37848286
39. De Waele JJ, Lipman J, Carlier M, et al. Subtleties in practical application of prolonged infusion of β-lactam antibiotics. Int J Antimicrob Agents 2015 ; 45 : 461-3. PMID : 25749200
40. Barton G, Rickard CM, Roberts JA. Continuous infusion of beta-lactam antibiotics in critically ill patients with sepsis : implementation considerations. Intensive Care Med 2024 ; 50 : 2150-3. PMID : 39311902
41. Williams PG, Tabah A, Cotta MO, et al. International survey of antibiotic dosing and monitoring in adult intensive care units. Crit Care 2023 ; 27 : 241. PMID : 37331935
42. Roberts JA, Ulldemolins M, Roberts MS, et al. Therapeutic drug monitoring of beta-lactams in critically ill patients : proof of concept. Int J Antimicrob Agents 2010 ; 36 : 332-9. PMID : 20685085
43. Hagel S, Bach F, Brenner T, et al. Effect of therapeutic drug monitoring-based dose optimization of piperacillin/tazobactam on sepsis-related organ dysfunction in patients with sepsis : a randomized controlled trial. Intensive Care Med 2022 ; 48 : 311-21. PMID : 35106617
44. Pai Mangalore R, Ashok A, Lee SJ, et al. Beta-lactam antibiotic therapeutic drug monitoring in critically ill patients : a systematic review and meta-analysis. Clin Infect Dis 2022 ; 75 : 1848-60. PMID : 35731853
45. Ewoldt TMJ, Abdulla A, Rietdijk WJR, et al. Model-informed precision dosing of beta-lactam antibiotics and ciprofloxacin in critically ill patients : a multicentre randomised clinical trial. Intensive Care Med 2022 ; 48 : 1760-71. PMID : 36350354
46. Pai Mangalore R, Peel TN, Udy AA, et al. The clinical application of beta-lactam antibiotic therapeutic drug monitoring in the critical care setting. J Antimicrob Chemother 2023 ; 78 : 2395-405. PMID : 37466209
47. Carlier M, Stove V, Wallis SC, et al. Assays for therapeutic drug monitoring of β-lactam antibiotics : a structured review. Int J Antimicrob Agents 2015 ; 46 : 367-75. PMID : 26271599
48. Abdulla A, van den Broek P, Ewoldt TMJ, et al. Barriers and facilitators in the clinical implementation of beta-lactam therapeutic drug monitoring in critically ill patients : a critical review. Ther Drug Monit 2022 ; 44 : 112-20. PMID : 34798631
49. Ohtsuki T, Huang Y, Kamiya A, et al. Development of an HPLC method using relative molar sensitivity for the measurement of blood concentrations of nine pharmaceutical compounds. J Pharm Health Care Sci 2024 ; 10 : 35. PMID : 38970102
50. Abdul-Aziz MH, Alffenaar JC, Bassetti M, et al. Antimicrobial therapeutic drug monitoring in critically ill adult patients : a position paper. Intensive Care Med 2020 ; 46 : 1127-53. PMID : 32383061

利益相反（COI）：なし

MEDSiの新刊

2週間でエコー走査の基本をマスターできる
がっくんといっしょ エコー解剖のひろば

↑詳しくは

- 著：石田 岳　函館おおむら整形外科病院
- 定価4,180円（本体3,800円＋税10%）
- B5　●頁160　●図146　●2025年　●ISBN978-4-8157-3127-4

▶多数のエコー解剖セミナーを実施してきた"がっくん"が丁寧に教える初学者のための指南書。初学者が陥りやすい失敗とその克服法を、67本の充実した付属動画をみながら自分の前腕をフルに使って学べる。ハンズオンセミナーの予習に最適。麻酔科医、整形外科医や理学療法士などエコー装置を診療に用いる医療従事者必携。

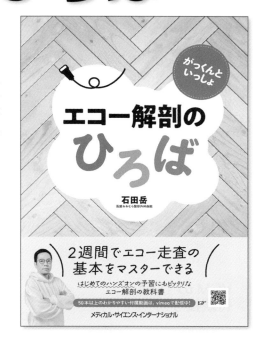

目次
- Day0　本書で学習するみなさんへ
- Day1　触ってみなくちゃわからない：エコーの準備とプローブの持ち方
- Day2　前腕世界一周：短軸像について学ぶ
- Day3　エコー解剖の奥義：プローブを速く動かす
- Day4　プローブを速く細かく動かす：前腕世界一周 Complete Edition♪
- Day5　広い視野を確保する：エコーの深度
- Day6　構造物同士の関係性
- Day7　筋内腱を狙え！：構造物を見失わないためのテクニック
- Day8　LAT. 43° Nの恋：構造物を2点で捉える
- Day9　体表解剖を利用する：あなたとわたしの甘い関係
- Day10　テキトーに動かすだけ：起始と停止から読み解く動作
- Day11　短軸から長軸へ：ローテーションについて学ぶ
- Day12　プローブのさまざまな走査法：チルト，ロッキング，コンプレッション
- Day13　患者さんにプローブを当てる
- Day14　穿刺のお作法
- おわりに　幸せについて

好評関連書

NYSORA Hadzic's 超音波ガイド下 末梢神経ブロックと解剖

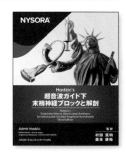

- 監訳／訳：村田寛明・森本康裕　●定価 19,800 円（本体 18,000 円＋税 10%）
- A4変　●頁424　●図364　●2024年　●ISBN978-4-8157-3103-8

運動器超音波ガイド下 治療・手術

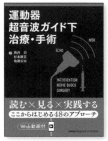

- 編集：熊井 司・杉本勝正・佐藤公治　●定価 10,450 円（本体 9,500 円＋税 10%）
- B5変　●頁340　●写真600・カラー図200　●2023年　●ISBN978-4-8157-3087-1

MEDSi メディカル・サイエンス・インターナショナル
113-0033 東京都文京区本郷1-28-36鳳明ビル
TEL 03-5804-6051　FAX 03-5804-6055
https://www.medsi.co.jp　E-mail info@medsi.co.jp

特集 ICUにおける抗菌薬：new era strategy　コラム

バンコマイシンの持続投与
過大腎クリアランス患者には有効か？

尾田 一貴 ODA, Kazutaka
熊本大学病院 薬剤部

はじめに

バンコマイシン（VCM）は腎毒性を伴うため，治療薬物モニタリング therapeutic drug monitoring（TDM）が推奨されており，近年は持続投与の有益性が検討されている。近年の系統的レビュー・メタ解析では，間欠投与よりも持続投与が腎毒性および目標濃度達成のばらつきを抑えることが示された。2020年の米国 VCM の TDM ガイドライン[1]では，持続投与が「間欠投与では目標血中濃度時間曲線下面積 area under the blood concentration time curve（AUC）が達成困難な場合」に間欠投与の代替手段とされているが，具体的な適応は明確に示されてはない。特に腎機能が高い患者では持続投与が有効と考えられる。

キーワード
治療薬物モニタリング（TDM）
間欠投与 vs. 持続投与
過大腎クリアランス（ARC）
血中濃度時間曲線下面積（AUC）

VCM の TDM と持続投与

VCM は，メチシリン耐性黄色ブドウ球菌 methicillin-resistant Staphylococcus aureus（MRSA）感染症に対する第一選択薬として使用されている[2]。VCM は濃度依存性の腎毒性を示すために，血中濃度を測定しながら個別に投与量を調節する TDM が推奨される[1,3]。特に感染症患者は複数の腎障害リスクを保有することから，腎毒性を最小化するために，VCM の TDM はさまざまな工夫が展開されてきた。その1つに持続投与が挙げられる。

VCM の持続投与の変遷と適応

VCM の抗微生物効果は，ここ20年余りの臨床研究からは濃度依存性（特に AUC）と報告されている（図1）。しかし，そもそもの VCM の抗微生物効果は，in vitro では時間依存性である[4]ために，持続投与は MRSA の最小発育阻止濃度 minimum inhibitory concentration（MIC）を上回る濃度を安定して維持する目的で研究が進められてきた。

1995年に Wysocki ら[5]は，初めて ICU 患者を対象とした間欠投与との比較試験*1 を報告した。実は，日本からも1994年に後向き観察研究[6]が邦文で報告されている。これら間欠投与と持続投与の比較試験では，いずれも症例数が少数であったものの，持続投与に有益性がある可能性が示された。

図1　間欠投与と持続投与における血中濃度時間曲線下面積（AUC）の比較
間欠投与時（A）では曲線が関係するために面積の算出に工夫（2点採血による Bayes 推定法など）を要する。一方で，持続投与時（B）では長方形となるために面積の算出が容易（1点採血による濃度×24の式）となる。

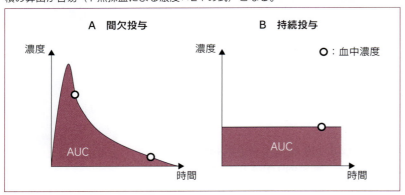

*1 後ろ向き観察研究，マッチングなし。
*2 末梢挿入中心静脈カテーテル（PICC）など含む。

Wysockiら[7]は，2001年にさらに無作為化比較試験（RCT）を報告した。治療効果および安全性には有意差は認めなかったものの，その95％信頼区間は広かったために，持続投与を否定する結果とは言えなかった。一方で，持続投与はTDMのための採血数や投与量のばらつき，さらには医療費を減少させたことを示した。

それから臨床試験が相次いで報告されるようになり，その総まとめとして2019年と2020年に報告された系統的レビュー・メタ解析[8〜10]では，間欠投与と比較して持続投与のほうが腎毒性を軽減し，目標濃度達成におけるばらつきが有意に小さくなることが示された。

このような変遷を経て，2020年に公開されたVCMのTDMガイドライン[1]には，VCMの持続投与は「目標AUCが達成困難な場合の合理的な代替方法」として紹介された。

以上をまとめると，VCMの持続投与は，腎毒性を軽減するために提案されるといってよい。しかし「目標AUCが達成困難な場合」については，より具体的に明らかにする必要がある。

目標AUCが達成困難な場合とは？

目標AUCが達成困難な場合として，AUCの推定精度が低い場合が挙げられる。Suzukiら[11]は，クレアチニンクリアランス（CCr）≧110 mL/minの場合には，間欠投与時に1点採血のトラフ値ではAUCの推定精度が低いと考えられることを報告した。CCrが大きい場合にAUCの推定精度が低いのは，炎症極大時の過大腎クリアランスaugmented renal clearance（ARC）に依存しているかもしれない[12]。故に，CCrがよい患者は，VCMの持続投与のよい適応となろう。ただし，血管外漏出の懸念から，末梢からの持続投与は推奨されていない[1]。点滴ルートが複雑で配合変化が懸念される場合にも，推奨はされないであろう。

腎毒性リスクを保有する場合，VCM持続投与は行えるか？

日本のTDMガイドライン[3]では，推算糸球体濾過量（eGFR）が30 mL/min/1.73 m² 未満の場合に腎毒性リスクが上昇することが示されている。ほかにも，T/Pや利尿薬併用などによる腎毒性リスク[3]も報告されている。

腎毒性リスクを保有する場合，一般的には他剤（テイコプラニンやダプトマイシンなどを含む）への変更を考慮すると思われる。しかし，MRSA以外への適応の問題や医薬品採用・在庫状況，アレルギー問題からVCMを選択せざるを得ないときには，より安全な投与方法を求めて持続投与を選択することは理解できる。

間欠投与 vs. 持続投与の議論において，これまでのエビデンスからは間欠投与を選択するメリットは少なく，中心静脈ルート*2が確保されているのであれば，持続投与の適応となるかもしれない。あえて中心静脈ルートを確保してまで持続投与を選択するメリットは明らかではない。末梢投与となるなら，血中濃度測定のポイントを多くした間欠投与で開始せざるを得ないと思われる。

持続投与の用法・用量

症例
リンパ腫治療中の20歳代の男性患者（実体重60 kg）が，カテーテル関連血流感染症（CRBSI）を発症した（Day 0）。血液培養からブドウ球菌を検出したために（のちにMRSAと判明），カテーテル抜去のうえ，VCMの投与となった。39℃を超える高熱を認め，計算上のCCrは147 mL/minであったことからARCを懸念し，持続投与を選択した。

初回20 mg/kg（1200 mg）を1.5時間で投与し，その投与終了後より，2000 mgを400 mL生理食塩液で調整したVCM溶液を32 mL/hr（＝3840 mg/日）で持続投与を開始したものの，Day 1の濃度は14μg/mL（AUC 336μg・hr/mL）であった。そこで目標AUCに到達させるために，投与速度を40 mL/hr（＝4800 mg/日）に調節すると，Day 4の濃度は18μg/mL（AUC 432μg・hr/mL）となった。その後，2週間の治療が継続され，腎障害を起こすことなく治癒に至った。

本症例は20代と若く，腎機能は正常であったことから，十分な腎臓の予備能力があったと考えられる。故に，今回のような感染症に至り，血行動態がダイナミックに変動した結果，ARCに至ったと考えるのが合理的である。このような場合，VCMは増量が必要と考えられるが，TDMガイドライン[1,3]では，安全性が確認されていないとの理由から3〜4 g/日を超える投与量は推奨されていない。ただし，これら高用量による安全性の懸念は間欠投与による報告に基づくため，正確にAUCを推定できれば安全[3]となる可能性も示され

*3 ARCの定義としては種々あるが，本稿ではARCの定義よりもAUC推定精度に懸念が示された先行研究[11]を参考とした。

ている。故に，高用量投与の場合に，持続投与は適していると考えられる。

持続投与の用法用量については，VCMのTDMガイドライン[1]が参考となる。

まず初回負荷投与として15～20 mg/kgを適用し，投与終了後に1日量として30～40 mg/kg（最大量として60 mg/kg）が提案されている。しかし，ARCを懸念する本症例，つまりCCrが147 mL/minであり，110 mL/min*3を超えており，30～40 mg/kgという通常量では十分な血中濃度を維持できないために，最大量の60 mg/kgを適用した。

続いて，持続投与における目標濃度の設定では，VCMのTDMガイドライン[1]では20～25μg/mLが推奨されている。しかし，この濃度範囲は，AUCとして480～600μg・hr/mLに該当し，そもそもガイドライン[1,2]で推奨しているAUC（400～600μg・hr/mL）よりも，なぜか狭い範囲である。AUC 400～600μg・hr/mLに該当する血中濃度範囲は16.7（≒17）～25μg/mLであり，この濃度範囲を採用している論文[13]も認められ，より合理的と思われ，本症例においても18μg/mLを目標とした。

しかし本症例の初回TDM結果は，目標AUCに届かなかった。そこで直ちにVCM溶液を作り直すことなく，投与速度を32 mL/hrから40 mL/hrに変更して増量したが，これは持続投与における効率性の一端である。

また，AUCの計算にソフトウェアを必要としない点も，持続投与の長所と言える。持続投与における1日当たりのAUCの計算は，測定濃度×24で求められる。24とは24時間のことであり，仮に半日当たりのAUCが必要であれば，測定濃度×12で求められる。

目標濃度やAUCの調節は必要なのか？

現時点で入手できるエビデンスからは，原因菌やその感受性（MIC），病態による目標AUCの調節は推奨に至らない。ただし，MRSAのMICが2μg/mLである場合は，VCM以外の抗MRSA薬へ変更すること[1,3]が提案されており，それは間欠投与時の対応と大きく変わることはない。

VCMの主な適応菌種としては，MRSAのほかに，メチシリン耐性コアグラーゼ陰性ブドウ球菌methicillin-resistant coagulase-negative Staphylococci（MRCNS），*Enterococcus faecium* をはじめとしたアンピシリン耐性腸球菌が考えられる。2024年に報告された系統的レビュー[14]では，腸球菌に関する30日死亡率に対するAUC/MICのカットオフ値として389～400が示された。さらなる報告が待たれるものの，今のところ目標AUCは菌種にかかわらず400～600μg・hr/mLとして対応するほうが合理性がある。

また，MRCNSや腸球菌は，MRSAと比較してMICが高い株の頻度が高く，MIC＞1μg/mLの株の場合，MRSAと同様に他の抗MRSA薬に変更することも考えられる。しかし，MRCNSや腸球菌は，MRSAよりも毒性が低いため，少なくとも十分にソースコントロールがなされており，患者因子として重篤な免疫不全がなければ，VCMでの治療は十分に達成されると思われる。

筆者の意見と今後の展望

重要なことは，これまでの持続投与 vs. 間欠投与の比較研究では，間欠投与の目標トラフ値をおおむね15～20μg/mLとしていることである。しかし，この目標トラフ値は腎毒性が高いことから否定されている[1,3,15～17]ため，対照群（間欠投与群）の目標値としては不適切である。故に，VCMの持続投与から得られる真の恩恵は，今後の適切なAUC-guided dosingによるRCTが不可欠と言える。

おわりに

以上，現状のエビデンスをもって，VCMの持続投与は，腎毒性を軽減し，目標濃度達成率の向上，投与量や濃度のばらつきを抑えるために，ARCが考えられる患者において有益である可能性が考えられる。

文献

1. Rybak MJ, Le J, Lodise TP, et al. Therapeutic monitoring of vancomycin for serious methicillin-resistant *Staphylococcus aureus* infections: a revised consensus guideline and review by the American Society of Health-system Pharmacists, the Infectious Diseases Society of America, the Pediatric Infectious Diseases Society, and the Society of Infectious Diseases Pharmacists. Clin Infect Dis 2020; 71: 1361-64. PMID: 32658968
2. Liu C, Bayer A, Cosgrove SE, et al. Clinical practice guidelines by the Infectious Diseases Society of America for the treatment of methicillin-resistant *Staphylococcus aureus* infections in adults and children. Clin Infect Dis 2011; 52: e18-55. PMID: 21208910
3. Matsumoto K, Oda K, Shoji K, et al. Clinical practice guidelines for thera-

peutic drug monitoring of vancomycin in the framework of model-informed precision dosing: a consensus review by the Japanese Society of Chemotherapy and the Japanese Society of Therapeutic Drug Monitoring. Pharmaceutics 2022; 14: 489.
　　　　　　　　　PMID: 35335866
4. Cantoni L, Glauser MP, Bille J. Comparative efficacy of daptomycin, vancomycin, and cloxacillin for the treatment of *Staphylococcus aureus* endocarditis in rats and role of test conditions in this determination. Antimicrob Agents Chemother 1990; 34: 2348-53.　　　PMID: 1965105
5. Wysocki M, Thomas F, Wolff MA, et al. Comparison of continuous with discontinuous intravenous infusion of vancomycin in severe MRSA infections. J Antimicrob Chemother 1995; 35: 352-4.　　　PMID: 7759402
6. 加藤研一, 上殿泰成, 赤堀道也ほか. Methicillin resistant *Staphylococcus aureus* 感染症に対する vancomycin 持続投与の有用性と安全性. Chemotherapy 1994; 42: 729-34.
7. Wysocki M, Delatour F, Faurisson F, et al. Continuous versus intermittent infusion of vancomycin in severe *Staphylococcal* infections: prospective multicenter randomized study. Antimicrob Agents Chemother 2001; 45: 2460-7.
　　　　　　　　　PMID: 11502515
8. van Maarseveen EM, Gipmans SGH, van Zanten ARH. Exposure variability and target attainment of vancomycin: a systematic review comparing intermittent and continuous infusion. Ther Drug Monit 2020; 42: 381-91.
　　　　　　　　　PMID: 32432845
9. Flannery AH, Bissell BD, Bastin MT, et al. Continuous versus intermittent infusion of vancomycin and the risk of acute kidney injury in critically ill adults: a systematic review and meta-analysis. Crit Care Med 2020; 48: 912-8.　　　　　　　　PMID: 32317590
10. Gwee A, Cranswick N, McMullan B, et al. Continuous versus intermittent vancomycin infusions in infants: a randomized controlled trial. Pediatrics 2019; 143: e20182179.
　　　　　　　　　PMID: 30700564
11. Suzuki A, Samura M, Ishigo T, et al. Identification of patients who require two-point blood sampling for the peak and trough values rather than one-point blood sampling for the trough value for the evaluation of AUC of vancomycin using bayesian estimation. Pharm Res 2024; 41: 2161-71.
　　　　　　　　　PMID: 39433691
12. Udy AA, Roberts JA, Boots RJ, et al. Augmented renal clearance: implications for antibacterial dosing in the critically ill. Clin Pharmacokinet 2010; 49: 1-16.　　　PMID: 20000886
13. Gilliam D, Acosta D, Carvour ML, et al. Retrospective review of intermittent and continuous infusion vancomycin for methicillin-resistant *Staphylococcus aureus* bacteremia. Eur J Clin Pharmacol 2024; 80: 75-81.
　　　　　　　　　PMID: 37897529
14. Katip W, Lee SWH, Kasatpibal N, et al. Systematic review and meta-analysis of vancomycin therapeutic level for treatment of vancomycin-sensitive enterococcal infections. Br J Clin Pharmacol 2024. [Epub ahead of print]
　　　　　　　　　PMID: 39648680
15. Rybak M, Lomaestro B, Rotschafer JC, et al. Therapeutic monitoring of vancomycin in adult patients: a consensus review of the American Society of Health-System Pharmacists, the Infectious Diseases Society of America, and the Society of Infectious Diseases Pharmacists. Am J Health Syst Pharm 2009; 66: 82-98.　　PMID: 19106348
16. Oda K, Jono H, Nosaka K, et al. Reduced nephrotoxicity with vancomycin therapeutic drug monitoring guided by area under the concentration-time curve against a trough 15-20 μg/mL concentration. Int J Antimicrob Agents 2020; 56: 10610.
　　　　　　　　　PMID: 32721597
17. Abdelmessih E, Patel N, Vekaria J, et al. Vancomycin area under the curve versus trough only guided dosing and the risk of acute kidney injury: systematic review and meta-analysis. Pharmacotherapy 2022; 42: 741-53.
　　　　　　　　　PMID: 35869689

利益相反（COI）：なし

MEDSiの好評書

救急×画像診断のエキスパートが 救急画像のコツを教えます！

研修医・当直医のための
救急画像読影ガイド
危機的な所見を見逃さないために

- 著：船曳知弘　藤田医科大学病院 高度救命救急センター長／救急科教授
- 定価5,720円（本体5,200円＋税10%）
- B5変　●頁280　●図・写真790　●表6
- ISBN978-4-8157-3116-8

▶救急と画像診断のエキスパートによる救急診療における画像所見の読影法を示した指南書。使用頻度の高い単純X線写真やCTを中心に、見逃してはいけない病態と疾患の撮影・読影・対応のポイントを解説。改訂にともない若手医師が知っておくべき「外傷」を新規構成、「救急領域での感染対策」「超音波検査」「ECMO」を追加し、タイトルを一新。　※『救急画像診断「超」入門』より改題

目次
- PartⅠ　画像検査の基本
- PartⅡ　画像検査の実践
- PartⅢ　救急診療における危機的な疾患

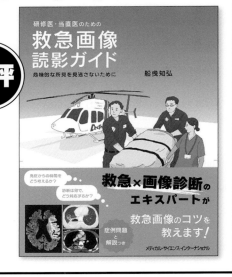

Ai（オートプシー・イメージング）の素朴な疑問に答えます！

実践死亡時画像診断（Ai）
教科書では学べないAiの進め方

- 編集：塩谷清司　聖隷富士病院 放射線科 部長／医療安全管理室 室長
- 　　　髙橋直也　新潟大学大学院保健学研究科 教授／新潟大学医歯学総合研究科死因究明教育センター 副センター長
- 定価5,830円（本体5,300円＋税10%）
- B5変　●頁200　●写真424　●図4　●表3
- ISBN978-4-8157-3114-4

▶死亡時画像診断（Ai：オートプシー・イメージング）を全4章の構成で網羅的に解説した実践書。第1章では「総論：読影に必要な基礎知識」として、死後変化、蘇生術後変化、死後画像の読影について解説。第2、3章は画像診断、病理学、法医学の専門家が50の症例を独自の視点から解説した「Ai症例集（内因死・外因死）」。第4章では「FAQ：Aiに関するよくある質問と答え」として、70の質問を収載。

目次
- 第1章　総論：読影に必要な基礎知識
- 第2章　各論：Ai症例集―内因死
- 第3章　各論：Ai症例集―外因死
- 第4章　FAQ：Aiに関するよくある質問と答え

MEDSi　メディカル・サイエンス・インターナショナル
113-0033 東京都文京区本郷1-28-36鳳明ビル
TEL 03-5804-6051　FAX 03-5804-6055
https://www.medsi.co.jp
E-mail info@medsi.co.jp

特集 ICUにおける抗菌薬：new era strategy

予防的抗菌薬
ICUでのエビデンスに基づく予防的抗菌薬投与戦略

脇本 優司 WAKIMOTO, Yuji
日立総合病院 救急集中治療科
岡本 耕 OKAMOTO, Koh
東京科学大学病院 感染症内科・感染制御部

はじめに

ICUに入室する患者は年々増加傾向にあり、その理由は、予定手術後、心停止蘇生後、敗血症など多岐にわたる。術後患者では、手術部位感染症 surgical site infection（SSI）は一定程度で発症する合併症である。また、ICUで治療を受けること自体も、人工呼吸器関連肺炎 ventilator associated pneumonia（VAP）をはじめとするその他の医療関連感染症のリスクでもある。一方でICUに入室する患者の背景も年々複雑化しており、血液悪性腫瘍を有する患者、造血幹細胞移植後患者、固形臓器移植後患者など、免疫不全を有する患者も増えている。

本稿では、SSI、VAP、および免疫不全患者の感染症に対する一次予防目的の抗ウイルス薬や抗真菌薬を含む抗微生物薬について、集中治療医が知っておきたい内容を概説する。

キーワード
周術期抗菌薬
人工呼吸器関連肺炎
免疫不全

手術部位感染症（SSI）

症例1
77歳の男性。糖尿病性腎症に対して維持透析中であり、Stanford A型大動脈解離に対して緊急上行大動脈置換術を行うこととなった。過去の鼻腔培養でメチシリン耐性黄色ブドウ球菌 methicillin-resistant *Staphylococcus aureus*（MRSA）が分離されている。

SSI予防の抗菌薬投与の考え方

日本ICU患者データベース（JIPAD）の2022年度年次レポート[1]によると、予定手術後のICU入室は全入室の52.2%を占めており、周術期はICUにおける抗微生物薬投与の適応として最も多いものの1つである。

SSI予防は、抗菌薬投与の種類やタイミング、一部の縫合糸のコーティング、血糖管理などを含めてバンドル化され[2]、広く実施されている。予防的抗菌薬投与の意義については議論があるものの、2024年発表のメタ解析[3]でも清潔または準清潔な術式においてSSIのオッズ比（OR）0.6〔95%信頼区間（CI）0.53〜0.68〕を有意に低下させ、入院期間が0.91日短縮するという結果が示されており、標準的ケアの一部と考えられている。

感染症診療の原則に則り、予防においても抗菌薬の種類、投与経路、投与量、投与期間の決定が重要である。SSIで原因となる菌は、手術操作部位とその内容、地域の耐性菌の疫学、当該患者の耐性菌保菌状況などにより規定される。したがって、術式ごとに対象部位の常在細菌叢を念頭においた抗菌薬スペクトラムと移行性を考慮した推奨薬がある。国内外の複数の団体がガイドラインを作成しているが、それぞれ地域の疫学や作成者の意見を反映して多少の違いがある。日本化学療法学

表1 代表的な術式における周術期抗菌薬と投与期間

術式	推奨グレード/エビデンスレベル	推奨抗菌薬	投与期間
頸部郭清術	B-Ⅱ	CEZ	24時間
気管切開術	A-Ⅱ	CEZ	24時間以内
冠動脈バイパス術，弁膜症手術	A-Ⅰ	CEZ	48時間
胸部大動脈人工血管置換術	A-Ⅰ	CEZ	48時間
人工物埋入を伴う手術（腹部大動脈瘤人工血管置換術など）	A-Ⅰ	CEZ	24〜48（緊急手術などSSIリスクがある場合72）時間
ステントグラフト内挿術	C1-Ⅲ	CEZ	24時間
肺切除術（開胸）	A-Ⅰ	CEZ, ABPC/SBT	単回〜24時間
胸部食道切除術	C1-Ⅲ	CEZ（胃管，空腸再建） CMZ, CEZ＋MNZ（結腸再建）	単回〜48時間（胃管，空腸再建） 48時間（結腸再建）
結腸切除術（開腹）	A-Ⅰ	CMZ, FMOX, CEZ＋MNZ	単回〜24時間
肝切除術（胆道再建を伴う）	C1-Ⅲ	CMZ, CTM, FMOX, ABPC/SBT	24〜48時間
膵頭十二指腸切除	C1-Ⅲ	CEZ, CTM	48時間
膀胱摘除術＋消化管利用尿路変更術	C1-Ⅲ	CMZ, FMOX, ABPC/SBT	24〜48時間
帝王切開術（膣周辺B群溶連菌陽性または保菌不明時）	C1-Ⅲ	ABPC/SBT	単回
人工関節置換術	A-Ⅰ	CEZ	単回〜48時間
開放骨折（Gustilo分類 typeⅠ, typeⅡで受傷6時間以内）	A-Ⅰ	CEZ	48時間以内
開放骨折（Gustilo分類 typeⅢAで受傷6時間以内）	A-Ⅰ	CEZ＋GM, CTRX, 土壌汚染 ABPC/SBT	48〜72時間以内
開頭術（脳動脈瘤クリッピング術，血腫除去術など）	A-Ⅰ	CEZ	24〜48時間

CEZ：セファゾリン，ABPC/SBT：アンピシリン/スルバクタム，CMZ：セフメタゾール，MNZ：メトロニダゾール，FMOX：フロモキセフ，CTM：セフォチアム，GM：ゲンタマイシン，CTRX：セフトリアキソン
文献4より作成

会と日本外科感染症学会による術後感染予防抗菌薬適正使用のための実践ガイドライン[4]に掲載されている，主な術式ごとの抗菌薬選択およびその投与期間を表1に示す。

耐性菌保菌患者への対応

一般的に使用される予防的抗菌薬に対し，耐性を有する菌の保菌が確認された場合に，同菌を追加でカバーできる抗菌薬を選択すべきかは，想定される菌，背景疾患，術式など複数の要素が関与する。現時点では，よいエビデンスに乏しく，ケースバイケースで決められることも多い。

比較的コンセンサスがあるのはMRSAであるが，それでも多少，差がある。前述の本邦のガイドライン[4]では，適応として①術前MRSA保菌患者（推奨度B-Ⅱ），②手術操作の及ぶ範囲から術前にMRSAが検出（同C1-Ⅲ），③心臓手術，胸部大血管手術，人工関節置換術，脊椎インストゥルメンテーション手術（インプラント挿入）などにおいて，同一施設でMRSAによるSSIの多発発症が認められた場合，一定期間における抗MRSA薬の予防投与の必要性を感染対策チーム（ICT）または感染症の専門家とともに検討する（同C1-Ⅲ）とされている。一方，米国のガイドライン[5]では，①冠動脈バイパス術や弁膜症手術などの開胸術（同C1-Ⅲ），②腹部大動脈瘤に対する人工血管置換術（同C1-Ⅲ），③整形外科領域の人工関節置換術

> **臨床メモ　ムピロシン軟膏の鼻腔塗布**
>
> MRSA保菌者に対し、SSI予防目的に術前のMRSA除菌を行うという戦略がある。日本ではMRSA目的にムピロシン軟膏の鼻腔塗布が承認されている。ただし、SSI予防効果の十分なエビデンスがあると言えない（特に前向き比較試験では、産婦人科・脳外科・心臓血管外科領域の3800例以上を組み入れた試験[45]や整形外科領域の1300例以上を組み入れたDECO-SSI試験[46]において、ムピロシン軟膏によるSSI予防効果は示されなかった）、タイミングを含めた具体的なスクリーニングおよび除菌は標準化されていない、除菌による有害事象・コストのデータに乏しいなどの問題があり、国や団体によって推奨が異なる。本邦のMRSA感染症の診療ガイドライン2024[47]においても、どのような患者を対象にMRSAの保菌スクリーニングを行うかについては未解決であると述べつつ、心臓手術、整形外科手術などの清潔手術のMRSA保菌者において、MRSAによるSSIが高率な期間（クラスターなど）やSSI発症のリスクが特に高い患者など、患者が限定されるような条件のもとでの使用を弱く推奨する（推奨グレードC）としている。

（同B-Ⅰ）、脊椎インストゥルメンテーション手術（同A-Ⅱ）を挙げている。上記の術式で緊急手術のように保菌状態が不明な場合の現実的な対応としては、12か月以内の医療曝露歴、介護・療養施設への入所といったMRSA保菌の危険因子を有する場合[6]、施設・地域でのMRSA保菌率が高い場合には、薬剤性腎毒性や薬疹のリスクとのバランスを十分に考慮しつつバンコマイシン（VCM）投与を検討する。

MRSAを念頭におく際も含め、VCMを使用する場合に、予防薬をVCM単剤とするか他剤（例えばβ-ラクタム系抗菌薬）と併用するかもよく出会う問いである。米国のガイドライン[7]では、β-ラクタムアレルギーのためにセファゾリン（CEZ）の使用を避ける場合はVCMの単剤が推奨されている。一方、それ以外の場合、特にメチシリン感受性黄色ブドウ球菌 methicillin-susceptible *Staphylococcus aureus*（MSSA）に対するVCMの有効性が懸念される場合やSSIの原因としてグラム陰性桿菌の関与が多い場合などでは他剤との併用が推奨されている。例えば、フランスや米国からの心臓手術後SSIに関する報告[8,9]では、グラム陰性桿菌が原因菌の20〜40％程度を占めていた。よって、施設の疫学も考慮した抗菌薬選択が重要となる。

VCMを術後48時間投与する場合に血中濃度を測定するべきかは結論が出ていない。ただし、VCMの半減期は腎機能正常の場合に6〜12時間程度とされ、投与間隔が12時間ごとであれば、定常状態は半減期の5倍となる投与開始から30〜60時間後に達すると想定される。そのため、術後48時間以降も投与する予定がなければ血中濃度測定は不要と考えられる。

適切な投与期間

周術期抗菌薬の投与期間は、いまだに施設・担当医によって差が大きい領域かもしれないが、世界的なコンセンサスとしては、多くの手術で開始時の単回投与もしくは術後24時間以内での終了が推奨されている[5,10]。これは投与期間の延長がSSIのリスクを下げないばかりでなく、*Clostridioides difficile*感染症など耐性菌のリスクを上げることが示されているからである[11]。ただ、例外がいくつかある。1つは開心術で、24時間以上の投与で胸骨SSI発症率が低下した[12]。一方、術後48時間以上の投与によってSSI予防効果が示されなかったとするメタ解析[13]もあり、開心術での推奨は術後48時間となっている。

前述の本邦のガイドライン[4]では、心臓外科領域以外では胸部食道切除術、胆道再建を伴う肝切除術、膵頭十二指腸切除、開放骨折などで術後24時間を超える投与期間が推奨されている（表1）。ただし、必ずしも適切な投与期間を決める根拠となる無作為化比較試験（RCT）がすべての術式にあるわけでなく、ガイドライン作成委員の意見に基づき、いく

つかの術式では通常推奨されている期間より長期の投与が推奨されている点には注意が必要である。

症例1の対応

β-ラクタム系抗菌薬に対するアレルギー歴はなく，周術期はVCMとCEZを併用して投与することとした。VCMは術前に1gを投与し，術後48時間以内では腎代替療法を要しなかったため追加投与はせず終了とした。CEZは手術開始時に2gを投与後，以降1回1g 24時間ごととし，術後48時間を目安に投与を終了とした。

人工呼吸器関連肺炎（VAP）

> **症例2**
> 43歳の男性。5mの高さから落下し，外傷性くも膜下出血，脳挫傷による意識障害のため気管挿管・人工呼吸器管理となった。保存的に加療を行い，VAPバンドルに即した看護ケア，理学療法，鎮静管理などを行った。

VAP予防の抗菌薬投与の考え方

VAP発症は，ICU滞在期間，死亡リスク，医療経済学的負荷の増加と関連している[14]。その予防戦略として，カフ圧の調整や「毎日の鎮静の中断」，理学療法のような所謂VAPバンドルが確立している[10]。VAPに対する予防的抗菌薬投与として，静注と吸入（または気管内）投与が検討されてきた。全身投与はβ-ラクタム系抗菌薬が多く，吸入薬ではアミノグリコシド系やコリスチン，セフタジジムなどが報告されている。本稿執筆時点で，院内肺炎，VAP予防のための抗菌薬投与に関するメタ解析は5つ報告されている。

まず，2006年にFalagasら[15]が，吸入または気管内投与によるICUでの院内肺炎の予防効果を検討した。5つのRCTと3つの非RCTを含む計1877例を対象とした解析では，吸入抗菌薬投与群は院内発症オッズが低かった〔OR 0.49（95%CI 0.32〜0.76）〕。一方で，死亡に関しては統計学的有意差がなかった。なお，この研究ではVAP以外の院内肺炎も含まれていた。

近年では，2018年にPóvoaら[16]が，人工呼吸器管理中の症例に限定し，5つのRCTと1つの非RCTを含む計1158例を対象に，吸入薬のVAP予防の有効性を検討した。吸入抗菌薬投与群ではVAP発症のオッズが低かった〔OR 0.53（95%CI 0.34〜0.89）〕が，死亡に関しては有意差がなかった。2019年にCouperら[17]は，院外心停止後のVAP予防に関して8つのコホート研究と3つのRCT（うち1つは院内心停止を含む）を対象に，静注抗菌薬の有効性を検証した。VAP発症予防や死亡に関して静注抗菌薬の有益性は示されなかった。

2023年にZhaら[18]は，4つのコホート研究と9つのRCTを含む計2144例を対象に，ICUでの吸入または静注抗菌薬のVAP予防に対する効果を検討した。吸入投与〔相対リスク（RR）0.70（95%CI 0.59〜0.82）〕および全身投与〔RR 0.46（95%CI 0.35〜0.62）〕いずれもVAPの発症リスク低下に関連していたほか，人工呼吸器管理期間やICU滞在日数の短縮とも関連していた。しかし，死亡に関してはいずれも有意差がなかった。2024年にはHadley-Brownら[19]が，頭部外傷後の症例を対象とした7つのRCT，計835例の，最長72時間のβ-ラクタム系抗菌薬静注投与によるVAP発症予防効果について検討した。この研究でも静注投与はVAPの発症リスク低下〔RR 0.56（95%CI 0.35〜0.89）〕と関連するも，院内死亡や人工呼吸器管理期間，ICU滞在日数で差はなかった。

また近年のRCTとして，2019年に報告された，フランスの16の医療機関で実施された院外心停止蘇生後のVAP予防目的にアモキシシリン/クラブラン酸静注を行ったAN-

THARTIC試験[20]や，2024年に報告された，フランスの8の医療機関で実施された頭部外傷後のVAP予防目的にセフトリアキソン投与が有効であるかを検証したPROPHY-VAP試験[21]がある。いずれも予防的抗菌薬投与はプラセボと比べVAPの発症を低下させたものの，死亡率には有意な効果を示さなかった。ただし，近年のメタ解析でも報告されるように，発熱や膿性痰，胸部画像検査，肺胞洗浄液などの検査によるVAPの診断自体の感度，特異度が十分ではなく[22]，VAPの発症頻度をアウトカムとした研究の結果解釈に注意が必要な点は十分理解しておきたい。

上記の結果をふまえると，頭部外傷後など症例を選べば，吸入もしくは静注抗菌薬投与がVAP発症予防につながる可能性は残る。しかし，人工呼吸器管理期間，院内死亡など，ハードアウトカムへの効果はほぼ示されていない。また，抗菌薬の種類，投与量，投与期間も標準化されていない。さらに実務的な問題として・吸入製剤として本邦で使用可能なのはアミカシンまたはトブラマイシンであるが，それぞれ*Mycobacterium avium* complex感染症，嚢胞性線維症患者の緑膿菌感染症にのみ適応となっており，保険診療での使用は困難である。筆者としては，VAP予防を目的とした抗菌薬投与は現時点で標準的戦略には含まれないと考える。

免疫不全患者の感染症

症例3
42歳の女性。体重45kg，血清クレアチニン値0.49 mg/dL。特発性間質性肺炎に対して脳死ドナーからの両肺移植を実施した。術後経過は良好であり，周術期抗菌薬は終了となった。腸管の問題もないことから移植後の抗微生物薬投与開始が可能な状態となった。

一口に免疫不全といっても，種類や程度により対応は異なる[*1]。よって本稿では，代表的な免疫不全である化学療法に伴う好中球減少症，造血幹細胞移植後，固形臓器移植後，HIV感染症，免疫抑制剤使用中の患者における予防的抗微生物薬の適応について述べる[*2]。

化学療法に伴う好中球減少

固形腫瘍に対する化学療法と血液悪性腫瘍の患者では，好中球減少の期間や，好中球以外の免疫不全の有無などで異なる点が多い。最も重要なのは発熱性好中球減少症（FN）の予防で，通常，好中球減少が7日間を超える特に高リスク症例[23]では，フルオロキノロン系抗菌薬投与が推奨されている[24]。なお，レボフロキサシンは特に腸内細菌叢細菌においても耐性が増しており，耐性率が60%を超える状況でもレボフロキサシン内服によりグラム陰性桿菌菌血症発症率を低下させたという報告もある[25]。好中球減少を伴う急性白血病および骨髄異形成症候群，粘膜障害を伴う自家造血幹細胞移植併用の大量のがん薬物療法では，カンジダを念頭においた抗真菌薬の投与が推奨される。本邦ではフルコナゾール，ボリコナゾール，ミカファンギンが選択肢となる。

単純ヘルペスウイルス（HSV）や水痘・帯状疱疹ウイルス（VZV）およびニューモシスチス肺炎に対する予防は，血液悪性腫瘍患者で必要となるため次項に記載する。

造血幹細胞移植後

造血幹細胞移植後患者では，感染症のリスクは，移植からの経過時間，移植の種類（同種移植は自家移植よりもリスクが高い）などによって異なり，それに対応して予防薬や予防期間も異なる。悪性腫瘍に対する治療を受けている患者および造血幹細胞移植後患者での主要な予防的抗微生物薬を**表2**[23]に示す。

移植後から移植片生着までの期間は，好中球減少およびT細胞やナチュラルキラー

*1 「患者背景をふまえた抗菌薬選択：初期治療開始前の評価のためのストラテジー」（151ページ）参照。

*2 「抗真菌薬：侵襲性真菌感染症治療のためのポイント」（205ページ），「抗ウイルス薬：知っておくべき特徴と使い分け，注意点」（219ページ）参照。

表2 血液悪性腫瘍および造血幹細胞移植後患者における予防的抗微生物薬の適応

対象微生物	予防薬	適応
真菌 （主に酵母様真菌）	フルコナゾール ・腎代替療法では投与量が多くなる ミカファンギン	急性リンパ性白血病 粘膜炎を伴う自家造血幹細胞移植後
糸状菌 （特にAspergillus属）	ポサコナゾール ・CYP3A4阻害作用があるため相互作用に注意 ・注射製剤はスルホブチルエーテルβ-シクロデキストリン（SB-ECD）が含まれ，腎機能障害に注意 ・注射製剤は中心静脈カテーテルから投与 ボリコナゾール ・CYP3A4阻害作用があるため相互作用に注意 ・注射製剤はSBECDが含まれ，腎機能障害に注意 ・QT延長が問題となる場合はイサブコナゾール ・相互作用の問題がある場合はアムホテリシンB製剤	急性骨髄性白血病または骨髄異形成症候群の好中球減少期：好中球減少が解除されるまで。糸状菌への活性が不要な場合はフルコナゾールやミカファンギンでも可 同種造血幹細胞移植後：好中球減少が解除されるまで CD19標的またはB細胞成熟抗原標的治療： 　好中球減少期間が長期化する場合 　過去に同種造血幹細胞移植を行っている場合 　サイトカイン放出症候群または免疫エフェクター細胞関連神経毒性症候群に対し免疫抑制剤を投与中の場合 急性移植片対宿主病（特にグレード3，4）：移植片対宿主病が解除されるまで
Pneumocystis jirovecii	ST合剤1錠/日または1A/日 ・溶解液は1A当たり75 mL必要 ・血球減少，薬疹，高カリウム血症，腎障害に注意 アトバコン ・内服薬のみ	同種造血幹細胞移植後：生着後6か月かつ免疫抑制剤が継続している期間 自家造血幹細胞移植後：移植後3～6か月 キメラ抗原受容体T（CAR-T）細胞療法：免疫抑制剤が継続している期間 急性リンパ性白血病：導入療法から維持療法（anti-leukemic therapy）終了まで アレムツズマブ：アレムツズマブ投与終了2か月かつ末梢血CD4陽性T細胞≧200/μLまで 核酸アナログやその他のT細胞除去療法：治療終了まで テモゾロミド＋放射線療法：治療終了まで
HSV, VZV	アシクロビル，バラシクロビル	低リスク：過去にHSV関連のエピソードがなければ原則不要 　固形腫瘍に対する化学療法 中リスク：治療中はHSVの予防を検討し，免疫抑制剤の状況により延長 　自家造血幹細胞移植後：VZVの予防を移植後6～12か月は検討 　リンパ腫，多発性骨髄腫，慢性リンパ性白血病，プリンアナログによる治療 高リスク： 　急性骨髄性白血病：HSV予防を化学療法および好中球減少期間中 　プロテアソーム阻害薬：VZV予防を化学療法および好中球減少期間中 　アレムツズマブ：HSV予防をアレムツズマブ終了後，最低2か月かつCD4陽性T細胞＞200/μLまで 　同種造血幹細胞移植後：VZV予防を移植後，最低12か月まで 　移植片対宿主病に対して免疫抑制剤を増量した症例
CMV	レテルモビル（予防） ・造血幹細胞移植後の患者かつ予防的投与のみ適応 バルガンシクロビルまたはガンシクロビル（注射製剤） ・予防および治療に投与可能 ・血球減少に注意 マリバビル（先制治療）	同種造血幹細胞移植後：seropositiveの症例で移植後3～6か月まで予防または先制治療を検討 アレムツズマブ：投与終了2か月まで

文献23より作成

(NK) 細胞などからなる細胞性免疫も低下しており，真菌やヘルペスウイルス属ウイルスによる日和見感染症が問題となる。真菌症の一次予防としては，肺アスペルギルス症を念頭にポサコナゾールやボリコナゾール，そしてニューモシスチス肺炎に対する予防（予防薬に関しては後述）が必要となる。HSV, VZV に対してはバラシクロビル，サイトメガロウイルス（CMV）に対しては骨髄毒性が低いとされるレテルモビルが第一選択薬となる[26]。なお，CMV 感染症ではあらかじめ抗ウイルス薬を内服しながら週1回血中ウイルス量をモニタリングする予防戦略と，週1回血中ウイルス量をモニタリングし陽性となった場合に治療を開始する先制治療戦略がある。レテルモビルは HSV や VZV への活性がないことから，アシクロビルまたはバラシクロビルの併用が必要となる。

固形臓器移植後

固形臓器移植後患者では，移植臓器による拒絶反応を抑制するため終生ステロイドやカルシニューリン阻害薬をはじめとする免疫抑制剤が必要となる。移植臓器ごとに推奨される免疫抑制剤の投与量や期間が異なるため，感染症のリスクは移植臓器や移植後の時期によって異なる。

米国移植学会が推奨する主要な予防的抗微生物薬を表3に示す（実際には移植施設によってプロトコルが異なる）[27〜31]。真菌では，肺移植における糸状菌予防が重要で，イトラコナゾール，ボリコナゾールなどが用いられる。ニューモシスチス肺炎の予防には ST 合剤を用いる。CMV 感染症の予防の詳細は紙幅の関係上割愛するが，CMV の再活性化は拒絶反応とも関連するため固形臓器移植後でも重要である。予防戦略と先制治療戦略のいずれもあるが，予防投与としてバルガンシクロビルが用いられることが多い。心臓移植ではトキソプラズマ症が問題となり，ドナー抗体陽性/レシピエント抗体陰性の場合には生涯の ST 合剤内服が検討される。

HIV 感染症

HIV 陽性者の予防は，CD4 陽性 T 細胞数が指標となる。米国国立衛生研究所（NIH）によるガイドライン[32]を参考に，表4に予防の適応をまとめた。HIV 陽性者ではこれらの予防と同時に，抗レトロウイルス療法 antiretroviral therapy（ART）が非常に重要となる。いったん開始された ART は中断なく継続することが原則であるが，ICU 患者では肝障害や腎障害の変動，相互作用による他剤への影響，ART 中断による B 型肝炎の再燃，投与経路や ART の入手可能性など複数の要素を勘案した判断が求められるため，症例ごとに ART 継続の可否を検討する必要がある[33]。

免疫抑制剤使用

膠原病疾患や固形臓器移植後の治療などに導入されるステロイドやカルシニューリン阻害薬をはじめとする免疫抑制剤は，主に T 細胞や NK 細胞からなる細胞性免疫を低下させる。予防の対象となる感染症としては，細胞性免疫の抑制による日和見感染症としてニューモシスチス肺炎，B 型肝炎ウイルス（HBV），HSV，VZV が広く知られている。HSV および VZV に関しては表2を参考にされたい。ニューモシスチス肺炎に関しては，ステロイド投与を行う患者ではプレドニン換算で 20 mg/日を4週間以上[23]の場合に予防を行う。また近年では，急性リンパ性白血病治療に用いられる抗 CD52 モノクローナル抗体であるアレムツズマブ[23]，テモゾロミドと放射線併用療法，フルダラビン/シクロフォスファミド/リツキシマブ[34]の投与でも，ニューモシスチス肺炎のリスクが増加することが報告されており，予防が推奨されている。

ニューモシスチス肺炎予防の第一選択薬は

■表3　固形臓器移植後の患者における予防的抗微生物薬の適応

対象微生物	予防薬	肝移植	腎移植
糸状菌 （特にAspergillus属）	イトラコナゾール，ポサコナゾール，ボリコナゾール，イサブコナゾール（ただしイサブコナゾールは予防に対して保険適用外） 代替：ミカファンギン，リポソーマルアムホテリシンB	移植後14～21日間，下記の場合に予防 ・再移植の症例（2回目以降） ・移植から7日以内に腎代替療法を行う ・開腹や開胸など腹腔や胸部を含む再手術を行う	ルーチンの予防は不要
Pneumocystis jirovecii	ST合剤1錠/日，アトバコン	移植後最低6～12か月	移植後最低6～12か月
HSV，VZV	アシクロビル，バラシクロビル ※ガンシクロビルまたはバルガンシクロビル投与時は不要	HSVまたはVZVが血清学的陽性の場合に短期的に投与	HSVまたはVZVが血清学的陽性の場合に短期的に投与
CMV	ガンシクロビル，バルガンシクロビル，ホスカルネット	D+/R−：3～6か月 R+：3か月	D+/R−：6か月 R+：3か月
トキソプラズマ	ST合剤2錠/日	D+/R−：最低1年間を検討	D+/R−：最低1年間を検討

D：ドナー，R：レシピエント，血清学的検査陽性：+，陰性：−。例：D+/R−はドナー側の血清IgG検査が陽性，レシピエント側が陰性。
文献27～31より作成

ST合剤で，2014年に報告されたコクランレビュー[35]では，非HIV陽性者においてST合剤内服によりニューモシスチス肺炎罹患の相対リスクは0.15，つまり85%の予防効果があると報告されている。代替薬はアトバコンであるが，1日当たり約3,000円と薬価が高いことに注意が必要である。

HBVに関しては，化学療法を行う全例でHBs抗原，HBs抗体，HBc抗体でのスクリーニングを行い，HBs抗体またはHBc抗体が陽性の場合にはHBV-DNAを測定することが推奨される[24]。リツキシマブまたはフルダラビンによる治療は再活性化リスクが高いとされ，特にリツキシマブとステロイド併用の場合は劇症化率や死亡率が高い。症例ごとのHBVの感染状況や再活性化リスクに応じて，エンテカビルやテノホビルなどの核酸アナログ投与の検討が推奨される。

液性免疫不全（脾臓摘出，C5阻害薬）

液性免疫は，補体，グロブリン，脾機能が関与する。臨床的には，低補体血症や補体に対する分子標的治療薬導入後（エクリズマブ，スチムリマブ，ラブリズマブなど），低γグロブリン血症，先天性無脾症や脾摘後などが液性免疫不全の原因として挙げられる。液性免疫不全では，莢膜を有する細菌である肺炎球菌や髄膜炎菌，インフルエンザ桿菌，また動物噛傷後に軟部組織感染症を呈するCap-

■表4　HIV陽性者における予防的抗微生物薬の適応

CD4陽性T細胞数 （cells/μL）	予防薬	予防対象疾患
＜200	ST合剤1錠/日（トリメトプリムとして80mg/日）	ニューモシスチス肺炎 終了基準：抗レトロウイルス療法後3か月以上にわたりCD4陽性T細胞数が200/μL以上または3～6か月以上にわたり100～200/μLでHIV-RNA量が検出感度未満
＜100～150	イトラコナゾール200mg/日 ※流行地域に滞在する場合	流行性真菌症
＜100	ST合剤2錠/日（トリメトプリムとして160mg/日）	トキソプラズマ症（トキソプラズマIgG陽性） 終了基準：CD4陽性T細胞＞200/μLが3か月以上かつHIV-RNA量が検出感度未満になるまで
＜50	アジスロマイシン1200mg/週 ※直ちに抗レトロウイルス療法が開始できる場合は不要	播種性非結核性抗酸菌症 終了基準：耐性確認を行い適切な抗レトロウイルス療法が導入されるまで

文献32より作成

心臓移植	肺移植	膵移植	小腸移植
下記の場合にイトラコナゾールまたはボリコナゾールで50〜150日間またはミカファンギンで120日間 ・画像検査で異常はないが気道検体から Aspergillus 属が検出 ・ICUの環境培養で Aspergillus 属が検出 ・胸部の再手術 ・CMV感染症の存在 ・移植後血液透析 ・前後2か月の心臓移植において施設内で侵襲性肺アスペルギルス症の発症	移植後1年間，下記の場合に予防 ・移植前または移植後1年以内の Aspergillus 属の保菌 ・片肺移植 ・嚢胞性線維症の症例で術中のグラフト培養から Aspergillus 属が検出	ルーチンの予防は不要	ルーチンの予防は不要
移植後最低6〜12か月	生涯予防を考慮	移植後最低6〜12か月	生涯予防を考慮
HSVまたはVZVが血清学的陽性の場合に短期的に投与	HSVまたはVZVが血清学的陽性の場合に短期的に投与	HSVまたはVZVが血清学的陽性の場合に短期的に投与	HSVまたはVZVが血清学的陽性の場合に短期的に投与
D＋/R−：3〜6か月 R＋：3か月	D＋/R−：6〜12か月 R＋：6〜12か月	D＋/R−：3〜6か月 R＋：3か月	D＋/R−：6か月 R＋：3か月
D＋/R−：生涯予防を推奨	D＋/R−：最低1年間を検討	D＋/R−：最低1年間を検討	D＋/R−：最低1年間を検討

nocytophaga 属などが問題となる。

米国疾病予防センター（CDC）の報告[36]によると，エクリズマブやラブリズマブに代表されるC5阻害薬投与中の症例は，一般人口に比して髄膜炎菌感染症の発症率が1000〜2000倍程度と極めて高く，C5阻害薬投与前のワクチン接種，投与前に接種できなかった場合は投与後の早急なワクチン接種が推奨されている。髄膜炎菌ワクチンは，血清型によりMenBワクチンおよびMenACWYワクチンの2種がある。本邦ではMenACWYワクチンのみ承認されており，MenBワクチンは保険適用外であるため，接種可能施設を確認する必要がある。髄膜炎菌ワクチンのみでの発症予防効果を懸念し，C5阻害薬投与中に予防的な抗菌薬内服（ペニシリン系抗菌薬）を推奨する意見もある[37]。エクリズマブおよびラブリズマブの適正使用ガイド[38,39]でも，エクリズマブの臨床試験ではワクチン接種前または接種後2週間以内にエクリズマブを使用する必要がある場合，ワクチン接種後2週間は抗菌薬を投与する規定となっていたことが特記されている。本邦のICUで緊急にC5阻害薬が投与された状況で予防投与を考慮する場合は，①ワクチン接種状況によらず予防内服の効果や安全性を検証した大規模な研究はないこと[40]，②日本での侵襲性髄膜炎菌感染症の発症率は10万人当たり毎年約0.02人と少ないこと[41]（米国では同0.1人程度[42]，サハラ以南のアフリカでは流行期には同1000人程度[43]），③侵襲性髄膜炎菌感染症は通常は市中感染症であること，④日本の侵襲性髄膜炎菌感染症の原因株の約30％はペニシリン中間感受性・耐性であること[44]，⑤日本ではこの状況の予防投与に保険適用がないことをふまえての判断となる。

症例3の対応

糸状菌予防として，ボリコナゾールをローディングとして最初の2回は1回300 mg 1日2回で投与し，以後は1回200 mg 1日2回で開始した。また，ニューモシスチス肺炎予防としてST合剤1回1錠1日1回を開始した。ボリコナゾールにより併用するタクロリムスの血中濃度が影響を受けるため，ボリコナゾールとタクロリムスの血中濃度をモニタリングし調整を行った。また，ドナー（D）およびレシピエント（R）の血清学的検査で

は，HSV D＋/R－，VZV D＋/R－，CMV D＋/R－，トキソプラズマ D－/R－であった。そのため HSV，VZV，および CMV の再活性化予防としてバルガンシクロビル 1 回 900 mg 1 日 1 回を開始した。ボリコナゾールとバルガンシクロビルは移植後 12 か月を，ST 合剤は生涯内服を念頭に継続する方針とした。

おわりに

今回は，ICU に入室する症例における予防的抗微生物薬投与の適応などの概要をまとめた。現代の予防的抗微生物薬の投与適応は，外科的介入や免疫抑制剤の導入など医原性の側面も大きく，本稿で紹介した原則を守りながら症例ごとの検討が必要である。

文　献

1. 日本集中治療医学会 ICU 機能評価委員会．JIPAD 年次レポート 2022 年度．<https://www.jipad.org/report/past-report/350-report2022>Accessed Apr. 14, 2025.
2. Berríos-Torres SI, Umscheid CA, Bratzler DW, et al. Centers for Disease Control and Prevention guideline for the prevention of surgical site infection, 2017. JAMA Surg 2017；152：784-91. PMID：28467526
3. Tang XF, Bin X, Qu KY, et al. Antibiotic prophylaxis for surgical wound infections in clean and clean-contaminated surgery：an updated systematic review and meta-analysis. Int J Surg 2024；110：5818-32. PMID：38935088
4. 日本化学療法学会，日本外科感染症学会．術後感染予防抗菌薬適正使用のための実践ガイドライン．<https://www.chemotherapy.or.jp/modules/guideline/index.php?content_id=62#pdf>Accessed Mar. 17, 2025.
5. Bratzler DW, Dellinger EP, Olsen KM, et al. Clinical practice guidelines for antimicrobial prophylaxis in surgery. Am J Health Syst Pharm 2013；70：195-283. PMID：23327981
6. McKinnell JA, Miller LG, Eells SJ, et al. A systematic literature review and meta-analysis of factors associated with methicillin-resistant *Staphylococcus aureus* colonization at time of hospital or intensive care unit admission. Infect Control Hosp Epidemiol 2013；34：1077-86. PMID：24018925
7. Engelman R, Shahian D, Shemin R, et al. The Society of Thoracic Surgeons practice guideline series：antibiotic prophylaxis in cardiac surgery, part Ⅱ：antibiotic choice. Ann Thorac Surg 2007；83：1569-76. PMID：17383396
8. Peghin M, Pompei E, Vendramin I, et al. Gram-negative bacteria as a cause of mediastinitis after cardiac surgery. Curr Opin Infect Dis 2021；34：710-7. PMID：34654045
9. Wojnarski CM, Elgudin Y, Rubelowsky JJ, et al. Emerging trends in mediastinitis：National Veterans Health Administration experience with methicillin-resistant *Staphylococcus aureus* prevention. J Thorac Cardiovasc Surg 2021；162：1125-30.e1. PMID：32386766
10. Klompas M, Branson R, Cawcutt K, et al. Strategies to prevent ventilator-associated pneumonia, ventilator-associated events, and nonventilator hospital-acquired pneumonia in acute-care hospitals：2022 update. Infect Control Hosp Epidemiol 2022；43：687-713. PMID：35589091
11. Balch A, Wendelboe AM, Vesely SK, et al. Antibiotic prophylaxis for surgical site infections as a risk factor for infection with *Clostridium difficile*. PLoS One 2017；12：e0179117. PMID：28622340
12. Mertz D, Johnstone J, Loeb M. Does duration of perioperative antibiotic prophylaxis matter in cardiac surgery? A systematic review and meta-analysis. Ann Surg 2011；254：48-54. PMID：21412147
13. Lador A, Nasir H, Mansur N, et al. Antibiotic prophylaxis in cardiac surgery：systematic review and meta-analysis. J Antimicrob Chemother 2012；67：541-50. PMID：22083832
14. Luo W, Xing R, Wang C. The effect of ventilator-associated pneumonia on the prognosis of intensive care unit patients within 90 days and 180 days. BMC Infect Dis 2021；21：684. PMID：34266399
15. Falagas ME, Siempos II, Bliziotis IA, et al. Administration of antibiotics via the respiratory tract for the prevention of ICU-acquired pneumonia：a meta-analysis of comparative trials. Crit Care 2006；10：R123. PMID：16934148
16. Póvoa FCC, Cardinal-Fernandez P, Maia IS, et al. Effect of antibiotics administered via the respiratory tract in the prevention of ventilator-associated pneumonia：a systematic review and meta-analysis. J Crit Care 2018；43：240-5. PMID：28942198
17. Couper K, Laloo R, Field R, et al. Prophylactic antibiotic use following cardiac arrest：a systematic review and meta-analysis. Resuscitation 2019；141：166-73. PMID：31085216
18. Zha S, Niu J, He Z, et al. Prophylactic antibiotics for preventing ventilator-associated pneumonia：a pairwise and Bayesian network meta-analysis. Eur J Med Res 2023；28：348. PMID：37715208
19. Hadley-Brown K, Hailstone L, Devane R, et al. Prophylactic antibiotics in adults with acute brain injury who are invasively ventilated in the ICU：a systematic review and meta-analysis. Chest 2024 Oct 28. [Epub ahead of print] PMID：39490972
20. François B, Cariou A, Clere-Jehl R, et al. Prevention of early ventilator-associated pneumonia after cardiac arrest. N Engl J Med 2019；381：1831-42. PMID：31693806
21. Dahyot-Fizelier C, Lasocki S, Kerforne T, et al. Ceftriaxone to prevent early ventilator-associated pneumonia in patients with acute brain injury：a multicentre, randomised, double-blind, placebo-controlled, assessor-masked superiority trial. Lancet Respir Med 2024；12：375-85. PMID：38262428
22. Fernando SM, Tran A, Cheng W, et al. Diagnosis of ventilator-associated pneumonia in critically ill adult patients—a systematic review and meta-analysis. Intensive Care Med 2020；46：1170-9. PMID：32306086
23. Baden LR, Swaminathan S, Almyroudis NG, et al. Prevention and treatment of cancer-related infec-

tions, version 3.2024, NCCN clinical practice guidelines in oncology. J Natl Compr Canc Netw 2024 ; 22 : 617-44. PMID : 39536464
24. 日本臨床腫瘍学会編. 発熱性好中球減少症（FN）診療ガイドライン 改訂第3版. 東京：南江堂, 2024.
25. Stern A, Henig I, Cohen M, et al. Impact of discontinuing routine fluoroquinolone prophylaxis in neutropenic allogeneic haematopoietic stem cell transplant recipients : an observational study. J Antimicrob Chemother 2024 ; 79 : 3289-96. PMID : 39397650
26. 日本造血細胞移植学会. 造血細胞移植ガイドライン 造血細胞移植後の感染管理（第4版）. 2017.＜https://www.jstct.or.jp/uploads/files/guideline/01_01_kansenkanri_ver04.pdf＞Accessed Mar. 17, 2025.
27. Husain S, Camargo JF. Invasive Aspergillosis in solid-organ transplant recipients : guidelines from the American Society of Transplantation Infectious Diseases Community of Practice. Clin Transplant 2019 ; 33 : e13544. PMID : 30900296
28. Fishman JA, Gans H ; AST Infectious Diseases Community of Practice. *Pneumocystis jiroveci* in solid organ transplantation : guidelines from the American Society of Transplantation Infectious Diseases Community of Practice. Clin Transplant 2019 ; 33 : e13587. PMID : 31077616
29. Pergam SA, Limaye AP ; AST Infectious Diseases Community of Practice. Varicella zoster virus in solid organ transplantation : guidelines from the American Society of Transplantation Infectious Diseases Community of Practice. Clin Transplant 2019 ; 33 : e13622. PMID : 31162727
30. Razonable RR, Humar A. Cytomegalovirus in solid organ transplant recipients—guidelines of the American Society of Transplantation Infectious Diseases Community of Practice. Clin Transplant 2019 ; 33 : e13512. PMID : 30817026
31. La Hoz RM, Morris MI ; Infectious Diseases Community of Practice of the American Society of Transplantation. Tissue and blood protozoa including toxoplasmosis, Chagas disease, leishmaniasis, Babesia, Acanthamoeba, Balamuthia, and Naegleria in solid organ transplant recipients—guidelines from the American Society of Transplantation Infectious Diseases Community of Practice. Clin Transplant 2019 ; 33 : e13546. PMID : 30900295
32. Clinical Info HIV. gov. HIV/AIDS Treatment Guidelines.＜https://clinicalinfo.hiv.gov/en/guidelines＞Accessed Mar. 17, 2025.
33. Chastain DB, Tu PJ, Brizzi M, et al. Managing modern antiretroviral therapy in the intensive care unit : overcoming challenges for critically ill people with human immunodeficiency virus. Open Forum Infect Dis 2024 ; 11 : ofae213. PMID : 38715574
34. Maertens J, Cesaro S, Maschmeyer G, et al. ECIL guidelines for preventing *Pneumocystis jirovecii* pneumonia in patients with haematological malignancies and stem cell transplant recipients. J Antimicrob Chemother 2016 ; 71 : 2397-404. PMID : 27550992
35. Stern A, Green H, Paul M, et al. Prophylaxis for Pneumocystis pneumonia (PCP) in non-HIV immunocompromised patients. Cochrane Database Syst Rev 2014 : CD005590. PMID : 25269391
36. McNamara LA, Topaz N, Wang X, et al. High risk for invasive meningococcal disease among patients receiving eculizumab (Soliris) despite receipt of meningococcal vaccine. MMWR Morb Mortal Wkly Rep 2017 ; 66 : 734-7. PMID : 28704351
37. Haut Conseil de la santé publique. Personnes traitées par Soliris® : actualisation des recommandations de vaccination et d'antibioprophylaxie. 2014. ＜https://www.hcsp.fr/Explore.cgi/avisrapportsdomaine?clefr=447＞Accessed Mar. 17, 2025.
38. C5Neurology. ソリリス®適正使用ガイド. ＜https://c5neurology.jp/nmosd/soliris/materials/nmosd_guide＞Accessed Mar. 17, 2025.
39. C5Neurology. ユルトミリス®適正使用ガイド. ＜https://c5neurology.jp/nmosd/ultomiris/materials/ultomiris_nmosd_guide＞Accessed Mar. 17, 2025.
40. Crew PE, McNamara L, Waldron PE, et al. Antibiotic prophylaxis in vaccinated eculizumab recipients who developed meningococcal disease. J Infect 2020 ; 80 : 350-71. PMID : 31783062
41. 国立感染症研究所. 感染症法に基づく侵襲性髄膜炎菌感染症の届出状況, 2013年4月-2023年3月. 2023. ＜https://www.niid.go.jp/niid/ja/bac-megingitis-m/bac-megingitis-idwrs/11976-mlst-20230419.html＞Accessed Mar. 17, 2025.
42. Health Alert Network (HAN) 00505. Increase in Invasive Serogroup Y Meningococcal Disease in the United States. 2024.＜https://www.cdc.gov/han/2024/han00505.html＞Accessed Mar. 17, 2025.
43. CDC. Meningococcal disease. 2024.＜https://wwwnc.cdc.gov/travel/yellowbook/2024/infections-diseases/meningococcal-disease＞Accessed Mar. 17, 2025.
44. Takahashi H, Morita M, Kamiya H, et al. Emergence of ciprofloxacin- and penicillin-resistant *Neisseria meningitidis* isolates in Japan between 2003 and 2020 and its genetic features. Antimicrob Agents Chemother 2023 ; 67 : e0074423. PMID : 37874301
45. Perl TM, Cullen JJ, Wenzel RP, et al. Intranasal mupirocin to prevent postoperative *Staphylococcus aureus* infections. N Engl J Med 2002 ; 346 : 1871-7. PMID : 12063371
46. Rohrer F, Nötzli H, Risch L, et al. Does preoperative decolonization reduce surgical site infections in elective orthopaedic surgery? A prospective randomized controlled trial. Clin Orthop Relat Res 2020 ; 478 : 1790-800. PMID : 32058435
47. 日本化学療法学会・日本感染症学会 MRSA感染症の診療ガイドライン作成委員会. MRSA感染症の診療ガイドライン 2024. ＜https://www.chemotherapy.or.jp/modules/guideline/index.php?content_id=147＞Accessed Apr. 14, 2025.

利益相反（COI）：なし

MEDSiの新刊

幅広い分野のさまざまなニーズに応える、臨床試験の道しるべ

臨床試験方法論
エビデンス創出のための試験デザインと統計解析

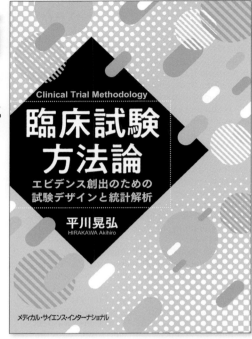

- 著：平川 晃弘　東京科学大学大学院医歯学総合研究科 臨床統計学分野 教授
- 定価3,520円（本体3,200円＋税10%）
- A5　●頁176　●図52　●2025年
- ISBN978-4-8157-3122-9

▶医師等の医療従事者や治験の実務担当者、医学系大学院生など臨床試験に関心のあるすべての方に対し、臨床試験の計画、実施、解析に関する基礎知識をコンパクトに体系立てて解説する教科書。試験デザインや統計解析法など臨床試験の方法論を理解することに特化。数式は多用せず、概念の明確化を助けるもののみに使用。また、入門書では触れられることの少ない新しい試験デザイン（Bayes流アプローチ、アダプティブ臨床試験、マスタープロトコル試験）も収載。

目次
- 1章　臨床試験概論
- 2章　臨床試験の基本デザイン
- 3章　医薬品開発における用量反応関係の評価
- 4章　優越性試験, 非劣性試験, 同等性試験
- 5章　盲検化とランダム化
- 6章　評価項目の設定
- 7章　統計解析法の選択
- 8章　サンプルサイズ設計
- 9章　臨床試験のためのBayes流アプローチ
- 10章　アダプティブデザインに基づく臨床試験
- 11章　マスタープロトコルに基づく臨床試験

↑詳しくは

好評関連書

製薬医学入門
くすりの価値最大化をめざして

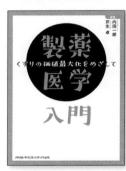

- 編集：内田一郎・芹生 卓
- 定価5,940円（本体5,400円＋税10%）
- B5変　●頁224　●図45・写真1　●2022年
- ISBN978-4-8157-3053-6

詳しくは→

絶対失敗しない！臨床研究実践ナビ
臨床研究法時代のトラブル防止法を教えます

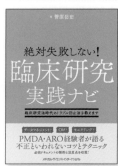

- 著：菅原岳史
- 定価3,300円（本体3,000円＋税10%）
- A5　●頁224　●図14・表9　●2020年
- ISBN978-4-8157-0195-6

詳しくは→

MEDSi メディカル・サイエンス・インターナショナル
113-0033 東京都文京区本郷1-28-36鳳明ビル
TEL 03-5804-6051　FAX 03-5804-6055
https://www.medsi.co.jp
E-mail info@medsi.co.jp

特集 ■ ICU における抗菌薬：new era strategy

抗菌薬の有害事象
安全な抗菌薬治療を実現するために留意するポイントとは？

大久保 綾香 OKUBO, Ayaka，中薗 健一 NAKAZONO, Kenichi
聖マリアンナ医科大学横浜市西部病院 薬剤部

キーワード
抗菌薬の有害事象
抗菌薬関連脳症
薬剤性腎障害
DIHS/DRESS

はじめに

抗菌薬は，感染症の治癒や患者の予後改善に大きく貢献してきた。抗菌薬が感染部位で抗菌力を発揮するためには，体内に吸収され，感染臓器へ移行する必要がある。したがって，抗菌薬のターゲットが原因微生物であっても，体内で分布し薬理作用を発揮する以上，臓器への影響（有害事象）は免れない。本稿では，抗菌薬に関連した有害事象のなかでも，特に抗菌薬関連脳症 antibiotic-associated encephalopathy（AAE），腎障害，薬剤性過敏症症候群〔drug-induced hypersensitivity syndrome（DIHS）/drug reaction with eosinophilia and systemic symptoms（DRESS）〕を取り上げ，有害事象の特徴や留意するポイントについて考察する。

抗菌薬関連脳症（AAE）

仮想症例①
慢性腎臓病（予測CCr 35 mL/min）の既往がある60歳代の男性。悪性リンパ腫で癌化学療法施行後に発熱性好中球減少症を発症し，セフェピム（CFPM）1回2g，1日3回投与が開始された。血液培養は陰性で，感染臓器の特定には至らなかったが，投与3日後に解熱したためCFPMは継続された。投与5日目，ミオクローヌスを伴う意識レベルの低下を認め，ICUへ転棟した。画像検査で脳出血や脳梗塞は否定され，その後の脳波検査で三相波を認めた。CFPMの投与量が腎機能に比して過量であったこと，また脳波所見からセフェピム脳症が疑われた。好中球はいまだ低値であり，抗菌薬はCFPMからタゾバクタム/ピペラシリン（T/P，腎機能に合わせて1回4.5g，1日3回）へ変更した。その後，ミオクローヌスは認められず，意識は徐々に改善し，CFPM中止3日後に完全回復した。同日，好中球が基準値範囲まで回復しT/Pは終了した。CFPM中止5日後の脳波検査で三相波は消失し，一般病棟に転棟した。

AAEは，抗菌薬の直接的な神経毒性，または抗菌薬使用中の他の薬物との相互作用によって引き起こされる一連の中枢神経系障害である[1]。抗菌薬による重篤なAAEはまれな有害事象と考えられてきた。しかし，ICUでCFPMが投与された患者（n=100）を対象とした単施設の観察研究[2]で，セフェピム脳症 cefepime-induced neurotoxicity（CIN）の発症率は15%と報告され，AAEが過小評価されている可能性が示された。Bhattacharyyaら[3]は，1946～2013年に発表されたAAEの症例報告（n=391）から，AAEが病態生理学的機序に基づいて3つのサブタイプに分類できることを提唱した（**表1，図1**）。

表1 AAEのサブタイプ

	抗菌薬	機序	臨床所見	検査所見	抗菌薬開始から発症までの期間	抗菌薬中止から改善までの期間
Type I	β-ラクタム系 カルバペネム系	神経興奮につながる抑制性シナプス（主にGABA_A受容体*1）の伝達障害	てんかん発作（非痙攣性を含む）ミオクローヌス	MRI 正常 脳波異常あり	数日	数日以内
Type II	スルホンアミド系*2 キノロン系 マクロライド系	ドパミンD_2受容体やNMDAグルタミン酸受容体*3の障害	精神神経症状（妄想や幻覚）が優位 発作はまれ	MRI 正常 脳波異常はまれ	数日	数日以内
Type III	メトロニダゾール（MNZ）	RNAに結合しタンパク質合成阻害，神経細胞の軸索変性，MNZがチアミン類似体に変換され神経栄養障害を発症する可能性	小脳失調症状が頻発 発作はまれ	MRI 異常 非特異的な脳波異常	数週	数週
その他	イソニアジド（INH）等	INHがシナプス前のGABA産生を障害	精神神経症状が多い 発作はまれ	脳波異常は頻出するが非特異的	数週～数か月*4	中央値5日

*1：γ-aminobutyric acid class A 受容体
*2：スルホンアミド系の例：スルファメトキサゾール/トリメトプリム
*3：N-methyl-D-aspartate グルタミン酸受容体
*4：ただし過量投与による中毒例では脳症は即座に現れ，発作も一般的

文献3，4より作成

図1 AAEのサブタイプ

AAEを発作の有無（縦軸）と精神神経症状の有無（横軸）に分け，抗菌薬ごとにプロット（%は報告された症例の割合）。
（文献3より許可を得て転載）

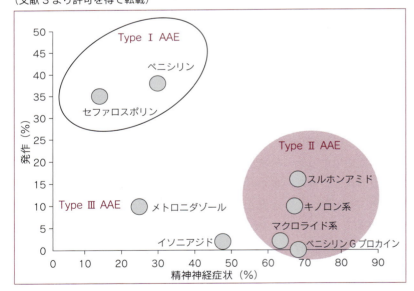

*1
CFPM血中濃度の測定は一般的ではないが，CINリスクはトラフ値>20 mg/L[8]，<7.7 mg/Lでは発症なし[9]との報告がある。

AAEは，さまざまな抗菌薬で報告されるが，多くが可逆的で迅速な原因薬物の特定と投与中止により改善することが多い[4]。したがって，抗菌薬開始後に中枢神経障害を来した場合，想定される多様な鑑別疾患の1つにAAEを挙げることは，予後改善につながると考える。以下，代表的なAAEであるCINとメトロニダゾール脳症 metronidazole-induced encephalopathy（MIE）について解説する。

セフェピム脳症（CIN）

CINは，Type Iに該当する（表1）。その特徴を表2に示す[2,5～7]。

CINの診断[5]は，
① CFPM治療開始から数日後に現れる神経学的症状
② 付随する脳波所見で三相波（三相性波形を呈する全般性周期性放電）を認める
③ CFPMの中止後数日以内に症状と脳波異常が改善
④ 精神状態変化の原因となる他の要因がない
⑤ CFPM血中濃度が高値*1
とされる。

三相波はCINの特徴と考えられてきたが[6]，近年のレビューでは三相波が出現したCIN患者は27.7%[7]とも報告され，必ずしも特異的な所見ではないのかもしれない。

また，CFPMは非痙攣性てんかん重積状態を呈することも知られている[6,7]。ICUにおいてCFPMを投与される患者は，潜在的に

表2　セフェピム脳症およびメトロニダゾール脳症の特徴

	セフェピム脳症	メトロニダゾール脳症
発生頻度	15%（ICUでセフェピムを投与された成人患者）	不明
症状	精神状態の変化（93.3～100%），意識レベル低下（47%），ミオクローヌス（37～42%），昏睡（42%），非痙攣性てんかん重積状態（27.7%），失語（10.9～15%），発作（10.9～13%），不穏（11%）	構音障害（63%），運動失調等の小脳機能障害（53～75%），精神状態の変化（33～41%），痙攣発作（13～17%）
主な危険因子	腎機能障害，重症疾患，高齢，血液脳関門の透過性変化（炎症，脳損傷の既往等），過量投与	過剰な累積投与量：総投与量の中央値65.4 g（IQR 36～110.8 g），肝機能障害，腎機能障害
検査所見	脳波異常：三相波（27.7～40%），焦点性鋭波（39%）	MRI異常：T2強調画像/FLAIR画像で小脳歯状核に両側対称性の高信号（81～100%）
発症までの期間（中央値）	4日（IQR 2～6）	28日（IQR 14～52.5）
対応	セフェピムの中止/減量，血液透析，脳波異常や活動性のてんかん発作を認める場合，ベンゾジアゼピン等の抗痙攣薬の投与	メトロニダゾールの中止，ステロイド？
対応後の転帰	症状は可逆的で，ほぼ全例で回復	ほぼ全例で回復するが，障害の残存も報告あり
回復までの期間（中央値）	2日（IQR 1～3）	10日（range 2～60）

IQR：四分位範囲，FLAIR：fluid attenuated inversion recovery
文献2，5～7，16～20をもとに作成

意識障害の原因が多く存在するため，CINの診断は難しく，脳症患者の注意深い臨床評価が必要である[10]。

CFPMは，約85%が未変化体のまま尿へ排泄される[11]。そのため，米国食品医薬品局（FDA）は，腎機能低下例に対するCFPMの投与量調整の重要性を強調している[12]。

成人ICU患者を対象に，CFPMとT/Pの腎転帰に関する安全性を検証した無作為化比較試験（RCT）であるACORN trial[13]の副次評価項目として，CFPMとT/Pの神経障害の発症が比較された。その結果，14日以内に譫妄・昏睡なく生存した日数は，CFPMのほうが有意に短かった〔CFPM群平均11.9±4.6日 vs. T/P群12.2±4.3日，オッズ比（OR）0.79，95%信頼区間（CI）0.65～0.95〕。しかし，差はわずか0.3日程度であり，腎機能による投与量調整が順守されれば臨床的な問題にはならない可能性がある。

進行する急性腎障害 acute kidney injury（AKI）やクレアチニンクリアランス（CCr）が30 mL/min未満，複数の危険因子（表2）をもつ場合は，CFPM以外の代替薬の検討が必要であると考える[14]。

メトロニダゾール脳症（MIE）

メトロニダゾール（MNZ）は，親油性のために中枢神経系へ移行しやすく，脳膿瘍をはじめとした中枢神経感染症に用いられることも多い[15]。MIEは，Type Ⅲに該当する（表1）。その特徴を表2に示す[16～20]。

全例でMRI異常が指摘されるが，典型的な所見としてT2強調画像およびFLAIR（fluid attenuated inversion recovery）画像で小脳歯状核（最も多い），脳梁膨大部，中脳，橋背側，延髄背側に両側対称性の高信号があり，これが診断につながるケースも多い[16, 20～23]。

MNZの消失半減期は6～8時間だが，肝代謝を受けるため，肝機能低下例（Child-Pugh分類C）では消失半減期が約3倍に延長する[24]。そのため，肝機能低下はMIEの発症リスクになり得る。一方，腎機能低下例は健康成人と比較してMNZの薬物動態に大きな乖離はない[24]ものの，比較的短期間でMIEを発症したとの報告が散見される[25, 26]。主要代謝物であるヒドロキシメトロニダゾールの消失半減期が，健康成人と比して重度腎機能低下例（CCr 2～10 mL/min相当）では

約3倍に延長するため[24]，この代謝物の蓄積がMIE発症に影響しているとの仮説もあるが[26]，いまだ一貫した報告はない。

MIEの治療は，MNZの早期中止が原則である。しかし中止後にも症状が進行・悪化した症例に対し，高用量メチルプレドニゾロンを投与し症状が改善した[27]との報告がある。メチルプレドニゾロンによる組織内の炎症や浮腫の緩和，微小循環と局所脳血流の改善，抗酸化作用によるフリーラジカルの抑制や軸索浮腫の軽減等により神経保護効果がもたらされる可能性が指摘されているが，少数の症例報告に限定される[28]。

また，MIEの報告がある一方で，MNZによる可逆性後頭葉白質脳症の報告もあるが，こちらは比較的短期間（投与開始1週間以内）で発症する点が異なる[29]（メモ1）[24,30〜32]。

AAEを未然に防ぐためにできることは何か？

本症例は，一連の経過からCINによる意識障害と診断された。原因はCFPMの過量投与と推測された。筆者がAAEを未然に防ぐために留意している点を挙げる。

- 抗菌薬の多くがAAEの原因になることを認識する
- AAEの危険因子がある場合，代替抗菌薬の選択も考慮する
- 感染臓器や腎機能に応じ，適切な投与量を設定する
- 重症患者では腎機能が変動しやすい（AKIや過大腎クリアランス）ため，症例によっては実測CCrを測定し，正確な腎機能評価に努める
- 抗菌薬投与前もしくは投与開始時にAAEの危険因子を把握し，わずかに意識レベルが低下した時点でAAEを疑い，早期発見に努める
- 予定投与期間を設定し，不要な長期投与を避ける

AAEに限らずとも，上記は抗菌薬適正使用の基本である。

抗菌薬関連腎障害

症例②（有害事象が発症しなかった症例）

80歳代の男性がS状結腸穿孔のために緊急入院となり，同日，腸管切除術と人工肛門造設術が施行された。良好に経過したが，術後7日目に血圧が低下し，精査の結果，腸管縫合不全と同部位に膿瘍形成を認めた。敗血症性ショックとして，培養検体を採取のうえ同日よりT/Pとバンコマイシン（VCM）の併用投与を開始した。

術後9日目に血液培養から *Enterococcus faecium*，膿培養から *E. faecium* と *Pseudomonas aeruginosa* が検出された。膿瘍は完全なドレナージが困難であり，T/PとVCMは最低6週間投与する方針となった。この時点で患者の予測CCrは60 mL/minで

メモ1　メトロニダゾールの投与は8時間ごと（1500 mg/日）か12時間ごと（1000 mg/日）か？

MNZは通常，1回500 mgを8時間ごとに投与するが，本薬物の半減期（約12時間）と抗菌活性を有する代謝物であるヒドロキシメトロニダゾールの半減期（約20時間）を考慮すると[24]，1日投与量の減量が可能と示唆されている[30]。*Clostridioides difficile* 感染症および中枢神経感染症を除く嫌気性菌感染症に対し，MNZ 1回500 mgを8時間ごとと12時間ごとの投与で，臨床的予後（30日死亡率や臨床的治癒）を比較した系統的レビュー[31]，およびその後の後向き観察研究[32]では，両者に有意差は認められなかった。ただし，いずれもサンプルサイズが小さく，MIEの発症は検討されていないため，12時間ごとの投与の安全性には慎重な評価が必要である。累積投与量がMIEの危険因子であることをふまえると，12時間ごとの投与は1つの選択肢となり得るが，その有効性および安全性についてはさらなる検討が求められる。

表3 発症機序による薬剤性腎障害の主な臨床病型，病態と原因薬剤

発症機序	主な臨床病型	病態	主要薬剤
中毒性	急性腎障害，慢性腎不全	尿細管毒性物質による急性尿細管壊死，尿細管萎縮	アミノグリコシド系抗菌薬，白金製剤，ヨード造影剤，バンコマイシン，コリスチン，浸透圧製剤
	慢性腎不全	慢性間質性腎炎	非ステロイド性抗炎症薬（NSAIDs），重金属，アリストロキア酸
	急性腎障害	血栓性微小血管症	カルシニューリン阻害薬，マイトマイシンC
	近位尿細管障害（尿糖，尿細管性アシドーシス，Fanconi症候群）	近位尿細管での各種障害	アミノグリコシド系抗菌薬
	遠位尿細管障害（濃縮力障害，尿細管性アシドーシス，高カリウム血症）	集合管での各種障害	リチウム製剤，アムホテリシンB，ST合剤，カルシニューリン阻害薬
アレルギー・免疫学的機序	急性腎障害	急性尿細管間質性腎炎	抗菌薬，H₂ブロッカー，NSAIDsなど多数
	ネフローゼ	微小変化型ネフローゼ	金製剤，D-ペニシラミン，NSAIDs，リチウム製剤，インターフェロンα，トリメタジオン
	タンパク尿～ネフローゼ	膜性腎症	金製剤，D-ペニシラミン，ブシラミン，NSAIDs，カプトプリル，インフリキシマブ
	急性腎障害～慢性腎不全	半月体形成性腎炎	D-ペニシラミン，ブシラミン
		ANCA関連血管炎	プロピルチオウラシル（PTU），アロプリノール，D-ペニシラミン
間接毒性	急性腎障害	腎血流量の低下　脱水／血圧低下に併発する急性尿細管障害	NSAIDs，RAA系阻害薬（ACEI，ARB，抗アルドステロン薬）
		腎血流障害の遷延による急性尿細管壊死	
		横紋筋融解症による尿細管障害→尿細管壊死	各種向精神薬，スタチン，フィブラート系薬
	電解質異常（低ナトリウム血症，低カリウム血症）	主に遠位尿細管障害	NSAIDs
	多尿	高カルシウム血症による浸透圧利尿	ビタミンD製剤，カルシウム製剤
	慢性腎不全	慢性低カリウム血症による尿細管障害	利尿薬，下剤
尿路閉塞性	急性腎障害，水腎症	過剰にプリン体生成の結果，尿酸結石により閉塞	抗癌剤による腫瘍崩壊症候群
	急性腎障害	結晶形成性薬剤による尿細管閉塞	溶解度の低い抗ウイルス薬，抗菌薬の一部，トピラマート

文献33より許可を得て転載

あった。またVCM濃度は，薬剤師の監視により適切に管理された。治療経過中に腎障害は発症せず，6週間のVCMとT/Pの併用を完遂した。

重症患者と薬剤性腎障害

薬剤性腎障害 drug-induced kidney injury（DKI）は「薬剤の投与により新たに発症した腎障害，あるいは既存の腎障害のさらなる悪化を認める場合」と定義される[33]。入院中に投与される全薬物の1/4は腎毒性を有する可能性があり，DKIは入院患者におけるAKIの19～26％を占める[34]。また，ICU患者におけるAKIの原因は，敗血症，大手術，低心拍出，循環血液量減少，抗菌薬を含む薬物であり[35]，DKIも重要な鑑別の1つである。

DKIの原因薬物は多様である（表3）[33]。抗菌薬に関連したDKIは，アミノグリコシド系

表4 抗菌薬の有害事象

著者(発表年)	試験デザイン	対象患者	群分け	主要評価項目
Bellos I, et al.[40] (2020)	ネットワークメタ解析	一般病棟またはICUで治療を受けた成人および小児患者 $n=56984$ 47の観察研究(うち前向き3) 成人は37件($n=53487$) 小児は11件($n=3497$)	VCM単剤やVCMと1種類の抗緑膿菌β-ラクタム系薬を併用した患者 ↓ 採択された研究はVCMとT/P or CFPM or MEPM or IPM/CSが併用されていた	AKI発症率 成人と小児で別々に調査 AKIの定義はRIFLE, AKIN, KDIGO分類, vancomycin consensus guidelines基準*
Chen AY, et al.[42] (2023)	多施設後向きコホート傾向スコアマッチング	救急外来から直接ICUに入室し経験的抗菌薬が投与された患者(≦1時間の死亡や透析患者は除外) $n=35654$	T/P+VCM ($n=27459$) vs. CFPM+VCM ($n=6371$) または MEPM+VCM ($n=1824$)	抗菌薬投与後7日以内のAKI(KDIGO分類の血清Cr基準で2・3相当)の発症
Pan K, et al.[41] (2025)	ネットワークメタ解析	≧48時間の抗菌薬投与を受けた患者〔入院後48時間以内にAKIを発症した患者,既知の重度腎障害患者(CKDステージ5,定期的な血液透析等)は除外〕 $n=76638$ 70の観察研究(うち前向き7) 12件は重症患者を含み 13件は小児を対象とした研究	T/P+VCMの併用 vs. T/P+VCM以外のβ-ラクタム系薬(CFPM, MEPM等)の併用 vs. VCM単剤 vs. T/P単剤	①血清Cr値が基礎値より0.3 mg/dLまたは50%増加したAKI および ②RIFLE, AKIN, KDIGO分類でステージ2・3のAKI
Qian ET, et al.[13] (2023)	単施設非盲検並行群間無作為化比較試験	救急外来またはICUに入室し感染症が疑われ12時間以内にT/PまたはCFPMが開始された成人患者 $n=2511$	T/P ($n=1297$) vs. CFPM ($n=1214$) 注:臨床医の判断によりVCM等を追加	無作為化から14日目までのAKIまたは死亡を0~4の5段階のスケールで評価 AKIの発症なく生存:0 KDIGO分類の血清Cr基準で ステージ1:1 ステージ2:2 ステージ3:3 死亡:4

AKI:急性腎障害,AKIN:Acute Kidney Injury Network,CFPM:セフェピム,CI:信頼区間,CKD:慢性腎臓病,Cr:クレアチニン,IMP/CS:イミペネム/シラスタチン,IQR:四分位範囲,KDIGO:Kidney Disease Improving Global Outcomes,MEPM:メロペネム,OR:オッズ比,RIFLE:Risk・Injury・Failure・Loss・End Stage Renal Disease,T/P:タゾバクタム/ピペラシリン,VCM:バンコマイシン

> **メモ2 アミノグリコシド系薬投与時の留意事項**
>
> アミノグリコシド系薬の腎毒性はトラフ値と相関するため,投与する際には血中濃度の測定が推奨される[36]。
>
> 敗血症患者に対する経験的治療としての「β-ラクタム系薬単剤療法」と「β-ラクタム系薬とアミノグリコシド系薬の併用療法」について,全死亡率を比較した系統的レビュー[37]では,両群で有意差は認められなかったが,腎障害の発症は併用群で有意に高かった。その後に敗血症性ショック患者を対象とした前向き観察研究[38]においても,同様の結果が報告されている。
>
> 薬剤耐性グラム陰性菌感染症のガイダンス2024[39]において,アミノグリコシド系薬は薬剤耐性グラム陰性菌の標準治療薬(カルバペネム系薬)が使用困難な場合の代替薬としての位置づけであるため,経験的治療での使用については慎重な判断が必要である。

薬,グリコペプチド系薬(特にVCM)が被疑薬として重要であり,両者は血中濃度との関連が指摘されている(メモ2)[36~39]。

タゾバクタム/ピペラシリンとバンコマイシンの併用によるAKI

ICU患者では,感染性疾患の原因菌としてP. aeruginosaやメチシリン耐性黄色ブドウ球菌 methicillin-resistant Staphylococcus aureus(MRSA)など耐性傾向の強い菌が

結果	補足
（成人の結果のみ記載） **AKI発症** T/P＋VCMは以下と比較しAKIリスクが有意に高い 　vs. VCM単独：OR 2.05（95%CI 1.17〜3.46） 　vs. MEPM＋VCM：OR 1.84（95%CI 1.02〜3.10） 　vs. CFPM＋VCM：OR 1.80（95%CI 1.13〜2.77） （vs. IPM/CS＋VCMを含む上記以外の治療群は有意差なし）	副次評価項目：T/P＋VCM併用は重症AKI**の発症，腎代替療法の必要性，死亡率はどの治療群でも有意差なし
AKI発症 T/P＋VCMは以下と比較し有意にAKIリスクが高い 　vs. CFPM＋VCM：OR 1.37（95%CI 1.25〜1.49） 　vs. MEPM＋VCM：OR 1.27（95%CI 1.06〜1.52） **≧48時間の併用投与を受けた患者のサブセット** T/P＋VCMは以下と比較し有意にAKIリスクが高い 　vs. CFPM＋VCM：OR 1.47（95%CI 1.28〜1.69） 　vs. MEPM＋VCM：OR 1.75（95%CI 1.33〜2.33）	副次評価項目： **透析を必要とするAKI** T/P＋VCMは＋CFPMと比較して OR 1.28（95%CI 1.14〜1.45） T/P＋VCMは＋MEPMと比較して OR 1.56（95%CI 1.23〜2.00） **院内死亡率** 各群で有意差なし
①**Cr値上昇** T/P＋VCMは以下と比較し有意にAKIリスクが高い 　vs. CFPM＋VCM：OR 2.55（95%CI 2〜3.28） 　vs. MEPM＋VCM：OR 2.26（95%CI 1.71〜3.02） 　vs. 上記以外のβ-ラクタム系薬＋VCM：OR 2.47（95%CI 1.87〜3.29） 　vs. VCM単剤：OR 2.59（95%CI 2〜3.35） 　vs. T/P単剤：OR 2.2（95%CI 1.43〜3.39） ②**ステージ2・3のAKI** T/P＋VCMは以下と比較し有意にリスクが高い 　vs. CFPM＋VCM：OR 2.22（95%CI 1.34〜3.62） 　vs. MEPM＋VCM：OR 1.96（95%CI 1.22〜3.25） 　vs. 上記以外のβ-ラクタム系薬＋VCM：OR 2.81（95%CI 1.66〜4.91）	サブグループ解析： **重症患者でのAKI発症**（21の研究，$n=28459$） T/P＋VCMは以下と比較し有意にAKIリスクが高い 　vs. CFPM＋VCM：OR 1.68（95%CI 1.12〜2.51） 　vs. MEPM＋VCM：OR 1.71（95%CI 1.04〜2.86） **死亡率**（29の研究，$n=53913$） 各群で有意差なし 傾向スコアマッチングを行った研究でのサブグループ解析（8の研究，$n=20479$）： **ステージ2・3のAKI発症** 各群で有意差なし
各群の投与期間は中央値3日（IQR 1〜4） 登録時，T/P群で76.9%，CFPM群で77.6%にVCMが併用されており，14日間までにT/P群80.9%，CFPM群82.7%が，少なくとも1回はVCMが投与された VCM投与期間は中央値2日（IQR 1〜4） **T/P群とCFPM群でAKIまたは死亡のスケール有意差なし**：OR 0.95（95%CI 0.80〜1.13），$p=0.56$	ベースラインでVCMを併用された患者に限定した事後解析： OR 0.89（95%CI 0.73〜1.08）

＊VCM開始数日後に連続して血清Cr値が0.5 mg/dL増加 or ベースラインから＞50%の上昇。
＊＊重症AKI：RIFLEで"Failure"，AKINおよびKDIGO分類でステージ3。

想定される状況が多い。そのため，T/Pやカルバペネム系薬等の抗緑膿菌β-ラクタム系薬に加えて，経験的にVCMを投与することも多い。しかし近年，T/PとVCMの併用投与（T/P＋VCM）によるAKIの問題が提起され，安全性に懸念が生じている。

表4は，最近5年間に報告されたT/P＋VCMに関連したAKIリスクを，他の抗緑膿菌β-ラクタム系薬併用と比較した大規模研究である[13,40〜42]。T/P＋VCMのAKIは2011年頃より報告があるが，多くは観察研究にとどまり，現在までにそのリスクを結論づけられるような質の高いエビデンスはない。

また，報告の蓄積に伴い，AKIについて「偽の腎障害説」と「真の腎障害説」という，相反する仮説が提唱されるようになった。

● **偽の腎障害説**

T/Pは，クレアチニン分泌を媒介する尿細管の有機アニオントランスポーター organic

*2 シスタチンCは、腎機能とは無関係にステロイド存在下で上昇する可能性が指摘されているが、現時点で一定の見解は得られていない[45]。

*3 本研究は、直接T/P＋VCMのAKIリスクを検証したものではないが、RCTであり、75％以上でVCMが併用されたことから参考までに記載した。

*4 AUCガイドの詳細については「コラム：バンコマイシンの持続投与：過大腎クリアランス患者には有効か？」（256ページ）参照。

*5 併用期間延長に伴うAKIリスク上昇も示唆されている[42]。

anion transporter（OAT1・OAT3）の基質である。そのため、クレアチニン分泌を阻害し、見かけのクレアチニン値上昇を引き起こす[43]。

Mianoら[44]は、重症患者におけるT/P＋VCMのAKI発症を、クレアチニン基準と尿細管分泌の影響を受けない腎バイオマーカーであるシスタチンC基準で検証した（単施設前向き観察研究、$n=192$）。結果は、T/P＋VCMはクレアチニン基準のAKI発症と関連したが、シスタチンC基準では有意な関連はなかった。しかし、本試験の対象患者の50％以上がステロイドを投与されており、シスタチンC濃度に影響を与えた可能性は否定できない*2。

● 真の腎障害説

T/P＋VCMのAKI発症機序には、さらに2つの仮説がある。1つは、T/Pにより無症候性間質性腎炎を発症し、これがVCMによって誘発される酸化ストレスにより増強されAKIを発症するというもの。もう一方は、T/PがVCMのクリアランスを減少させ、ネフロン内にVCMを蓄積させる、というものである[46]。しかし、これらの仮説を裏づける実験的証拠はない。

● 2つの仮説をふまえた研究結果の解釈

表4のように、これまでT/P＋VCMのAKIはKDIGO分類[47]等のクレアチニンに基づいた評価が主流である。偽の腎障害説が真実であった場合、軽症AKI（KDIGOステージ1）相当のクレアチニン値上昇は起こり得る。したがって、Bellosら[40]やPanら[41]の報告のように、軽症を含む全ステージのAKI発症の評価は、本来のAKIをとらえていないかもしれない。

一方、Chenら[42]の報告は、KDIGOステージ2・3のAKIを対象としたことから、偽の腎障害説の影響は小さくなると考えられる。

Qianら[13]*3の報告は、AKIリスクは上昇させないとの結果であるが、T/P＋VCMの併用期間は報告がない。また感染症疑い患者を対象としたが、実際に感染症であった患者の割合は54％であり、結果に影響する可能性は否定できない。

全体として、疫学的証拠ではT/P＋VCMはAKIリスク上昇と関連すると考えられる。しかし、いずれも観察研究およびそれらのメタ解析の結果であり、因果関係を直接示したものではないことから、T/P＋VCMは避けるべき組み合わせと結論づけてよいかは不明確である。真のT/P＋VCMのAKIを評価するには、厳密にデザインされたRCTが必要になる。

T/P＋VCM時に留意することは何か？

経験的治療において、抗緑膿菌β-ラクタム系薬と抗MRSA薬併用の必要性を検討することや、原因菌の特定に努め、早期に狭域抗菌薬へ変更することは大前提である。

近年VCMの投与は、AKIを予防するためトラフ値でなく血中濃度曲線下面積area under the blood concentration time curve（AUC）ガイド（目標AUC 400〜600μg・hr/mL）での設計が推奨されている[36]*4。

本症例は、AKIの発症なく治療を完遂した。発症しなかった明確な要因を特定するのは困難だが、治療中に留意した点を下記に挙げる。

・T/P＋VCM投与中はAKIリスクを念頭に腎機能を監視
・綿密な監視によりVCMのAUCを適切な治療域に維持（併用にかかわらず、AUC＞600μg・hr/mLではAKIリスクが上昇する[36]）
・その他の腎毒性薬物や脱水の回避
・長期投与が必要な場合でも最低限の投与期間を設定し理由なく延長しない*5

AKIに伴う医療負荷を考慮すると、腎障害の危険因子を複数有する症例では、VCMに

併用するのはT/PではなくCFPMやメロペネムも選択肢になる。決定的なエビデンスが報告されるまでは，患者個々に応じて抗菌薬を選択することが最善だろう。

薬剤性過敏症症候群（DIHS/DRESS）

仮想症例③
50歳代の男性が，前医でMRSA肺化膿症と診断されVCMが開始された。投与7日後にAKIを発症し改善がないため，投与10日目に当院へ搬送された。

搬送時の血清クレアチニン値は5.5 mg/dLであり，最終投与から24時間後のVCM濃度は62μg/mLであった。VCMによるAKIを疑い，VCMは中止した。中止から2日後（投与開始から12日後），39℃の発熱と体幹部を中心に斑状の丘疹性皮疹を認めた。水疱形成や粘膜病変は認められなかった。

中止3日後には皮疹がさらに増悪し，患者は強い搔痒感を訴えた。また同日の臨床検査でALT＞300 U/L，末梢血好酸球20％と高値を認めたことから，VCMアレルギーを疑った。遅延型の発症様式からⅣ型アレルギーの重症薬疹を想定し，さらに臨床経過や皮疹の特徴等からDIHS/DRESSを想定して，プレドニゾロン注1 mg/kg/日を開始した。なお，この時点で腎機能は改善せず，VCM濃度は50μg/mLであったため，VCM除去目的に腎代替療法を開始した。

その後，徐々に皮疹は改善し，プレドニゾロンを内服に切替えた。なおVCM濃度が10μg/mLに低下した時点より，肺化膿症治療はテジゾリドに切替えた。患者は腎代替療法を離脱し，VCM中止20日後に軽快退院した。プレドニゾロンは外来でも継続し，2か月かけて漸減・終了した。

重症薬疹は，患者の生命を脅かしたり，失明や慢性呼吸障害などの後遺症により患者の生活の質（QOL）を障害する薬疹を示す。代表的なものに，Stevens-Johnson syndrome（SJS）や中毒性表皮壊死症 toxic epidermal necrolysis（TEN），DIHS/DRESS，急性汎発性発疹性膿疱症 acute generalized exanthematous pustulosis（AGEP）が挙げられる。どの薬物でも発症し得るSJSやTENとは異なり，DIHS/DRESSは特定の薬物への長期曝露後に発疹，発熱，臓器障害，全身症状の出現を特徴とする，T細胞介在性の重篤な皮膚有害事象である[48]。

米国においてDRESSの有病率は，10万人当たり2.18人，死亡率は5.2％，心病変合併時の死亡率は37.5％と報告された[49〜51]。

現在までにDIHS/DRESSとの関連が報告されている薬物を表5に示す[48, 52]。

この有害事象の機序は完全に解明されていないが，3つの重要な要素として，①ヒト白血球抗原 human leukocyte antigen（HLA）の特定の対立遺伝子に関連する遺伝的感受性の存在，②特に芳香族抗痙攣薬（フェニトイン等）の薬物代謝経路の変化，③ヘルペスウイルス〔特にヒトヘルペスウイルス6 human herpesvirus-6（HHV-6）〕の再活性化[*6]がある。これらがT細胞を介した炎症反応を引き起こし，さまざまな臓器障害を引き起こすと推定されている[48, 52, 54]。

本邦の薬剤性過敏症症候群診療ガイドライン2023[53]では，DIHSとDRESSを区別し，HHV-6の再活性化が証明された病態を典型DIHS，それ以外を非典型DIHS（≒DRESS）と定義している。どちらもT細胞介在性の重篤な有害事象であることから，本稿ではDIHS/DRESSと表現した。

臨床経過

DIHS/DRESSは，原因薬物への2〜6週間の曝露後，発熱（90〜100％）で始まり，次いで広範囲の皮疹（99〜100％，麻疹様発疹や斑状丘疹型発疹が一般的だが多形）と少なくとも1つの臓器障害〔肝臓（76.9％），肺（34.6％），腎臓（30.8％），心臓（26.9％），その他に膵臓，食道，胃，腸管等〕を呈する[48, 54〜56]。血液学的異常は好酸球増加（50％），その他の異常〔異型リンパ球増加症，好中球

*6
HHV-6以外にもサイトメガロウイルス，HHV-7，Epstein-Barr（EB）ウイルス，水痘帯状疱疹ウイルスの再活性化も認められている[53]。

表5 DIHS/DRESS との関連が報告されている薬物

カテゴリー	薬物
抗菌薬	アモキシシリン
	アンピシリン
	タゾバクタム/ピペラシリン*
	セフトリアキソン
	スルファメトキサゾール/トリメトプリム*†
	レボフロキサシン
	ミノサイクリン*
	ストレプトマイシン
	バンコマイシン*†
	レクチゾール*
抗結核薬	リファンピシン*
	イソニアジド*
	エタンブトール*
	ピラジナミド
抗けいれん薬	カルバマゼピン*†
	フェニトイン*
	フェノバルビタール*
	ラモトリギン*†
免疫調整薬	ヒドロキシクロロキン
	サラゾスルファピリジン*
その他	消炎鎮痛薬(イブプロフェン,ジクロフェナクなど)
	抗ウイルス薬(ネビラピン*)
	分子標的薬(イマチニブ,ソラフェニブなど)
	ヨード造影剤*
	メキシレチン*
	アロプリノール*†
	アミトリプチリン
	オメプラゾール

*これらの薬物は DIHS/DRESS の高リスク薬物。
†米国で報告された DIHS/DRESS の原因薬物上位5つ。報告の多い順にアロプリノール,バンコマイシン,ラモトリギン,カルバマゼピン,スルファメトキサゾール/トリメトプリム。
文献48,52 より作成

表6 DIHS/DRESS 発症後の自己免疫性後遺症

短期的後遺症(発症後,数週間以内に生じる)	長期的後遺症(発症後,数か月〜数年)
劇症1型糖尿病	関節痛(関節リウマチ)
急性肝不全	自己免疫性甲状腺炎
自己免疫性溶血性貧血	白斑
腎不全	円形脱毛症
播種性血管内凝固症候群	心筋炎
心筋炎	非感染性肺炎
非感染性肺炎	全身性エリテマトーデス
血球貪食症候群	
自己免疫性甲状腺炎	

文献58 より作成

*7 RegiSCAR:European Registry of Severe Cutaneous Adverse Reactions to Drugs and Collection of Biological Samples

*8 J-SCAR:Japanese research committee on Severe Cutaneous Adverse Reaction

増加症,好中球減少症,血小板減少症,貧血(30%)〕を認める[55]。リンパ節腫大(70〜75%)や眼窩周囲・顔面浮腫(25%)も特徴的な所見である[55]。

さらに DIHS/DRESS の特異な点として,皮疹が改善した数週間から数年後に自己免疫性後遺症を発症する例が報告されている(表6)[57,58]。DRESS 患者55例の追跡調査[59]では,9例が3〜10年後に自己免疫性後遺症を発症した。長期にわたる EB ウイルスや HHV-6 の再活性化や免疫グロブリン投与の関連が指摘されているが[59],正確な機序は不明である。

なお,DIHS/DRESS と混同されやすい皮膚有害事象を,表7 にまとめた[48,55,60]。

VCM 誘発性の DIHS/DRESS

VCM は,抗菌薬のなかでも DIHS/DRESS の報告が多い。VCM による DIHS/DRESS の特徴を表8 に示す[61〜66]。一般的に DIHS/DRESS で障害を受けやすい臓器は肝臓だが,VCM 誘発性は腎障害が多く,患者の10%は腎代替療法を要する[63]。

DIHS/DRESS 発症と VCM の高トラフ値について,関連を支持する報告がある[66]一方で,治療範囲(10〜20μg/mL)での発症も報告され[63],結論は一貫していない。

同じグリコペプチド系薬のテイコプラニンとの交差反応性は,支持する報告[67,68]と否定する報告[69]があるため,現段階では別系統の抗菌薬に切替えるのが安全策であろう。

診断

統一された診断基準はないが,汎用される基準として RegiSCAR[70]*7 と J-SCAR[71]*8 がある(表9,10)。両者の違いは HHV-6 の再活性化の証明にあるが,近年報告された観察

表7　重症な皮膚有害事象の臨床的および病理学的な特徴

	投与から発症までの期間	皮膚所見の例	検査所見	関与する主な臓器	組織学的特徴	死亡率
DIHS/DRESS	2〜6週間	麻疹様発疹，斑状丘疹型発疹，紅皮症，眼窩周囲・顔面浮腫	好酸球増加，異型リンパの出現，血小板減少	肝臓，腎臓，肺，心臓，膵臓，リンパ節など	表皮角化細胞の壊死，表皮の海綿状浮腫，真皮のリンパ球・好酸球浸潤，リンパ球の血管外漏出	<8%
SJS/TEN	4〜28日間	紅斑，麻疹様発疹，蕁麻疹，紫斑，ターゲット状紅斑，水疱，表皮剥離やびらん（Nikolsky現象）	リンパ球減少，一過性の好中球減少　※好酸球増加は認められない	口腔粘膜，生殖器粘膜，肝臓，腎臓，肺，消化管，眼，尿道など	表皮の壊死性変化，真皮乳頭層への炎症性細胞浸潤は軽度	5〜35%
AGEP	1〜11日	紅斑，多発する無菌性小膿疱	白血球増加，好中球増加　※好酸球は軽度増加	肝臓，腎臓，肺など	角膜や表皮下の海綿状態，真皮上層は浮腫性，血管周囲に好中球や好酸球が浸潤，血管炎	2%

DIHS：drug-induced hypersensitivity syndrome，DRESS：drug reaction with eosinophilia and systemic symptoms，SJS：Stevens-Johnson症候群，TEN：中毒性表皮壊死症，AGEP：急性汎発性発疹性膿疱症
文献48，55，60より作成

研究（単施設，$n=138$）では，RegiSCARはDRESSの診断においてより正確であり，J-SCARは感度が低いことが示された[72]。DRESS症例のなかに，HHV-6再活性化の関与がない症例も存在していることが影響した可能性がある[73]。

　薬剤誘発性リンパ球刺激試験 drug-induced lymphocyte stimulation test（DLST）やパッチテストは，診断の一助となる可能性があり推奨される[53]。しかし，その感度および特異度を調査した観察研究（単施設，$n=41$）[74]において，DRESS回復期の感度73%，特異度82%であったのに対し，急性期（入院中および前駆症状や発疹の出現日から2週間未満）ではそれぞれ40%と30%にとどまった。これらの補助診断は回復期（ステロイド投与終了から4週間以降[54]，急性期から2〜6か月以降[58,75]）の実施が望ましい。

治療

RCTで確立された治療法はないものの，原因薬物の中止とステロイドの全身投与が基本である。中等症以上はプレドニゾロン0.5〜1 mg/kg/日で開始するが，重症化の徴候がある場合は，1 mg/kg/日で開始する[53]*9。

　多くは治療開始直後から改善が認められるが，難治例（ステロイド抵抗性）も存在する。ステロイド抵抗性やステロイドスペアリングとして，免疫抑制剤〔シクロスポリン，腫瘍壊死因子 tumor necrosis factor-α（TNF-α）阻害薬，抗インターロイキン（IL）-5抗体，janus kinase（JAK）阻害薬等〕や免疫グロブリン intravenous immunoglobulin（IVIG）

表8　VCM誘発性DIHS/DRESSの特徴

発症までの曝露期間	中央値21日（IQR 17〜28）
好酸球増加を示す割合*	100%
平均好酸球数*	20.8%
臨床所見	発熱（81%） 浮腫（63%） リンパ節腫脹（19%）
障害を受ける臓器	腎臓が最多（75%） 通常は急性間質性腎炎
危険因子	若年（<40〜50歳） 7日以上の投与期間 高トラフ値（>25〜30 μg/mL）？ HLA-A*32:01対立遺伝子が陽性
治療から改善までの期間	中央値7日（IQR 5〜60）

*グリコペプチド系抗菌薬として（ただし報告の多くはVCM）。
IQR：四分位範囲
文献61〜66より作成

*9 重症度の判定については薬剤性過敏症症候群診療ガイドライン2023[53]を参照されたい。

表9 RegiSCARによるDRESS基準

評価項目		あり	なし
急性の皮疹			
	広範な皮疹（体表面積の50％超）	1	0
	DRESSを示唆する皮疹性状 （浮腫，浸潤，紫斑，落屑のうち2つ以上）	1	−1
	皮膚生検で他疾患が疑わしい	0	−1
発熱≧38.5℃		0	−1
リンパ節腫大；≧2か所，＞1cm		1	0
臓器障害の存在（最大2点まで加算）			
	肝臓*	1	0
	腎臓	1	0
	肺	1	0
	心臓または筋肉	1	0
	膵臓	1	0
	その他	1	0
好酸球増多（最大2点まで加算）			
	好酸球数≧700/μL or ≧10％	1	0
	好酸球数≧1500/μL or ≧20％	2	0
異型リンパ球		1	0
治癒までの日数＞15日		0	−1
他の要因を否定 （抗核抗体，血液培養，肝炎ウイルス，クラミジアやマイコプラズマ）		1	0

【合計点数】＜2：excluded，2〜3：possible，4〜5：probable，≧6：definite

*肝障害：2日以上連続して血清アラニンアミノトランスフェラーゼまたは抱合型ビリルビンが基準値上限の2倍を超えるか，アスパラギン酸アミノトランスフェラーゼ，総ビリルビン，アルカリホスファターゼがすべて基準値上限の2倍を超える．

文献70より作成

（本邦では0.4 g/kg/日を2〜5日），血漿交換の併用が有用である可能性が示されている[53,76,77]．

シクロスポリンは，皮膚病変や症状の早期コントロールを促す[78,79]．しかし，シクロスポリンによる腎障害リスク上昇が懸念されることから，本症例のように腎障害を合併した場合にはためらわれる．

IVIG単独で治療した観察研究（多施設，$n=6$）[80]では，IVIGによる血球貪食症候群やウイルス活性化等の副作用や症状悪化によるステロイドの救援治療が報告されたため，IVIG単独投与は推奨されない[53]．

ステロイドパルスは，症状増悪時の使用を支持する報告[81]がある一方で，本邦における症例報告をまとめた報告（$n=299$）[82]によると，静注ステロイドパルスは内服に比してHHV-6再活性化が起こりにくく（OR 0.48，95％CI 0.28〜0.81），サイトメガロウイルス再活性化を起こしやすい（OR 2.13，95％CI 1.11〜4.08）．またステロイドパルスで死亡例が多く（OR 4.71，95％CI 1.93〜11.52），選択には注意が必要である．治療が奏効した場合でも約10〜15％は再発するため，1〜2週間ごとに5〜10 mg/日ずつ，1.5〜3か月かけて漸減終了する[53,76]．

DIHS/DRESS 発症時に留意することは何か？

本症例は RegiSCAR 5 点から DIHS/DRESS が疑われた。留意した点には

- 投与履歴から原因薬物の検索（中止薬物も含めて）
- 臓器障害の特定
- ステロイド投与とその後の漸減
- ステロイド副作用予防
- 搔痒感等の臨床症状を緩和するための支持療法
- 原因薬物の再投与を回避するための患者教育
- 長期的な後遺症の確認

がある。

　実臨床では，多くの薬物が並行して投与され原因薬物の特定が困難な場合も多い。しかし原因薬物の中止は治療の要であることから，詳細に薬歴を確認することによって，原因薬物の特定に努める。

おわりに

今回，抗菌薬の有害事象として脳症，腎障害，DIHS/DRESS について取り上げた。抗菌薬の負の側面を理解することが，安全な抗菌薬治療の実現につながる。本稿が診療の一助となれば幸いである。

■ 表10　J-SCAR による DIHS 基準

1. 限られた医薬品*投与後に遅発性に生じ，急速に拡大する紅斑。しばしば紅皮症に移行
2. 原因医薬品中止後も2週間以上遷延
3. ≧38℃の発熱
4. 肝機能障害（ALT＞100U/L）
5. 血液学的異常：a～cのうち1つ以上該当
   a. 白血球増加（≧11000/μL）
   b. 異型リンパ球の出現（≧5％）
   c. 好酸球増多（≧1500/μL）
6. リンパ節腫脹
7. HHV-6 の再活性化（発症2～3週間後）
   ペア血清で HHV-6 IgG 抗体価が4倍以上上昇 or
   血清中の HHV-6 DNA の検出 or
   末梢血単核球や全血中の明らかな HHV-6 DNA の増加

【判定】
典型 DIHS：1～7 すべて
非典型 DIHS：1～5 すべて（ただし4は，その他の重篤な臓器障害で代用可能）

＊原因医薬品は抗てんかん薬，ジアフェニルスルホン，サラゾスルファピリジン，アロプリノール，ミノサイクリン，メキシレチンであることが多い。

文献71 より作成

文献

1. Grill MF, Maganti RK. Neurotoxic effects associated with antibiotic use: management considerations. Br J Clin Pharmacol 2011; 72: 381-93. PMID: 21501212
2. Fugate JE, Kalimullah EA, Hocker SE, et al. Cefepime neurotoxicity in the intensive care unit: a cause of severe, underappreciated encephalopathy. Crit Care 2013; 17: R264. PMID: 24200036
3. Bhattacharyya S, Darby RR, Raibagkar P, et al. Antibiotic-associated encephalopathy. Neurology 2016; 86: 963-71. PMID: 26888997
   AAE の特徴がわかりやすくまとまっている review
4. Xiao M, Huang X. Unmasking antibiotic-associated neurological disorders: the underminer in intensive care unit. J Clin Neurosci 2021; 91: 131-5. PMID: 34373018
   AAE の特徴がわかりやすくまとまっている review
5. Lee SJ. Cefepime-induced neurotoxicity. J Neurocrit Care 2019; 12: 74-84.
6. Payne LE, Gagnon DJ, Riker RR, et al. Cefepime-induced neurotoxicity: a systematic review. Crit Care 2017; 21: 276. PMID: 29137682
7. Maan G, Keitoku K, Kimura N, et al. Cefepime-induced neurotoxicity: systematic review. J Antimicrob Chemother 2022; 77: 2908-21. PMID: 35971666
8. Huwyler T, Lenggenhager L, Abbas M, et al. Cefepime plasma concentrations and clinical toxicity: a retrospective cohort study. Clin Microbiol Infect 2017; 23: 454-9. PMID: 28111294
9. Boschung-Pasquier L, Atkinson A, Kastner LK, et al. Cefepime neurotoxicity: thresholds and risk factors. A retrospective cohort study. Clin Microbiol Infect 2020; 26: 333-9. PMID: 31284030
10. Pais GM, Chang J, Barreto EF, et al. Clinical pharmacokinetics and pharmacodynamics of cefepime. Clin Pharmacokinet 2022; 61: 929-53. PMID: 35764774
11. セフェピム塩酸塩静注用「CMX」医薬品インタビューフォーム．2021年11月改訂（第9版）．ケミックス．<https://www.chemixjp.co.jp/chemixwp/wp-content/uploads/2023/07/439be8ac2d1a2cf8643d9fb6b842056a.pdf> Accessed Mar. 24, 2025.
12. FDA. FDA drug safety communication: cefepime and risk of seizure in patients not receiving dosage adjustments for kidney impairment. <http://www.fda.gov/Drugs/DrugSafety/ucm309661.htm> Accessed Mar. 24, 2025.
13. Qian ET, Casey JD, Wright A, et al. Cefepime vs piperacillin-tazobactam in adults hospitalized with acute infection: the ACORN randomized clinical trial. JAMA 2023; 330: 1557-67. PMID: 37837651
14. Bilal M, Zoller M, Fuhr U, et al. Cefepime population pharmacokinetics, antibacterial target attainment, and estimated probability of neurotoxicity in critically ill patients. Antimicrob Agents Chemoth-

15. Bodilsen J, D'Alessandris QG, Humphreys H, et al. European Society of Clinical Microbiology and Infectious Diseases guidelines on diagnosis and treatment of brain abscess in children and adults. Clin Microbiol Infect 2024；30：66-89. PMID：37648062
16. Kim E, Na DG, Kim EY, et al. MR imaging of metronidazole-induced encephalopathy：lesion distribution and diffusion-weighted imaging findings. AJNR Am J Neuroradiol 2007；28：1652-58. PMID：17885234
17. Kuriyama A, Jackson JL, Doi A, et al. Metronidazole-induced central nervous system toxicity：a systematic review. Clin Neuropharmacol 2011；34：241-7. PMID：21996645
18. Hou W, Yiin RSZ, Goh CK. Metronidazole induced encephalopathy：case report and discussion on the differential diagnoses, in particular, Wernicke's encephalopathy. J Radiol Case Rep 2019；13：1-7. PMID：32184926
19. Ina K, Hirade K, Kayukawa S, et al. Metronidazole-induced encephalopathy：case reports and review of 62 Japanese cases. J Hosp Gen Med 2019；1：7-13.
20. Sørensen CG, Karlsson WK, Amin FM, et al. Metronidazole-induced encephalopathy：a systematic review. J Neurol 2020；267：1-13. PMID：30536109
21. 加藤英明, 宗佐博子, 森 雅亮ほか. メトロニダゾール誘発性脳症2例の症例報告および国内32例の文献的考察. 感染症誌 2015；89：559-66. PMID：26630786
22. Farmakiotis D, Zeluff B. Images in clinical medicine. Metronidazole-associated encephalopathy. N Engl J Med 2016；374：1465. PMID：27074069
23. Roy U, Panwar A, Pandit A, et al. Clinical and neuroradiological spectrum of metronidazole induced encephalopathy：our experience and the review of literature. J Clin Diagn Res 2016；10：OE01-9. PMID：27504340
24. アネメトロ®点滴静注液500 mg. 医薬品インタビューフォーム. 2024年10月改訂（第14版）. ファイザー. <https://www.pfizermedicalinformation.jp/system/files/medpage_section/amt01if.pdf> Accessed Mar. 25, 2025.
25. Beloosesky Y, Grosman B, Marmelstein V, et al. Convulsions induced by metronidazole treatment for Clostridium difficile-associated disease in chronic renal failure. Am J Med Sci 2000；319：338-9. PMID：10830559
26. 元 志宏, 上久保佑太, 岩井孝憲ほか. メトロニダゾール脳症を発症した血液透析患者の1例. 透析会誌 2024；57：211-5.
27. Li L, Tang X, Li W, et al. A case of methylprednisolone treatment for metronidazole-induced encephalopathy. BMC Neurol 2019；19：49. PMID：30927916
28. Reddy V, Kumar S, Acharya S, et al. Metronidazole-induced acute cerebellitis in a young patient：unusual onset, delayed remission, and characteristic imaging features. Cureus 2024；16：e56098. PMID：38618373
29. Barba L, Carrubba C, Spindler K, et al. Posterior reversible encephalopathy syndrome associated with antibiotic therapy：a case report and systematic review. Neurol Sci 2024；45：4151-9. PMID：38679625
30. Sprandel KA, Drusano GL, Hecht DW, et al. Population pharmacokinetic modeling and Monte Carlo simulation of varying doses of intravenous metronidazole. Diagn Microbiol Infect Dis 2006；55：303-9. PMID：16887471
31. Jizba TA, Ahmad F, Walters RW, et al. A comparison of clinical outcomes associated with dosing metronidazole every 8 hours versus every 12 hours：a systematic review and metaanalysis. Proc (Bayl Univ Med Cent) 2023；37：127-34. PMID：38174024
32. Shah S, Adams K, Clarke L, et al. Clinical outcomes of a twice-daily metronidazole dosing strategy for Bacteroides spp. bloodstream infections. Int J Antimicrob Agents 2025；65：107403. PMID：39667533
33. 薬剤性腎障害の診療ガイドライン作成委員会. 薬剤性腎障害診療ガイドライン2016. 日腎会誌 2016；58：477-555.
34. Karimzadeh I, Barreto EF, Kellum JA, et al. Moving toward a contemporary classification of drug-induced kidney disease. Crit Care 2023；27：435. PMID：37946280
35. Dennen P, Douglas IS, Anderson R. Acute kidney injury in the intensive care unit：an update and primer for the intensivist. Crit Care Med 2010；38：261-75. PMID：19829099
36. 日本化学療法学会, 日本TDM学会. 抗菌薬TDM臨床実践ガイドライン2022. 日化療誌 2022；70：1-72.
37. Paul M, Lador A, Grozinsky-Glasberg S, et al. Beta lactam antibiotic monotherapy versus betalactam-aminoglycoside antibiotic combination therapy for sepsis. Cochrane Database Syst Rev 2014：CD003344. PMID：24395715
38. Ong DSY, Frencken JF, Klein Klouwenberg PMC, et al. Short-course adjunctive gentamicin as empirical therapy in patients with severe sepsis and septic shock：a prospective observational cohort study. Clin Infect Dis 2017；64：1731-6. PMID：28329088
39. Tamma PD, Heil EL, Justo JA, et al. Infectious Diseases Society of America 2024 guidance on the treatment of antimicrobial-resistant Gram-negative infections. Clin Infect Dis 2024：ciae403. PMID：39108079
40. Bellos I, Karageorgiou V, Pergialiotis V, et al. Acute kidney injury following the concurrent administration of antipseudomonal β-lactams and vancomycin：a network meta-analysis. Clin Microbiol Infect 2020；26：696-705. PMID：32222460
41. Pan K, Li R, Li Y, et al. Vancomycin combined with piperacillin/tazobactam increases the risk of acute kidney injury compared with vancomycin plus other anti-pseudomonal beta-lactams：a systematic review and network meta-analysis. J Antimicrob Chemother 2025；80：47-58. PMID：39533846
42. Chen AY, Deng CY, Calvachi-Prieto P, et al. A large-scale multicenter retrospective study on nephrotoxicity associated with empiric broad-spectrum antibiotics in critically ill patients. Chest 2023；164：355-68. PMID：37040818
43. Avedissian SN, Pais GM, Liu J, et al. Piperacillin-tazobactam added to vancomycin increases risk for acute kidney injury：fact or fiction? Clin Infect Dis 2020；71：426-32. PMID：31833540
44. Miano TA, Hennessy S, Yang W, et al. Association of vancomycin plus piperacillin-tazobactam with early changes in creatinine versus cystatin C in critically ill adults：a prospective cohort study. Intensive Care Med 2022；48：1144-55. PMID：35833959
45. Teaford HR, Barreto JN, Vollmer KJ, et al. Cystatin C：a primer for pharmacists. Pharmacy (Basel) 2020；8：35. PMID：32182861

46. Watkins RR, Deresinski S. Increasing evidence of the nephrotoxicity of piperacillin/tazobactam and vancomycin combination therapy—what is the clinician to do? Clin Infect Dis 2017 ; 65 : 2137-43.
　　　　　　　　　　　　　PMID : 29020249
47. Kidney Disease : Improving Global Outcomes (KDIGO) Acute Kidney Injury Work Group. KDIGO clinical practice guideline for acute kidney injury. Kidney Int Suppl 2012 ; 2 : 1-138.＜https://kdigo.org/wp-content/uploads/2016/10/KDIGO-2012-AKI-Guideline-English.pdf＞Accessed Mar. 25, 2025.
48. Kroshinsky D, Cardones ARG, Blumenthal KG. Drug reaction with eosinophilia and systemic symptoms. N Engl J Med 2024 ; 391 : 2242-54.
　　　　　　　　　　　　　PMID : 39665653
DRESS についてわかりやすくまとまっている review
49. Wolfson AR, Zhou L, Li Y, et al. Drug reaction with eosinophilia and systemic symptoms (DRESS) syndrome identified in the electronic health record allergy module. J Allergy Clin Immunol Pract 2019 ; 7 : 633-40.　　　PMID : 30176295
50. Bluestein SB, Yu R, Stone C Jr, et al. Reporting of drug reaction with eosinophilia and systemic symptoms from 2002 to 2019 in the US Food and Drug Administration adverse event reporting system. J Allergy Clin Immunol Pract 2021 ; 9 : 3208-11.e1.
　　　　　　　　　　　　　PMID : 34033979
51. Intarasupht J, Kanchanomai A, Leelasattakul W, et al. Prevalence, risk factors, and mortality outcome in the drug reaction with eosinophilia and systemic symptoms patients with cardiac involvement. Int J Dermatol 2018 ; 57 : 1187-91.　PMID : 30099742
52. Gottlieb M, Figlewicz MR, Rabah W, et al. Drug reaction with eosinophilia and systemic symptoms : an emergency medicine focused review. Am J Emerg Med 2022 ; 56 : 1-6.　　PMID : 35338896
53. 薬剤性過敏症候群診療ガイドライン策定委員会．薬剤性過敏症候群診療ガイドライン 2023．日皮会誌 2024 ; 134 : 559-80.
54. Criado PR, Ianhez M, Miot HA, et al. DRESS syndrome : an interaction between drugs, latent viruses, and the immune system. An Bras Dermatol 2025 ; 100 : 104-20.　　　PMID : 39521708
55. Güner MD, Tuncbilek S, Akan B, et al. Two cases with HSS/DRESS syndrome developing after prosthetic joint surgery : does vancomycin-laden bone cement play a role in this syndrome? BMJ Case Rep 2015 ; 2015 : bcr2014207028.　PMID : 26021379
56. Liang C, An P, Zhang Y, et al. Fatal outcome related to drug reaction with eosinophilia and systemic symptoms : a disproportionality analysis of FAERS database and a systematic review of cases. Front Immunol 2024 ; 15 : 1490334.　　PMID : 39737180
57. Kano Y, Tohyama M, Aihara M, et al. Sequelae in 145 patients with drug-induced hypersensitivity syndrome/drug reaction with eosinophilia and systemic symptoms : survey conducted by the Asian Research Committee on Severe Cutaneous Adverse Reactions (ASCAR). J Dermatol 2015 ; 42 : 276-82.
　　　　　　　　　　　　　PMID : 25623158
58. Hama N, Abe R, Gibson A, et al. Drug-induced hypersensitivity syndrome (DIHS)/drug reaction with eosinophilia and systemic symptoms (DRESS) : clinical features and pathogenesis. J Allergy Clin Immunol Pract 2022 ; 10 : 1155-67.e5.
　　　　　　　　　　　　　PMID : 35176506
59. Mizukawa Y, Aoyama Y, Takahashi H, et al. Risk of progression to autoimmune disease in severe drug Eruption : risk factors and the factor-guided stratification. J Invest Dermatol 2022 ; 142 (3 Pt B) : 960-8.e9.　　　　　PMID : 34808234
60. Zhang J, Lei Z, Xu C, et al. Current perspectives on severe drug eruption. Clin Rev Allergy Immunol 2021 ; 61 : 282-98.　　　PMID : 34273058
61. Korman TM, Turnidge JD, Grayson ML. Risk factors for adverse cutaneous reactions associated with intravenous vancomycin. J Antimicrob Chemother 1997 ; 39 : 371-81.　　PMID : 9096187
62. Minhas JS, Wickner PG, Long AA, et al. Immune-mediated reactions to vancomycin : a systematic case review and analysis. Ann Allergy Asthma Immunol 2016 ; 116 : 544-53.　PMID : 27156746
63. Madigan LM, Fox LP. Vancomycin-associated drug-induced hypersensitivity syndrome. J Am Acad Dermatol 2019 ; 81 : 123-8.　　PMID : 30738120
64. Sharifzadeh S, Mohammadpour AH, Tavanaee A, et al. Antibacterial antibiotic-induced drug reaction with eosinophilia and systemic symptoms (DRESS) syndrome : a literature review. Eur J Clin Pharmacol 2021 ; 77 : 275-89.　PMID : 33025080
抗菌薬ごとに，DIHS/DRESS 発症までの曝露期間や障害を受けやすい臓器がまとまっている
65. Konvinse KC, Trubiano JA, Pavlos R, et al. HLA-A*32 : 01 is strongly associated with vancomycin-induced drug reaction with eosinophilia and systemic symptoms. J Allergy Clin Immunol 2019 ; 144 : 183-92.　　　　　PMID : 30776417
66. Blumenthal KG, Alvarez-Arango S, Fu X, et al. Risk factors for vancomycin drug reaction with eosinophilia and systemic symptoms syndrome. JAMA Dermatol 2022 ; 158 : 1449-53.
　　　　　　　　　　　　　PMID : 36322078
67. Miyazu D, Kodama N, Yamashita D, et al. DRESS syndrome caused by cross-reactivity between vancomycin and subsequent teicoplanin administration : a case report. Am J Case Rep 2016 ; 17 : 625-31.　　　　　　　　　　PMID : 27572807
68. Nakkam N, Gibson A, Mouhtouris E, et al. Cross-reactivity between vancomycin, teicoplanin, and telavancin in patients with HLA-A*32:01-positive vancomycin-induced DRESS sharing an HLA class II haplotype. J Allergy Clin Immunol 2021 ; 147 : 403-5.　　　　　　　　PMID : 32439433
69. Hung YP, Lee NY, Chang CM, et al. Tolerability of teicoplanin in 117 hospitalized adults with previous vancomycin-induced fever, rash, or neutropenia : a retrospective chart review. Clin Ther 2009 ; 31 : 1977-86.　　　　　　　PMID : 19843487
70. Kardaun SH, Sidoroff A, Valeyrie-Allanore L, et al. Variability in the clinical pattern of cutaneous side-effects of drugs with systemic symptoms : does a DRESS syndrome really exist? Br J Dermatol 2007 ; 156 : 609-11.　　　PMID : 17300272
71. Shiohara T, Iijima M, Ikezawa Z, et al. The diagnosis of a DRESS syndrome has been sufficiently established on the basis of typical clinical features and viral reactivations. Br J Dermatol 2007 ; 156 : 1083-4.　　　　　　　　PMID : 17381452
72. Sasidharanpillai S, Ajithkumar K, Jishna P, et al. RegiSCAR DRESS (drug reaction with eosinophilia and systemic symptoms) validation scoring system and Japanese consensus group criteria for atypical drug-induced hypersensitivity syndrome (DiHS) : a comparative analysis. Indian Dermatol Online J 2022 ; 13 : 40-5.　　　　PMID : 35198466
73. Kim DH, Koh YI. Comparison of diagnostic criteria and determination of prognostic factors for drug reaction with eosinophilia and systemic symptoms syndrome. Allergy Asthma Immunol Res 2014 ; 6 : 216-21.　　　　　　　PMID : 24843796
74. Cabañas R, Calderón O, Ramírez E, et al. Sensitivity and specificity of the lymphocyte transformation

74. test in drug reaction with eosinophilia and systemic symptoms causality assessment. Clin Exp Allergy 2018 ; 48 : 325-33. PMID : 29265576
75. Husain Z, Reddy BY, Schwartz RA. DRESS syndrome : Part Ⅱ. Management and therapeutics. J Am Acad Dermatol 2013 ; 68 : 709.e1-9. PMID : 23602183
76. Brüggen MC, Walsh S, Ameri MM, et al. Management of adult patients with drug reaction with eosinophilia and systemic symptoms : a Delphi-based international consensus. JAMA Dermatol 2024 ; 160 : 37-44. PMID : 37966824
77. Wang S, Kang Y, He C, et al. The systemic treatments for drug reaction with eosinophilia and systemic symptoms (DRESS) beyond corticosteroids. World Allergy Organ J 2024 ; 17 : 100935. PMID : 39156598
 ステロイド抵抗性DRESSや難治性DRESSの患者に対するステロイド代替療法についてまとまっているreview
78. Nguyen E, Yanes D, Imadojemu S, et al. Evaluation of cyclosporine for the treatment of DRESS syndrome. JAMA Dermatol 2020 ; 156 : 704-6. PMID : 32159726
79. Zita S, Broussard L, Hugh J, et al. Cyclosporine in the treatment of drug reaction with eosinophilia and systemic symptoms syndrome : retrospective cohort study. JMIR Dermatol 2023 ; 6 : e41391. PMID : 37632913
80. Joly P, Janela B, Tetart F, et al. Poor benefit/risk balance of intravenous immunoglobulins in DRESS. Arch Dermatol 2012 ; 148 : 543-4. PMID : 22508885
81. Shiohara T, Inaoka M, Kano Y. Drug-induced hypersensitivity syndrome (DIHS) : a reaction induced by a complex interplay among herpesviruses and antiviral and antidrug immune responses. Allergol Int 2006 ; 55 : 1-8. PMID : 17075280
82. Hashizume H, Ishikawa Y, Ajima S. Is steroid pulse therapy a suitable treatment for drug-induced hypersensitivity syndrome/drug reaction with eosinophilia and systemic symptoms? A systematic review of case reports in patients treated with corticosteroids in Japan. J Dermatol 2022 ; 49 : 303-7. PMID : 34755354

利益相反（COI）：なし

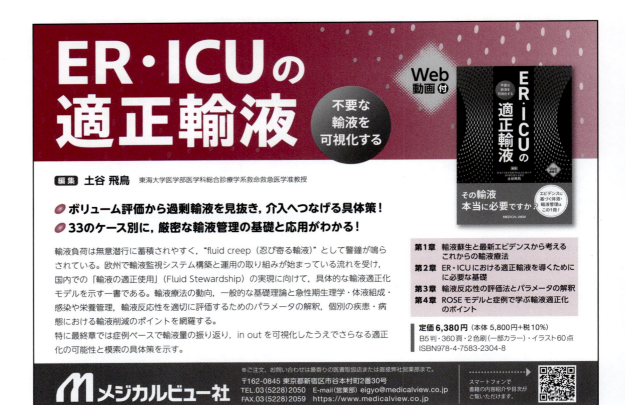

Q&Aで学ぶ感染症コンサルト

The Infectious Diseases Consult Handbook:
Common Questions and Answers

著：Alexander M. Tatara
（Infectious Diseases, Massachusetts General Hospital, Boston, MA, USA）

訳：渋江 寧（横浜市立みなと赤十字病院感染症科部長・感染管理室長・医療安全推進室副室長）

定価 5,500円（税込）
A5変 頁362 図5
2025年 ISBN 978-4-8157-3121-2

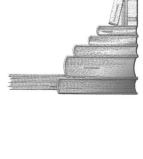

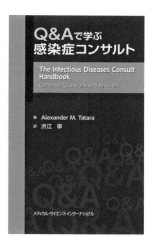

「微生物ごとの振る舞い」にもとづいたきめ細やかな感染症診療を
―ガイドラインによる60点の治療を80点にする本―

本書は，ガイドラインを超えた，超リアルワールドの感染症本だ。なぜなら，日々ひたすら臨床をしている著者だから生まれる，生々しい現実世界での症例ごとの素朴な疑問（Clinical Question：CQ）からできているからだ。本書はそのすべてがQ&A形式からなるチャレンジングな本だ。感染症コンサルタントをしている私も，日々感染症にかかわる医師だけではなく，薬剤師・看護師・検査技師からたくさんの質問を受けるが，まさにそのよく聞かれる，しかも答えにくいCQをまとめてくれているのが本書だ。

　ガイドラインも近年このようなCQの構成とはなっている。しかし，「**ガイドラインにはなかなか記載しにくい，実装しにくいところ**」が書いてあるのが本書の特徴だ。ガイドラインはガイドするためであり，その領域に詳しくない医療者だれしもが合格点である60点をとれるようにする治療と昔から言われて久しいが，本書は，患者ごとの病態，いや「微生物ごとの振る舞い」にもとづいたきめ細やかな感染症診療という80点の治療を達成できるようになるための本だ。感染症にかかわる医療者みなに手に取ってもらいたい，そう感じるのは，この特徴以上に，著者のいち医師としての姿勢，人柄を垣間見ることができるからだ。

　著者は，感染症のコンサルトを実践する喜びとして，「**それぞれの患者とそれぞれの病原体は独特であり，画一的なアプローチはめったにない**」ということだと語る。同感だ。薬剤耐性菌の世界的脅威拡大など感染症をとりまく周辺環境の変化から，"適正使用の最先端"である感染症だから見えているものがそこにはある。適正使用と言うのはたやすいが，「画一的ではない病原体の振る舞いごとに適正使用しなさい」というのがこれからだ。ここにかかわることの難しさに多くの医療者は気づき始めている。そして，嘘つかず言うが，患者ごと，病態ごとの適正使用の治療戦略は，「**治療失敗との駆け引き**」だ。ゆえに，ガイドラインには実装されにくい。さらに日本の医療現場への実装への気遣いが，本書にちりばめられた渋江先生のコメントから感じられる。実はただの訳本ではない。

　感染症の治療戦略は大きくパラダイムシフトを迎えている。いままで当たり前と思われてきた治療戦略は大きく崩れている。**それは間違っていた，ということではなく，より患者ごと・病原体ごとの振る舞いに合わせなさい（適正使用）ということだ**。これまであたりまえだと思ってきた感染症の原則，「抗菌薬は十分量投与！，点滴の方が効く！，狭域こそ美しい！，De-escalation!，血培2セットあたりまえ！，治療期間は決まっている！…」。これらのドグマを超越できるか？ チャレンジングな時代だ。ではどうしろというのか？ その答えを探る，みなでつくるきっかけが本書にある。

岸田 直樹　総合診療医・感染症コンサルタント
北海道科学大学・東京薬科大学客員教授

え？知らないの？ NPPVマスクの使い方

石橋 一馬
神戸市立医療センター中央市民病院
臨床工学技術部

シリーズ構成　上岡 晃一
東京医科大学病院 臨床工学部

非侵襲的陽圧換気 noninvasive positive pressure ventilation（NPPV）は，専用のNPPVマスクを用いることで気管挿管を行わずに非侵襲的に人工呼吸器管理を可能とするデバイスであり，医療現場において欠かせない存在となっている。基本的な使用方法に大きな変化はないものの，NPPVマスクは改良や発展を重ね，着実に進化を遂げている。特に集中治療領域においては，これらの改良されたNPPVマスクの活用が，NPPV導入成功の鍵となる。

今回は，NPPVマスクに関する最新の情報を概説し，その選択や使用方法における重要なポイントを解説する。

NPPVマスクの構造

NPPVマスクは多種多様なパーツで構成されている。メーカーごとに名称が異なるが，基本的な構造や目的は同じである（図1）。

クッション

装着する際に直接皮膚に接触するパーツで，柔らかい素材であることが多い。特にシリコンや布の場合は，陽圧によって膨らむことで皮膚との隙間を埋める働きをもち，リーク量を減らしてくれる。素材の種類はいくつかあるが，現在一般的に販売されているのは，下記の4種が代表的である（図2）。

●シリコン

シリコンの特性を生かし，非常に薄く作られているが，強度が高く伸展性にも優れている。洗浄や滅菌に耐える製品が多く，繰り返し使用できるうえ，劣化しにくい。加工のしやすさや管理の容易さなどから，現在販売されているNPPVマスクの大半はシリコン製である。

●ジェル

この素材は，過去にシリコンと並んで多く採用されてきた。柔らかいため，極めて高い密着性が大きなメリットである。しかし，他の素材と比較して非常に重いこと，また熱に弱いことが課題である。そのため，熱消毒やオートクレーブなど高温を用いた消毒滅菌に対応していない製品が多い。近年では，重さのデメリットを軽減するために，ジェルの使用部位を皮膚との接触面に限定することで軽量化をはかった製品も登場している。しかしながら，こうした製品は徐々に減少している。

●布

気密性を高める特殊加工が施された専用の布が用いられている。非常に軽量で，皮膚への負担が極めて少ないことが特徴である。特に優れているのは，その柔軟性である。一般的なマスクでは，皮膚に接触する部位のみがシリコンなどで作られており，マスクを動かすと接触面に圧力が集中する。一方，布素材のマスクは，エルボーを除くほぼすべてのパーツが布で構成されているため，動かしても布が変形するだけで，圧力負担はほとんど生じない。

しかし，柔らかいが故に変形しやすく，リーク量が多いという課題がある。そのため，急性期での使用には適していない場合がある。一方，慢性期ではリーク量の多さが大きな問題とならないかぎり，褥瘡対策として極めて有用である。

●エア充塡クッション

クッションの素材は塩化ビニルを用いている。その最大の特徴はバルーン状の構造をしており，専用の空気入れを用いて圧力を調整可能な点である。これによりクッションの硬さを調整し，顔の表面にフィットさせる意図がある。しかし実臨床においては，
①クッションの圧力調整に慣れが必要である
②緊急時に使用しづらい
③空気入れを紛失すると調整ができない
④適切な圧力が不明である
といったデメリットが目立ってしまう。特に，圧力調整はどの程度の圧力が適切なのか判断が難しく，現在では少数のみ販売されている。

マスクフレーム

NPPVマスクの各パーツを支えるためのパーツであり，多くはプラスチックなど硬めの素材を用いる。以前はクッションと一体となった製品が多かったが，現

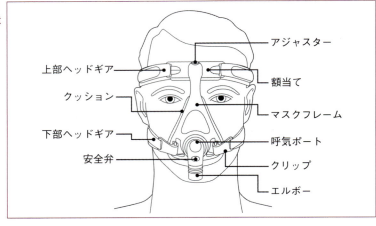

■図1 マスクの構造
（フィリップスより提供）

上部ヘッドギア／クッション／下部ヘッドギア／安全弁／アジャスター／額当て／マスクフレーム／呼気ポート／クリップ／エルボー

■図2　マスク各種素材
（シリコン・ジェル：フィリップス，布：MAGnet，エア充填クッション：ドレーゲルジャパンより提供）

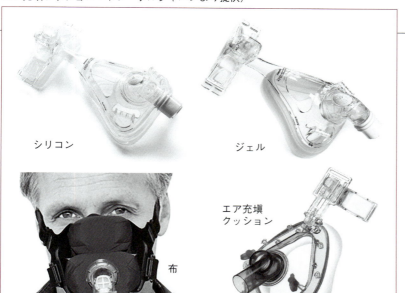

■図4　アジャスターの調整

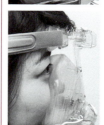

鼻根部にマスクが強く接触

アジャスターの調整で鼻根部の圧力を軽減

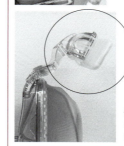

倒れるタイプはクッションの上部だけが当たると褥瘡の原因となる

■図3　額当て
（フィリップスより提供）

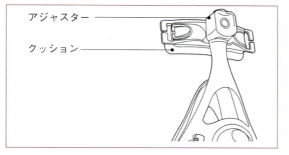

■図5　エルボーの構造
（フィリップスより提供）

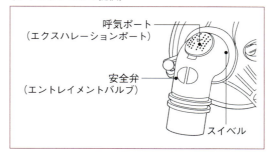

呼気ポート（エクスハレーションポート）
安全弁（エントレイメントバルブ）
スイベル

在はマスクフレームとクッションを分解できる製品も多くラインアップされている。

額当て
NPPVマスクの上部ヘッドギアを固定するためのパーツであり，直接接触するタイプと浮いた状態となるタイプの2種類ある。前者の場合，接触面の圧力を分散するためにシリコンやジェル，スポンジのようなクッション材が取りつけられている（図3）。

● アジャスター
額当ての高さを調整することで，鼻根部への圧力を減少させる。古いものではア

ジャスターが倒れることで調整する構造になる。この場合，額当ての角度が変わり上部だけが皮膚に接触することで褥瘡の原因となることもある（図4）。

エルボー
NPPVマスクと回路を接続するためのL字型のパーツで，スイベルと呼ばれる回転構造をもっている。従来は，一軸構造のため回転しかできなかったが，エルボーとNPPVマスクの接続部が球状となり，立体的に稼働する製品も増えてきている（図5）。これにより，自由に回転することで，回路の負担を軽減する。

● 呼気ポート（エクスハレーションポート）
呼気を排出するための小さな孔で，エルボーもしくはマスクフレームに付属することが多い。NPPVマスク内に呼気ポートがない場合は，別途回路内に専用の呼気ポートを装着する必要がある（図5～7）。詳細は後述する。

● 安全弁（エントレイメントバルブ）
NPPVマスクを装着した状態で装置が停止した場合であっても，呼吸を行うためのパーツである。一方向弁構造をしており，NPPVマスク内が陽圧の場合は閉じるが，トラブルなどで送気が停止すると安全弁が開放され，呼吸が行えるよう

■図6 呼気ポート（上図：フィリップスより提供）

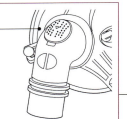

小さい孔から常に排気することでマスク内の呼気を洗い流す。ここを塞ぐと呼気が行えなくなるため布団やタオルがかからないように注意する

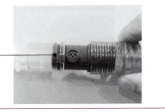

マスクに呼気ポートがない場合は回路内に呼気ポートを装着する

■図7 NPPVマスクの呼気ポートの有無
（フィッシャー＆パイカルヘルスケアより提供）

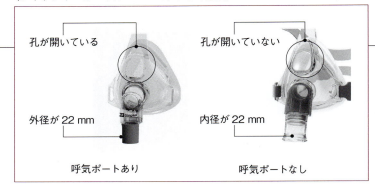

孔が開いている　外径が22 mm　呼気ポートあり
孔が開いていない　内径が22 mm　呼気ポートなし

■図8 安全弁（フィリップスより提供）

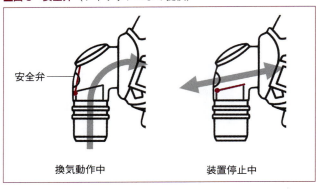

安全弁　換気動作中　装置停止中

■図10 フルフェイスマスク（フィリップスより提供）

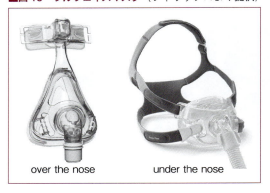

over the nose　under the nose

■図9 ヘッドギア（フィリップスより提供）

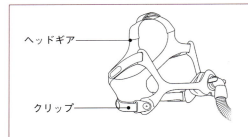

ヘッドギア　クリップ

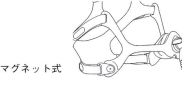

フック式
ヘッドギアの長さを調整しておいてフックで装脱着すれば再調整が不要となる

マグネット式
構造の工夫で縦方向に引くことでは外れるが横方向の力では外れずにクリップが回転する構造となっている

になっている。この安全弁つきエルボーを「エントレイメントバルブつきエルボー（EE）」と呼び，安全弁のないエルボーを「スタンダードエルボー（SE）」と呼ぶ（図8）。

ヘッドギア

ヘッドギアは，NPPVマスクを固定するためのバンドである。固定の際には面ファスナーを用いることが一般的であるが，下部ヘッドギアは各種ストラップを用いることが多い。

ストラップ

ヘッドギアとマスクを固定するためのパーツであり，クリップ式やフック式，マグネット式などがある。特にマグネット式は，ストラップをNPPVマスクの所定の位置に近づけると適切な位置に吸着するため，初心者でも簡単に扱え，慢性期の自己管理ではとても有用である（図9）。

NPPVマスクの種類

フルフェイスマスク（図10）

フルフェイスマスクは，急性期におけるNPPV導入時の第一選択となることが多い[1]。鼻と口を覆うため，口呼吸であっても問題なく使用でき，応答性にも優れている。また，バリエーションが豊富で選択肢が多いことも大きなメリットである。

over the noseタイプは，鼻根部に接触するため，褥瘡が発生しやすいという課題がある。一方，under the noseタイプは，鼻の下にクッションを当てる形状のため，鼻根部の褥瘡が発生しにくい。使用する際には，顔の形状との一致が必須であり，ある程度症例を選ぶ。クッション部は，マスク内圧が上昇すると膨らむ製品もあり，フィッティング性能が改善されている。over the noseタイプと

■図11 ネーザルマスク
（フィリップスより提供）

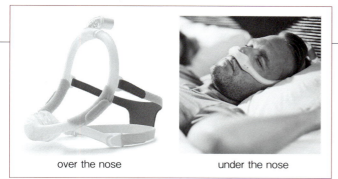

over the nose　　under the nose

■図12 トータルフェイスマスク
（フィリップスより提供）

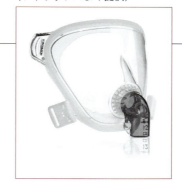

比較して，急性期よりも安定期の症例に適している。

ネーザルマスク（図11）

over the nose タイプは，一般的な形状のネーザルマスクであり，主に慢性期で使用される。フルフェイスマスクと比較してサイズが非常に小さいため，軽量かつコンパクトであり，長期使用の観点からも有利である[2]。口が覆われないため，会話や慣れれば飲食も可能であり，フルフェイスマスクと比較して日常生活動作（ADL）の拡大にもつながる。

しかし，口呼吸を中心に行う症例ではリークが増加し，同調性も低下するため，使用は困難となる。また，over the nose タイプのフェイスマスクと同様に，鼻根部に褥瘡が発生しやすいため，マスクフィッティングが重要である。

under the nose タイプは，鼻孔部に当てることだけを考えればよいため，フィッティングが容易である。褥瘡の問題を解決しつつ，快適性を向上させている。代表的なタイプは，鼻孔部に挿入するピロータイプであったが，近年では鼻孔部に当てるだけのタイプや，鼻孔部全体を包み込むようなクッションタイプも販売されている。

トータルフェイスマスク（図12）

顔全体を覆うマスクであり，マスクフィッティングに難がある症例や，マスクを選択する時間のない急性期に有用である。褥瘡が好発しやすい鼻根部にも接触しないため，フルフェイスマスクで褥瘡が発生した場合に選択することもある。しかし，マスク自体が大型になるため，CO_2の再呼吸が増加する傾向がある[3]。

ヘルメット型マスク（図13）

頭部を挿入するデバイスであり，外傷やその他の理由でマスクそのものを装着できない場合に選択される。ヘルメット内の容積は他のタイプと比較して非常に大きいため，応答性には劣るが，他のタイプを装着できない場合や高い気道内圧を必要とする場合には有効である。また，急性のⅠ型呼吸不全においては，他と比較して挿管率や院内死亡率を低下させる可能性が示唆されている[4,5]。

マウスピース

吸気を行う際に，マウスピースを口に咥え吸気補助を行ってもらう。mouth piece ventilation（MVP）という専用のモードを搭載した人工呼吸器を選択する必要がある。基本的に慢性呼吸不全のうち神経筋疾患症例などで用いる。

シチュエーションに応じたマスクタイプの選択[6]

急性期

急性期では，原則として鼻と口を覆うことができるマスクを選択することが推奨される。これは，口呼吸となった場合，鼻のみを覆うマスクではNPPVによる陽圧換気の効果が著しく低下するだけでなく，口呼吸によって外気を吸入することで設定している酸素濃度よりも低くなってしまうためである。マスクのサイズ

■図13 ヘルメット型
（エム・シー・メディカルより提供）

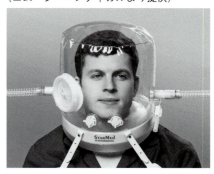

は，可能なかぎり小さいほうが死腔換気を軽減し，応答性に優れる。そのため，フルフェイスマスクが第一選択となるが，マスクフィッティングに難がある場合には，トータルフェイスマスクやヘルメット型を選択肢として検討することが適切である。

慢性期

一方，慢性期においては患者の状態が安定しているため，快適性を重視する。夜間のみ使用する場合は，マスクや回路の顔への干渉が少ないものが推奨される。また，日常的に使用する場合には，重量や視界の広さなども重要な要素となる。特に，会話や飲食が重要な生活要素となるため，第一選択としてネーザルタイプのマスクが好まれる（図14，15，表1）。

呼気排出方法

呼気の排出方法は大別すると，呼気ポートタイプと呼気弁タイプの2種類に分類される。

■図14 NPPVマスクのカテゴリーと主な使用用途

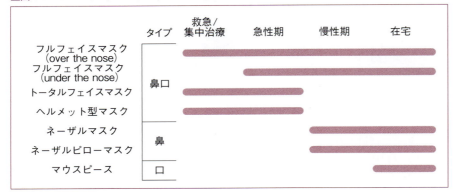

■図15 NPPVマスクの選択方法

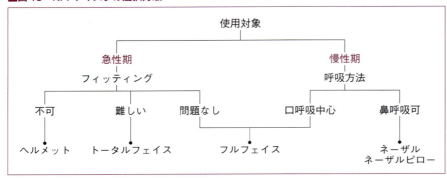

■表1 マスク選択について

	フルフェイスマスク	トータルフェイスマスク	ヘルメット	ネーザルマスク	ネーザルプロングマスク	マウスピース
急性期	●	●	●	○	○	○
集中治療領域外	●	●		●	●	●
閉所恐怖症		○	○	●	●	●
急性期でリークが多い	●	●				●
鼻の開通性が必要				●	●	
咳や痰が出やすい				●		
顔の解剖学的問題		●	●			●
大きな騒音			●			
鼻に圧をかけられない		●	●		●	●
高流量			●			
眼球への刺激	●	○	○	●		
会話のしやすさ			●	●	●	

● インターフェイスに適用可能
○ 代替手段として使用可能だが，あまり一般的でないかあまり使用されない

Brill AK. How to avoid interface problems in acute noninvasive ventilation. Breathe 2014；10：230-42 より転載

呼気ポートタイプは，意図的なリーク（intentional leak）によって呼気の再呼吸が少ない。またリークを前提とした動作となるため，意図しないリーク（unintentional leak）に対しても良好に動作する。

一方，呼気弁タイプは，その形状から必然的に死腔換気量が増加しやすく，再呼吸のリスクが高まる。呼気ポートの装着位置は，マスクに近いほど再呼吸量が減少し，マスク内呼気ポート，回路内呼気ポートの順に再呼吸量が少ないとされている。ただし，マスクの死腔量にも大きな影響を受けるため，注意が必要である[7]。

呼気ポート（エクスハレーションポート）
●マスク内呼気ポート
一般的なNPPV専用人工呼吸器の呼気排出方法である。マスクに開けられた複数の小さな呼気ポート（呼気排出口）から常にintentional leakを発生させることで，マスク内の呼気を排出する。呼気ポートを塞ぐと呼気の排出ができなくなり，unintentional leakや本体内の安全弁からの排出となる。しかし，安全弁からの排出は再呼吸の原因となるため，呼気ポートの閉塞には注意が必要である。

●回路内呼気ポート
回路に装着された専用の呼気ポートから呼気を排出する。定常流の到達部位はこの呼気ポートまでとなるため，前述のマスク内呼気ポートと比較するとマスク内のCO_2濃度が上昇すると考えられる。

呼気弁
●回路内呼気弁
シングルリム回路で用いられる呼気の排出方法で，主に在宅用人工呼吸器でNPPVを実施する際に採用されている。一般的な人工呼吸器と同様に，吸気時間

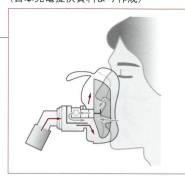

■図16 CO₂測定方法
（日本光電提供資料より作成）

→ 人工呼吸器からの空気の流れ
→ 呼気CO₂の流れ

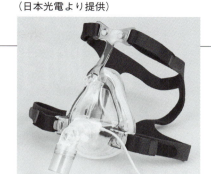

■図17 cap-ONEマスク
（日本光電より提供）

中は呼気の排出が行われず，吸気時間が終了すると呼気弁が開き呼気を排出可能となる。この構造の特性上，マスクや回路内に死腔が発生してしまうため，呼気ポートと比較して呼気排出能は劣る。また，高流量の定常流を流すことができないため，応答性も呼気ポートタイプと比較してお世辞にもよいとは言えない。ただし，近年の在宅用人工呼吸器は呼気ポートタイプと回路内呼気弁タイプを選択可能な機種が多いため，あえて回路内呼気弁を選択する必要はないと言える。

● 本体内呼気弁

ダブルリム回路で用いられる呼気の排出方法で，ICUや一般病棟用の人工呼吸器でNPPVを実施する際に用いる。

デメリットは，回路内呼気弁に準ずる。上述したほかの呼気排出方法で表示される1回換気量は送気流量とリーク量からの計算値であるが，本体内呼気弁タイプは唯一，呼気換気量を実測できる。

特殊なマスク

CO₂測定機能

これまでNPPVを用いた症例での呼気終末二酸化炭素分圧（EtCO₂）測定は，定常流の存在やマスクの装着により安定した測定は困難であった。そのため，換気効率を評価するためには血液ガス分析や経皮的二酸化炭素分圧測定装置を用いる必要があった。前者は，動脈穿刺を行うか観血的動脈ラインを挿入する必要があり，穿刺に伴う侵襲や出血のリスクがある。後者は，測定用のセンサーを専用のアタッチメントを用いて貼付するため，侵襲はなく連続的に測定できるというメリットがある。その一方で，本体やセンサー，消耗品といった必要物品が高額であるため，すべての施設において採用できるものでもない。

「cap-ONEマスク」（日本光電社製）は，マスク内に装着されたインナーカップが呼気を回収し，それを専用のメインストリーム方式のセンサーで測定する。測定した値はNPPVの画面上に表示することが可能である（図16, 17）。

自験例ではあるが，NKV-330（日本光電社製）とcap-ONEマスクを用いたCO₂測定値が，同時点での動脈圧二酸化炭素分圧（PaCO₂）との誤差は5 mmHgであった[8]。しかし，リーク量の増大に伴い誤差もばらつきが大きくなる点が今後の課題ではある。だが，相対的な評価を行うには有用であろうと考える。

また，cap-ONEマスクで測定したCO₂と従来法で測定したPaCO₂を比較したRCTでも，これらの数値はほぼ同等であったとされる[9]。これらの結果から，これまでNPPV使用中の換気能力評価は動脈血ガス分析か経皮的二酸化炭素分圧測定に頼らざるを得ず，前者は侵襲的処置が必要となり，後者は高額な専用の装置を必要とした。しかし今後は，より簡単かつ，安全に行うことができると考えられる。

ただし，この機能を用いるにはNKV-330もしくは日本光電の生体情報監視装置を併用する必要がある。前提条件があるものの，これまでのNPPVでは行えなかったCO₂の継続モニタリングは急性期NPPV管理の新たな指標の1つである。

文献

1. Crimi C, Noto A, Princi P, et al. A European survey of noninvasive ventilation practices. Eur Respir J 2010 ; 36 : 362-9. PMID : 20075052
2. Girault C, Briel A, Benichou J, et al. Interface strategy during noninvasive positive pressure ventilation for hypercapnic acute respiratory failure. Crit Care Med 2009 ; 37 : 124-31. PMID : 19050635
3. Brill AK. How to avoid interface problems in acute noninvasive ventilation. Breathe 2014 ; 10 : 230-42.
4. Xu XP, Zhang XC, Hu SL, et al. Noninvasive ventilation in acute hypoxemic non-hypercapnic respiratory failure : a systematic review and meta-analysis. Crit Care Med 2017 ; 45 : e727-33. PMID : 28441237
5. Patel BK, Wolfe KS, Pohlman AS, et al. Effect of noninvasive ventilation delivered by helmet vs face mask on the rate of endotracheal intubation in patients with acute respiratory distress syndrome : a randomized clinical trial. JAMA 2016 ; 315 : 2435-41. PMID : 27179847
6. 石橋一馬. NPPVマスクまるわかりガイド2021完全保存版. 大阪：メディカ出版, 2021 ; 10.
7. Schettino GPP, Chatmongkolchart S, Hess DR, et al. Position of exhalation port and mask design affect CO₂ rebreathing during noninvasive positive pressure ventilation. Crit Care Med 2003 ; 31 : 2178-82. PMID : 12973177
8. 鈴木博人, 中根正樹. NKV-330とcap-ONEマスクを用いた非侵襲的陽圧換気中のカプノグラム. Jpn J Respir Care 2020 ; 37 : 116.
9. Sakuraya M, Douno E, Iwata W, et al. Accuracy evaluation of mainstream and sidestream end-tidal carbon dioxide monitoring during noninvasive ventilation : a randomized crossover trial (MASCAT-NIV trial). J Intensive Care 2022 ; 10 : 17. PMID : 35303968

臨床の場で必要な情報に「いま」「すぐに」アクセスできる診断マニュアル

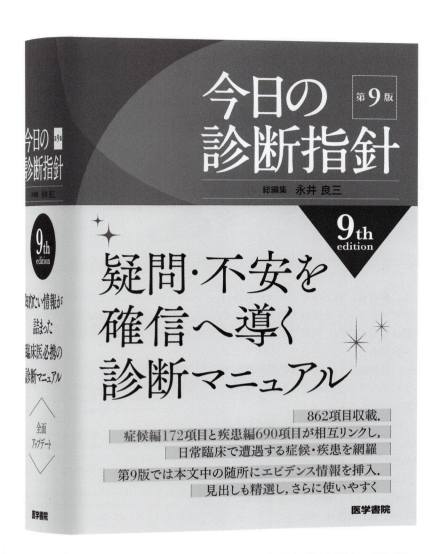

- 本邦最大級の診断マニュアルを全面改訂。862項目収載。
- 症候編172項目と疾患編690項目を相互リンクで構成し、臨床医が遭遇しうる疾患の診断に必要な情報をコンパクトに提示。
- 専門外の領域でも臨床医として知っておきたい全身の症候、各診療科の疾患を1冊に網羅。
- 診断に関するエビデンス情報も随所に追加。
- 新見出し「専門医へのコンサルト」を収載。

今日の診断指針 第9版

総編集 永井良三

- ポケット判（B6） 頁2016　2025年　定価22,000円（本体20,000円+税10%）
  [ISBN978-4-260-05481-2]
- デスク判（B5） 頁2016　2025年　定価29,700円（本体27,000円+税10%）
  [ISBN978-4-260-05480-5]

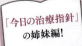

「今日の治療指針」の姉妹編！

診断には**本書**を、治療には**治療指針**をお役立てください！

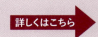

詳しくはこちら

医学書院

〒113-8719　東京都文京区本郷1-28-23　［WEBサイト］https://www.igaku-shoin.co.jp
［販売・PR部］TEL：03-3817-5650　FAX：03-3815-7804　E-mail：sd@igaku-shoin.co.jp

▲FAX送信状　FAX.(03)5804-6055

INTENSIVIST / Hospitalist / LiSA
2025年度定期購読申込書

*毎号お手元に直送。**(送料無料)**　*1部ずつのご購入に比べ、**約4％(LiSAは約8％)の割引**となります。　*迅速かつ確実に入手できる定期購読をおすすめします。

☑ チェックしてください。

INTENSIVIST

◎2025年度（Vol.17）定期購読を申し込みます
- ☐ No.1～No.4（計4冊）・・・・・・・・・・定価19,800円（税込）
- ☐ No.2～No.4（計3冊）・・・・・・・・・・定価14,850円（税込）
- ☐ No.3～No.4（計2冊）・・・・・・・・・・定価 9,900円（税込）

◎バックナンバーを注文します
- 2024年～　・・・・・・・・・・・・・・・・定価各5,060円（税込）
- 2025年～　・・・・・・・・・・・・・・・・定価各5,170円（税込）

2024年（Vol.16）
- ☐ No.1（ARDS）　　　☐ No.2（ショック）
- ☐ No.3（ECMO）　　　☐ No.4（PCAS）

2025年（Vol.17）
- ☐ No.1（酸塩基平衡, 電解質異常）

Hospitalist

◎2025年度（Vol.13）定期購読を申し込みます
- ☐ No.1～No.4（計4冊）・・・・・・・・・・定価19,800円（税込）

◎バックナンバーを注文します
- 2023年～　・・・・・・・・・・・・・・・・定価各5,060円（税込）
- 2024年～　・・・・・・・・・・・・・・・・定価各5,170円（税込）

2023年（Vol.11）
- ☐ No.1（コマネジメント）　　☐ No.2（透析診療のすべて）
- ☐ No.3（栄養療法）　　　　　☐ No.4（STI/HIV）

2024年（Vol.12）
- ☐ No.1（輸血のすべて）　　　☐ No.2（薬物治療の質向上）

LiSA

◎2025年度（Vol.32）定期購読を申し込みます
- ☐ 1～12月号（計12冊）・・・・・・・・・・定価30,360円（税込）
- ☐ 2～12月号（計11冊）・・・・・・・・・・定価27,830円（税込）
- ☐ 3～12月号（計10冊）・・・・・・・・・・定価25,300円（税込）
- ☐ 4～12月号（計 9冊）・・・・・・・・・・定価22,770円（税込）
- ☐ 5～12月号（計 8冊）・・・・・・・・・・定価20,240円（税込）

◎バックナンバーを注文します
- 2018年～2023年 ・・・・・・・・・・・・・定価各2,530円（税込）
- 2024年～　・・・・・・・・・・・・・・・・定価各2,750円（税込）
- 別冊1997年～2017年 ・・・・・・・・・・・定価各4,180円（税込）
- 別冊春号（2018年～）・・・・・・・・・・・定価各3,850円（税込）
- 別冊秋号（2018年～）・・・・・・・・・・・定価各4,950円（税込）

- ☐ ［　］年［　］月号 ・・・・・・・・・［　］冊
- ☐ ［　］年 別冊 号 ・・・・・・・・・・［　］冊
- ☐ ［　］年 別冊［　］号 ・・・・・・・・［　］冊

弊社雑誌で今後取り上げて欲しいテーマ、ご意見、ご感想、ご質問等ございましたら、お書きください。

フリガナ / お名前	ご送付先	〒□□□-□□□□　☐ご自宅　☐勤務先
ご勤務先（学校名）	ご連絡先	TEL　　　　　　e-mail ☐メールでの定期的な新刊情報等の配信を希望します
購入方法	☐直送希望 ／ ☐書店経由	都道府県　　　市区町村　　　書店
ご職業	医師（☐勤務医・☐開業医）→ご専門（☐内科・☐集中治療・☐救急・☐その他［　　　］）☐研修医（　年目） ☐看護師　☐他（	

ご記入いただいた項目のうち、個人情報に該当する項目は新刊のご案内以外には使用いたしません。ご協力ありがとうございました。

FAX 送信状

メディカル・サイエンス・インターナショナル 行
FAX 03(5804)6055

お名前
勤務先
お電話番号　　　（　　　）
ＦＡＸ番号　　　（　　　）

MEDSiの好評書

診療報酬にも対応できる"効果のあるRRS"を考える1冊

RRS運用サポートブック
実践ですぐに使える運用のコツ

- 監修：藤谷茂樹　聖マリアンナ医科大学 救急医学
- 　　　安宅一晃　奈良県総合医療センター 救急・集中治療センター
- 編集：内藤貴基　聖マリアンナ医科大学 救急医学
- 　　　飯尾純一郎　熊本赤十字病院 集中治療科
- 　　　中村京太　横浜市立大学附属市民総合医療センター 医療の質・安全管理部
- 定価5,280円（本体4,800円＋税10%）
- B5　●頁248　●図34　●2024年
- ISBN978-4-8157-3119-9

▶急性期充実体制加算の算定要件に組み込まれ、多くの施設において導入が求められているRRS（Rapid Response System：院内迅速対応システム）。これからRRSを導入する、あるいは導入できたが効果的に運用されていない施設の救急・集中治療分野の医師・看護師等に向け、運用に必要な要素をストラクチャー、プロセス、アウトカムに分けて押さえておくべき項目を解説。RRSの障壁に対する解決方法や運用のコツ、実際に使われているマニュアルや記録用紙など、日本独自の知見と資料も盛り込む。

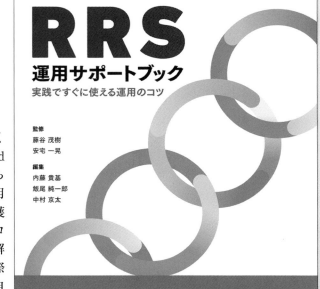

目次
プロローグ
Part 1：どんなRRSが求められているのかを理解しよう
　　　　〜急性期充実体制加算の目的は？〜
Part 2：押さえておくべきポイントと項目を考える
Part 3：運用例
Part 4：RRS導入後にまつわる問題とその解決方法
エピローグ

好評！関連雑誌

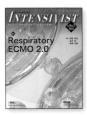

INTENSIVIST （インテンシヴィスト）
- Vol.16-No.3 2024　●特集：Respiratory ECMO 2.0
- 1部定価5,060円（本体4,600円＋税10%）　●ISBN978-4-8157-2081-0

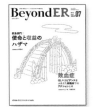

Beyond ER （ビヨンダー）
- Vol.2-No.4 2023　●特集1：使命と収益のハザマ　●特集2：敗血症
- 1部定価3,520円（本体3,200円＋税10%）　●ISBN978-4-8157-2062-9

MEDSi　メディカル・サイエンス・インターナショナル
113-0033　東京都文京区本郷1-28-36鳳明ビル
TEL 03-5804-6051　FAX 03-5804-6055
https://www.medsi.co.jp　E-mail info@medsi.co.jp

集中治療に関する最新厳選20論文

集中治療医として
目を通しておいたほうがよいと思われる最近の論文を，
筆者の独断で抽出した。

田邊 翔太　松江赤十字病院 救急部
吉田 英樹　聖マリアンナ医科大学 救急医学

AD：absolute difference
AUC：area under curve
CI：confidence interval
HR：hazard ratio
ICU：intensive care unit
IQR：interquartile range
NPP：noninferiority posterior probability
OR：odds ratio
RD：risk difference
RR：relative risk

RCT

1. A randomized trial of drug route in out-of-hospital cardiac arrest.（PARAMEDIC-3）
Couper K, Ji C, Deakin CD, et al. N Engl J Med 2025；392：336-48. PMID：39480216　多施設非盲検化

目的	院外心停止の成人患者において，静脈路優先戦略と比較した骨髄路優先戦略の臨床的有効性を検証する		
場所	英国11救急医療システム（10消防と1ヘリコプター）	期間	2021年11月～2024年7月
参入基準	院外心停止で，心肺蘇生中に薬剤投与のための血管路確保が必要な成人患者（18歳以上）	除外基準	既知または明らかな妊娠
介入	【骨髄路群】3040例 骨髄路を優先して確保した。 両群とも救急救命士が最初に割り当てられた方法で2回以内に血管路確保ができなかった場合，その後の血管路確保は担当救急救命士の判断に委ねられた。血管路の解剖学的位置も担当救急救命士が決定した	対照	【静脈路群】3042例 静脈路を優先して確保した
症例数	6082例（割り付け1：1）	プライマリアウトカム	30日生存率
結果	プライマリアウトカムは，骨髄路群4.5％，静脈路群5.1％に認めた（調整OR 0.94，95%CI 0.68～1.32，$p=0.74$）。退院時に良好な神経学的転帰が観察されたのは，骨髄路群2.7％，静脈路群2.8％であった（調整OR 0.91，95%CI 0.57～1.47）。自己心拍再開は，骨髄路群36.0％，静脈路群39.1％であった（調整OR 0.86，95%CI 0.76～0.97）。研究中，骨髄路群で1件の有害事象が報告された。		
著者の結論	薬剤投与を必要とする院外心停止患者において，骨髄路を優先した戦略は静脈路を優先した戦略よりも30日生存率が高いという結果にはならなかった。		

2. Liberal or restrictive transfusion strategy in aneurysmal subarachnoid hemorrhage.（SAHARA）
English SW, Delaney A, Fergusson DA, et al. N Engl J Med 2025；392：1079-88. PMID：39655786　多施設非盲検化

目的	動脈瘤性くも膜下出血と貧血を合併した患者において，自由な赤血球輸血戦略は，制限的な赤血球輸血戦略と比較して，12か月後の神経学的予後を改善させるか検証する		
場所	カナダ，オーストラリア，米国23施設	期間	2015年10月17日～2016年11月21日
参入基準	初発の動脈瘤性くも膜下出血で入院し，10日以内にHb≦10.0 g/dLとなった18歳以上の患者	除外基準	非動脈瘤性くも膜下出血，循環動態不安定な活動性出血，輸血禁忌または輸血拒否
介入	【自由輸血群】364例 Hb≦10 g/dLで1単位の赤血球輸血を実施した。 両群とも割り付けられた戦略は，入院21日後，死亡，退院のいずれかまで適用された。その他の治療については臨床チームに委ねられ，ガイドラインに準拠することが推奨された	対照	【制限輸血群】361例 Hb≦8 g/dLで1単位の赤血球輸血を実施した
症例数	725例（割り付け1：1）	プライマリアウトカム	12か月後の神経学的予後不良〔modified Rankin Scale（mRS）≧4〕
結果	プライマリアウトカムは自由輸血群33.5％，制限輸血群37.7％に生じた（RR 0.88，95%CI 0.72～1.09，$p=0.22$）。平均Functional Independence Measure（FIM）スコアは，自由輸血群82.8，制限輸血群79.8であった（平均差3.01，95%CI −5.49～11.51）。平均EuroQol 5-dimension 5-level（EQ-5D-5L）は両群とも0.5であった（平均差0.02，95%CI −0.04～0.09）。平均visual analogue scale（VAS）は，自由輸血群52.1，制限輸血群50であった（平均差2.08，95%CI −3.76～7.93）。有害事象の発生率は両群で同様であった。		
著者の結論	動脈瘤性くも膜下出血と貧血を合併した患者において，自由輸血戦略は制限輸血戦略と比較して，12か月後の神経学的予後不良のリスクを低下させることはなかった。		

3. **Optimal timing of anticoagulation after acute ischaemic stroke with atrial fibrillation (OPTIMAS): a multicentre, blinded-endpoint, phase 4, randomised controlled trial.**
Werring DJ, Dehbi HM, Ahmed N, et al. Lancet 2024；S0140-6736（24）02197-4. PMID：39491870　　　多施設非盲検化（非劣性）

目的	心房細動に伴う脳梗塞において，直接経口抗凝固薬（DOAC）による早期抗凝固療法の安全性と有効性を検証する
場所	英国100病院の脳卒中病棟
期間	2019年7月5日～2024年1月31日
参入基準	成人（18歳以上），心電図または診療録によって心房細動が確認，症状が24時間以上持続する急性期脳梗塞と臨床診断，頭蓋内出血と脳卒中以外の疾患を除外するために少なくとも1つ以上の画像検査（CTまたはMRI）を受けている，抗凝固療法前に病変の位置と解剖を明らかにするためにMRIを施行し，出血性合併症を評価するために再撮影（CTまたはMRI）を行うことが推奨されている，DOAC適応があるが抗凝固療法を開始する最適な時期が不明である
除外基準	ビタミンK拮抗薬による抗凝固療法を受けており割付時のプロトロンビン時間国際標準化比（PT-INR）≧1.7，臨床的に重大な血小板減少症（血小板数<75000/μL），その他の凝固障害や出血傾向により臨床医が抗凝固療法を禁忌と判断した場合，重度の出血性梗塞や脳梗塞とは無関係の急性頭蓋内出血の合併，DOAC禁忌，肝硬変，ALT≧正常値上限2倍，DOACと顕著な相互作用を示す薬物（CYP3A4誘導薬など）の併用，第Xa因子および直接トロンビン阻害薬に対するアレルギー，ビタミンK拮抗薬の明確な適応（例：機械式心臓弁），妊娠または授乳中，臨床症状を説明する可能性が高いと判断される脳梗塞以外の病態（例：腫瘍性病変または脳炎），90日間のフォローアップを受けることができない，患者やかかりつけ医から試験への同意が得られない，早期抗凝固療法に対するその他の禁忌がある，臨床医が本研究への参加が不適当と判断した
介入【早期群】1814例	対照【晩期群】1807例
発症4日以内（発症時刻が特定できない場合は最初に症状を認めた時刻）にDOACを開始した．両群とも抗血小板薬は発症後（DOAC投与開始前）に臨床医の判断による投与が許可された．心房細動における脳梗塞予防のために認可されたDOAC（アピキサバン，ダビガトラン，エドキサバン，リバーロキサバン）であれば，投与可とされ，投与量と投与経路は臨床医が決定した	発症7～14日でDOACを開始した
症例数 3621例（割り付け1：1）	プライマリアウトカム 90日以内の脳梗塞再発，症候性頭蓋内出血，分類不能脳卒中，全身性動脈塞栓症の複合アウトカム
結果	プライマリアウトカムは，早期群3.3%，晩期群3.3%に発生した（調整後RD 0.000，95%CI −0.011〜0.012）．調整後RDの95%CI上限は非劣性マージンである2%ポイント未満であった（非劣性p=0.0003）．優越性は示されなかった（優越性p=0.96）．症候性頭蓋内出血は，早期群0.6%，晩期群0.7%に発生した（調整後RD 0.001，95%CI −0.004〜0.006，p=0.78）．
著者の結論	心房細動を伴う脳梗塞において，発症4日以内の早期DOAC投与は晩期投与と比較して，90日以内の脳梗塞再発，症候性頭蓋内出血，分類不能脳卒中，全身性動脈塞栓症の複合アウトカムに関して非劣性であった．この結果は，心房細動を伴う脳梗塞に対するDOAC投与を遅らせるという，現行の一般的なガイドラインを支持するものではない．

4. **Efficacy of delivery of care with Tele-continuous EEG in critically ill patients: a multicenter randomized controlled trial (Tele-cRCT study) study.**
Limotai C, Jirasakuldej S, Wongwiangiunt S, et al. Crit Care 2025；29：15. PMID：39773282　　　多施設非盲検化

目的	Tele-continuous EEG（Tele-cEEG）とTele-routine EEG（Tele-rEEG）の有効性を，発作検出率，死亡率，神経学的予後の観点から比較検証する
場所	タイ8病院
期間	2020年1月2日～2022年6月15日
参入基準	(1) 15歳以上，(2) 以下の5つの条件のうち少なくとも1つに該当する，(2.1) ベースラインに戻らない最近の発作/てんかん状態，(2.2) 何らかの原因による重度の意識障害，(2.3) 外傷性脳損傷による頭蓋内出血でGlasgow Coma Scale（GCS）6〜12，くも膜下出血でHunt & Hess分類グレードIVまたはGCS>5，脳出血でintracerebral hemorrhage（ICH）スコア≦3，(2.4) 意識変容を伴う原因不明の非痙攣性発作（NCS）/非痙攣性てんかん重積状態（NCSE）疑い，(2.5) 意識変容を伴う中枢神経系感染症，(3) 親族の同意，(4) 介護者が退院後に神経学的予後データを提供できる	除外基準 心停止後，悪性腫瘍ステージIV，後天性免疫不全症候群（CD4<200 cells/mm³）または日和見感染症，アルコール中毒（振戦譫妄の有無を問わない），入院前の運動機能障害（mRS 4〜6），電極装着を妨げる広範囲な裂傷・皮膚病変・手術創
介入【Tele-cEEG群】128例	対照【Tele-rEEG群】126例
脳波記録は，検査技師が午前8時から午後4時までの間に電極を装着し，オンコールの専門医に連絡したうえで，割付後24時間以内に開始された．脳波所見は，臨床データ，以前の発作頻度，最初の30分間脳波所見から判断される臨床の緊急性に応じて，2時間，6時間，12時間ごとに報告された．脳波は少なくとも24時間モニターされ，発作が検出された場合は72時間まで続けられた．ただし，72時間後にまだ発作が認められる場合は，Tele-cEEGを継続し，12時間連続して発作が消失した場合にTele-cEEG中止とした．72時間以上のTele-cEEG継続はco-interventionとして扱われた．両群とも脳波は国際10-20法で記録し，電極・ヘッドボックス・アンプ・ビデオ画像付きコンピューターで構成される標準化されたポータブルビデオEEGシステムを用いた．EEGはクラウドにアップロードされ，脳波専門医はいつでもどこでも遠隔でアクセスできるようにした．患者の治療方針の決定の前に，脳波専門医は臨床医（神経内科医）と脳波所見について議論することとした	脳波は30分間モニターされ，専門医によって解釈され，結果は2時間以内に臨床医（神経内科医）に報告された．初期所見から発作，てんかん様活動，周期性放電が示唆された場合，患者はTele-cEEGまたはTele-rEEGの反復に切り替えられた．この場合，Tele-cEEGはco-interventionとして扱われ，解析に調整された
症例数 254例（割り付け1：1）	プライマリアウトカム 発作検出率，神経学的予後，死亡率
結果	NCS/NCSEはTele-cEEG群（21.88%）でTele-rEEG群（14.29%）より多く検出されたが，統計学的有意差は認めなかった（p=0.116）．Intention-to-treat解析，per-protocol解析，as-treated解析では，すべての評価期間において死亡率に有意差はなく，それぞれ10.03%（Tele-cEEG）vs. 10.10%（Tele-rEEG）（p=0.894），9.67% vs. 9.06%（p=0.833），10.34% vs. 9.06%（p=0.600）であった．神経学的予後もすべての解析で有意差を認めなかった．
著者の結論	Tele-cEEGもTele-rEEGも実行可能であるが，Tele-EEGには脳波専門医，予算，計算資源が必要である．Tele-cEEGはNCS/NCSEの検出に役立つかもしれないが，本研究では死亡率低下や神経学的予後改善に対する有効性を検出する力は限られていた．資源の限られた環境では，30分以上のTele-rEEGは，発作リスクのある重症患者にとって実行可能であり，潜在的に価値のある初期スクリーニングツールである．しかし，Tele-cEEGが容易に利用できる環境ではTele-cEEGが推奨される．

5. **Personalized positive end-expiratory pressure in spontaneously breathing patients with acute respiratory distress syndrome by simultaneous electrical impedance tomography and transpulmonary pressure monitoring: a randomized crossover trial.**
Mauri T, Grieco DL, Spinelli E, et al. Intensive Care Med 2024；50：2125-37. PMID：39527121　　　多施設非盲検化（クロスオーバー）

目的	pressure support ventilation（PSV）中にelectrical impedance tomography（EIT）とtranspulmonary pressure（PL）によって選択された個人化PEEPは，古典的なlower PEEP/FiO₂表と比較して，肺と横隔膜の生理学的有益性に関連するか検証する
場所	イタリア3 ICU
期間	2022年12月〜2023年12月
参入基準	急性呼吸窮迫症候群（ARDS）で気管挿管され，Richmond Agitation Sedation Scale（RASS）−2〜0で，PSVを受けている患者	除外基準 FiO₂>0.8，年齢<18歳，血行動態不安定，気胸，重症慢性閉塞性肺疾患（COPD）の既往，EITベルトを正しく装着できない（例：胸腔ドレーン，肋骨骨折），EITモニタリングの禁忌（例：ペースメーカ，不安定な脊椎損傷），食道カテーテル挿入の禁忌（例：制御不能な凝固障害，食道静脈瘤）
介入【PEEP（EIT-ΔPL）群】30例	対照【PEEP（TABLE）群】30例
PEEP漸減試験（18→4 cmH₂O）とEIT，PLを用いて評価した肺の過膨張と虚脱の差が最も小さいPEEPをPEEP（EIT-ΔPL）とした．両群ともPEEP決定後は20分間換気を行い各種パラメータ（呼吸メカニクス，呼吸駆動・努力，EITデータ，ガス交換，循環動態）を測定した．圧支持レベル，FiO₂，鎮静・鎮痛薬の注入速度は，すべての試験段階において同様であった	ARDSネットワークのlowerPEEP/FiO₂表に基づいてPEEPを決定した
症例数 30例（割り付け1：1）　＊各症例を無作為にクロスオーバーした	プライマリアウトカム 動的ドライビング経肺圧（動的ΔPL：吸気の最大経肺圧と呼気経肺圧の差）
結果	PEEP試験の忍容性は良好であった．PEEP（EIT-ΔPL）群の中央値はPEEP（TABLE）群より高く（10 [8〜12] cmH₂O vs. 8 [5〜10] cmH₂O，p=0.021），個々の患者において，PEEP（EIT-ΔPL）群はPEEP（TABLE）群と異なっていた．全体として，PEEP（EIT-ΔPL）群はより低い動的ΔPL（p<0.001）および圧−時間積（p<0.001）と関連していたが，患者間でばらつきがあった．また，PEEP（EIT-ΔPL）群は呼吸駆動と呼吸努力を減少させ（p<0.001），局所肺メカニクスを改善し（p<0.05），過膨張を増加させることなく（p=0.695），肺胞虚脱を改善した（p=0.007）．
著者の結論	EITとPLを用いて選択された個別化PEEPは，PSVを受けているARDS患者において動的肺ストレスおよび呼吸仕事量の低減と関連している可能性がある．

6. Early restrictive vs liberal oxygen for trauma patients: the TRAUMOX2 randomized clinical trial.

Arleth T, Baekgaard J, Siersma V, et al. JAMA 2025；333：479-89. PMID：39657224

多施設非盲検化

目的	外傷後早期から開始された8時間の制限酸素療法が自由酸素療法と比較して、30日死亡または重大な呼吸器合併症の発生率を減少させるか検証する		
場所	デンマーク、オランダ、スイスの15消防、5外傷センター	期間	2021年12月7日～2023年9月12日
参入基準	鈍的または鋭的外傷で参加施設に直接搬送され、外傷チーム全メンバーが起動され、24時間以上の入院が予測された出産可能年齢を含む18歳以上の患者。患者登録は病院前または外傷センター入院時に行った	除外基準	一酸化炭素中毒や心停止の疑い、外傷蘇生室でのセカンダリーサーベイで外傷がない、または軽傷
介入	【制限酸素療法群】750例 酸素補給なし、鼻カニューレ、非再呼吸マスク、または侵襲的人工呼吸器のいずれかを用いて、$SpO_2 \geq 94\%$になる最小の酸素（21%以上）を投与した。つまり、酸素投与を必要とせずに$SpO_2 \geq 94\%$を維持できる患者のみがSpO_2が94%を超えることができた。両群とも病院前もしくは外傷センターで可能なかぎり早く割付けられ、介入は8時間継続した。短時間の高濃度酸素投与は臨床医の判断で許容された（例：挿管前酸素投与）	対照	【自由酸素療法群】758例 非気管挿管患者には15 L/minの酸素を、気管挿管患者にはFiO_2 1.0の酸素を、病院前、外傷蘇生室、および病院内搬送中に投与した。手術室、麻酔後治療室、ICU、病棟では$SpO_2 \geq 98\%$であれば酸素流量またはFiO_2を12 L/minまたは0.6まで下げることができた
症例数	1508例（割り付け1：1）	プライマリアウトカム	30日死亡または重大な呼吸器合併症
結果	プライマリアウトカムは、制限酸素療法群16.1%、自由酸素療法群16.7%に発生した（OR 1.01, 95%CI 0.75～1.37, $p=0.94$, AD 0.56%ポイント, 95%CI −2.70～3.82）。複合アウトカムの各要素についても群間で有意差は認めなかった。有害事象および重篤な有害事象は群間で同様であったが、無気肺は自由酸素療法群と比較して制限酸素療法群で少なかった（34.7% vs. 27.6%）。		
著者の結論	成人外傷患者において、病院前または外傷センター入院時に開始された8時間の早期制限酸素療法は、自由酸素療法と比較して、30日死亡または重大な呼吸器合併症を有意に減少させなかった。		

7. High-flow nasal oxygen vs noninvasive ventilation in patients with acute respiratory failure: the RENOVATE randomized clinical trial.

Maia IS, Kawano-Dourado L, Tramujas L, et al. JAMA 2025；333：875-90. PMID：39657981

多施設非盲検化（非劣性）

目的	急性呼吸不全で入院した5つの患者群〔非免疫不全の低酸素血症、免疫不全の低酸素血症、呼吸性アシドーシスを伴うCOPD急性増悪、急性心原性肺水腫、新型コロナウイルス感染症（COVID-19）の低酸素血症〕において、高流量鼻カニューレ酸素療法（HFNO）の非侵襲的換気（NIV）に対する非劣性を評価し、気管挿管率または死亡率の低下における優越性の可能性を検証した		
場所	ブラジル33病院	期間	2019年11月～2023年11月
参入基準	急性呼吸不全のためにICU、救急病棟、一般病棟に入院し、低酸素血症（室内気で$SpO_2 <90\%$または$PaO_2 <60$ mmHg）、呼吸努力（補助筋の使用、逆説呼吸、腹直筋の非同期）、または頻呼吸（呼吸回数が25回/min以上）のいずれかが認められる成人患者（18歳以上）。患者は非免疫不全の低酸素血症、免疫不全の低酸素血症、呼吸性アシドーシスを伴うCOPD急性増悪、急性心原性肺水腫、COVID-19の低酸素血症の5群に分類した	除外基準	緊急気管挿管が必要（長時間の呼吸停止、心停止、心拍数<50回/minで意識障害あり、原因を問わず動脈血pH<7.15）、血行動態不安定、非侵襲的人工呼吸の禁忌（例：制御不能な嘔吐、大量の口腔分泌物、顔面変形、GCS≤12、気胸、気管挿管禁止指示）
介入	【HFNO群】883例 HFNOの流量は呼吸性アシドーシスを伴うCOPD急性増悪には30 L/minから、他の4群には45 L/minから開始し、耐えられる最大流量もしくは60 L/minまで漸増した。FiO_2は0.5から開始し、呼吸性アシドーシスを伴うCOPD急性増悪ではSpO_2 88～92%、他の4群では92～98%を維持するように調整した。 24時間後に臨床的改善が得られていればHFNOからの離脱を開始することができた。呼吸性アシドーシスを伴うCOPD急性増悪および急性心原性肺水腫では、臨床医の判断によりNIVの使用が認められた	対照	【NIV群】883例 侵襲的人工呼吸用に設計された人工呼吸器か非侵襲的人工呼吸専用の人工呼吸器のいずれかを用いて、フェイスマスクを通して治療を行った。呼吸性アシドーシスを伴うCOPD急性増悪では、吸気圧12～16 cmH_2O・呼気圧4 cmH_2O、他の4群では吸気圧12～14 cmH_2O・呼気圧8 cmH_2Oとした。吸気圧は最大20 cmH_2Oまで、呼気圧は最大12 cmH_2Oまで患者の忍容性と臨床的改善をみながら1～2 cmH_2Oずつ調整し、目標1回換気量は6～9 mL/kg理想体重とした。 FiO_2は呼吸性アシドーシスを伴うCOPD急性増悪ではSpO_2 88～92%、他の4群では92～98%を維持するように調整した。24時間以上使用することが推奨され、サポート圧・呼気圧がともに6 cmH_2O以下、FiO_2が0.3以下になれば離脱を検討した
症例数	1766例（割り付け1：1）	プライマリアウトカム	7日以内の気管挿管または死亡
結果	プライマリアウトカムは、全体としてHFNO群39%、NIV群38%で発生した。免疫不全の低酸素血症では、プライマリアウトカムはHFNO群57.1%（16/28例）に対してNIV群36.4%（8/22例）で発生した（登録は無益のため中止、最終 OR 1.07, 95%CI 0.81～1.39, NPP 0.989）。非免疫不全の低酸素血症では、プライマリアウトカムはHFNO群32.5%（81/249例）に対してNIV群33.1%（78/236例）で発生した（OR 1.02, 95%CI 0.81～1.26, NPP 0.999）。急性心原性肺水腫では、プライマリアウトカムはHFNO群10.3%（14/136例）に対してNIV群21.3%（29/136例）で発生した（OR 0.97, 95%CI 0.73～1.23, NPP 0.997）。COVID-19の低酸素血症では、プライマリアウトカムはHFNO群51.3%（223/435例）に対してNIV群47.0%（210/447例）で発生した（OR 1.13, 95%CI 0.94～1.38, NPP 0.997）。呼吸性アシドーシスを伴うCOPD急性増悪では、プライマリアウトカムはHFNO群28.6%（10/35例）に対してNIV群26.2%（11/42例）で発生した（OR 1.05, 95%CI 0.79～1.36, NPP 0.992）。しかし、dyanamic borrowingを行わないpost hoc分析では、5つの患者群のうちCOPD急性増悪、免疫不全、急性心原性肺水腫において、いくつかの質的に異なる結果が得られた。重篤な有害事象の発生率は同程度であった（HFNO群9.4% vs NIV群9.9%）。		
著者の結論	HFNOはNIVと比較して、急性呼吸不全を有する5つの患者群のうち4群で、7日以内の気管挿管または死亡について非劣性基準を満たした。しかしながら、一部の患者群ではサンプルサイズが小さく、解析モデルの選択による結果の感度から、COPD急性増悪、免疫不全、急性心原性肺水腫におけるさらなる研究の必要性が示唆された。		

8. Humidified noninvasive ventilation versus high-flow therapy to prevent reintubation in patients with obesity: a randomized clinical trial.

Hernández G, Dianti J, Paredes I, et al. Am J Respir Crit Care Med 2025；211：222-9. PMID：39514845

多施設非盲検化

目的	抜管失敗のリスクが中等度の肥満患者において、再挿管予防という観点でNIVがHFNOより優れているか検証する		
場所	スペイン2 ICU	期間	2020年6月～2021年6月
参入基準	24時間以上人工呼吸を受けており、自発呼吸トライアル（SBT）に合格し抜管が予定され、BMI>30であり、抜管失敗リスクが中等度の患者。中等度の抜管失敗リスクとは、抜管失敗の危険因子が3つ以下（肥満以外の危険因子が2つ以下）とした。危険因子は年齢>65歳、人工呼吸の主な適応が心不全、中等度～重度COPD、抜管当日のAPACHE IIスコア>12、気道開存性の問題（喉頭浮腫を発症する高いリスクを含む）、呼吸分泌物に対処できない（不十分な咳嗽反射または抜管前8時間以内に2回以上の吸引が必要）、呼吸器weaningが困難または長期化する（最初のSBTに失敗）、2つ以上の併存疾患、人工呼吸期間>7日	除外基準	SBT終了時の高二酸化炭素（$PaCO_2 >45$ mmHg）、蘇生または再挿管拒否、気管切開、18歳未満、予定外抜管、NIV禁忌（例：最近の顔面頭部手術、活動性の上部消化管出血、多量の気道分泌物）
介入	【NIV群】72例 NIVを抜管後直ちに開始した。加温加湿器（F&P 950™ Respiratory Humidifier, Fisher & Paykel Healthcare社）、サイズ適合フェイスマスク（Nivairo™, Fisher & Paykel Healthcare社）を用いて2段階陽圧換気（V60 and V60 plus, Philips社）を48時間行った。NIVを中止している間、患者は標準酸素療法を受け、HFNOがNIVへの忍容性を阻害しないようにした。48時間後にはNIVを中止し、必要に応じて標準酸素療法を継続した。圧設定は、呼吸回数26回/min、Vt 6～8 mL/kg（予測体重）、十分なガス交換（$SpO_2 \geq 92\%$、pH 7.35）を目標に調整され、FiO_2は$SpO_2 \geq 92\%$を維持するように調整した。NIV忍容性を高めるための鎮静薬は禁止された	対照	【HFNO群】72例 抜管直前から加湿器設定37℃、サイズ調整された鼻カニューレを用いたHFNO（Airvo™ 2, Fisher & Paykel Healthcare社）を開始した。流量は最初10 L/minに設定された。抜管後は、患者が不快感を覚えるまで、あるいは60 L/minまで、5 L/minごとに迅速に漸増させた。患者が温度が高すぎると報告した場合は、温度を下げることができた。FiO_2は$SpO_2 \geq 92\%$となるよう調節した。48時間後にHFNOを中止し、必要に応じて標準酸素療法を継続した
症例数	144例（割り付け1：1）	プライマリアウトカム	抜管7日以内の再挿管率
結果	プライマリアウトカムはNIV群23.6%、HFNO群33.3%であった（群間差9.7, 95%CI −4.9～24.4）。すべてのセカンダリアウトカムで有意差は認めなかった。探索的ベイズ分析では、NIVにより再挿管が減少する確率は99%（データ駆動型事前分布）、90%（最小情報事前分布）、89%（懐疑的事前分布）であった。		
著者の結論	抜管失敗リスクが中等度の肥満成人重症患者において、再挿管率はHFNOとNIVで有意差を認めなかった。ただし、検出力不足であった可能性はある。		

9. Treatment of acute circulatory failure based on CO_2–O_2-derived indices: the lactel randomized multicenter study.（LACTEL）

Guinot PG, Evezard C, Nguyen M, et al. Chest 2024；S0012-3692（24）05593-4. PMID：39615831　　多施設非盲検化

目的 CO_2-O_2 指標に基づいて組織低酸素を治療すれば，より速い乳酸クリアランスが可能となり，臨床転帰が改善するか検証する	
場所 フランス 3 ICU	**期間** 2021 年～2023 年
参入基準 18歳以上，急性循環不全で動脈血乳酸値≧3 mmol/L。急性循環不全については，収縮期血圧<90 mmHg，平均血圧<65 mmHg，血管収縮薬が必要，網状皮斑，尿量<0.5 mL/kg/hr と定義	**除外基準** 健康保険制度に加入していない，法的保護下にある，妊婦もしくは授乳中，機械的補助を受けている
介入 【介入群】89 例 組織低酸素の指標となる P（v-a）CO_2 gap/Ca-vO_2 比（>1.7 mmHg/mL）と ScvO_2（閾値 70％），P（v-a）CO_2 gap（閾値 6 mmHg）を用いて組織低酸素の原因を同定し，それぞれに対して輸血，呼吸器設定変更，輸液，強心薬，昇圧薬で対応するプロトコルを用いた。 両群ともその他の患者ケアは国際的ガイドラインと施設プロトコルに準じて実施された	**対照** 【対照群】90 例 標準的な循環動態の管理を行った。輸液反応性は受動的下肢挙上法や輸液チャレンジ法を用いて評価した。輸液反応性がある場合は乳酸リンゲル液をボーラス投与（250～500 mL を 15 分）した。心拍出量は，まず前負荷を最適化し，輸液反応性がない場合はドブタミンを投与し心係数≧2.5 L/min/m^2 となるようにした
症例数 179 例（割り付け 1：1）	**プライマリアウトカム** 2 時間以内に 10％以上の乳酸クリアランスを達成

結果 プライマリアウトカムは，対照群 50％と介入群 43.8％で有意差を認めなかった（p=0.497）。2 時間後の乳酸値変化中央値は，対照群で−10.53％（−29.27～5.68）であったのに対し，介入群では−2.70％（−22.58～19.1，p=0.096）であった。セカンダリアウトカムでは，Sepsis-related Organ Failure Assessment（SOFA）スコア（6 [3～9] vs. 7 [4～10]，p=0.719），ICU 入室期間（4.5 日 [2.0～10.8] vs. 5.0 日 [2.0～10.0]，p=0.963），入院期間（11 日 [3.0～27.0] vs. 10 日 [3.0～21.0]，p=0.493），28 日死亡率（44.9％ vs. 33.3％，p=0.150）であり，いずれも有意差を認めなかった。

著者の結論 CO_2-O_2 指標を用いたアルゴリズムに基づく循環管理は，標準治療と比較して乳酸クリアランスや臨床転帰を改善しなかった。この方法が有効な患者サブグループを特定するためには，さらなる研究が必要である。

10. Colchicine in acute myocardial infarction.（CLEAR）

Jolly SS, d'Entremont MA, Lee SF, et al. N Engl J Med 2025；392：633-42. PMID：39555823　　多施設二重盲検化

目的 心筋梗塞におけるコルヒチンの効果を検証する	＊コルヒチンとスピロノラクトンの効果を検証した 2×2 試験のコルヒチンに関する報告
場所 14 か国 104 施設	**期間** 2018 年 2 月 1 日～2022 年 11 月 8 日
参入基準 当初は経皮的冠動脈インターベンションを受けた ST 上昇型心筋梗塞（STEMI）患者を参入したが，サンプルサイズを増やすため，運営委員会は 2020 年 4 月 5 日にプロトコルを変更し，経皮的冠動脈インターベンションを受けた広範囲非 ST 上昇型心筋梗塞（NSTEMI）で，以下の危険因子を 1 つ以上有する患者も登録することにした。左室駆出率≦45％，糖尿病，多枝冠動脈疾患（2 番目の冠動脈狭窄が 50％以上），心筋梗塞の既往，60 歳以上	**除外基準** NA
介入 【コルヒチン群】3528 例 体重≧70 kg の患者はコルヒチン 0.5 mg を 1 日 2 回，体重<70 kg の患者は 0.5 mg を 1 日 1 回服用した。治療開始から 90 日以降は，すべての患者でコルヒチン 0.5 mg を 1 日 1 回服用した。 しかし，盲検下の中間解析で予想以上に服用中止率が高いことが判明し，さらに Colchicine Cardiovascular Outcomes Trial（COLCOT）においてコルヒチン 1 日 1 回投与の有効性が示されたため，運営委員会は 2020 年 9 月から治療期間を通じてコルヒチン 0.5 mg を 1 日 1 回服用する投与計画に変更した。	**対照** 【プラセボ群】3534 例 コルヒチンと同様の方法でプラセボを服用した
症例数 7062 例（割り付け 1：1）	**プライマリアウトカム** 心血管死亡，心筋梗塞再発，脳卒中，予定外の冠動脈血行再建術の複合アウトカム

結果 追跡期間中央値 3 年の間にプライマリアウトカムはコルヒチン群 9.1％，プラセボ群 9.3％に発生した（HR 0.99，95％CI 0.85～1.16，p=0.93）。プライマリアウトカムの各要素の発生率は両群で同等であった。3 か月後のコルヒチン群とプラセボ群の C 反応性タンパク（CRP）の最小二乗平均差は，ベースライン値で調整すると−1.28 mg/L（95％CI −1.81～−0.75）であった。下痢はプラセボ群よりもコルヒチン群で多く発生したが（10.2％ vs. 6.6％，p<0.001），重篤な感染症の発生率に群間差はなかった。

著者の結論 心筋梗塞患者において，コルヒチンによる治療を心筋梗塞発症直後に開始し，中央値で 3 年間継続しても，複合プライマリアウトカム（心血管死亡，心筋梗塞再発，脳卒中，予定外の冠動脈血行再建術）の発生率は減少しなかった。

11. Routine spironolactone in acute myocardial infarction.（CLEAR）

Jolly SS, d'Entremont MA, Pitt B, et al. N Engl J Med 2025；392：643-52. PMID：39555814　　多施設二重盲検化

目的 心筋梗塞におけるスピロノラクトンの効果を検証する	＊コルヒチンとスピロノラクトンの効果を検証した 2×2 試験のスピロノラクトンに関する報告
場所 14 か国 104 施設	**期間** 2018 年 2 月 1 日～2022 年 11 月 8 日
参入基準 当初は経皮的冠動脈インターベンションを受けた STEMI 患者を参入したが，サンプルサイズを増やすため，運営委員会は 2020 年 4 月 5 日にプロトコルを変更し，経皮的冠動脈インターベンションを受けた広範囲 NSTEMI で，以下の危険因子を 1 つ以上有する患者も登録することにした。左室駆出率≦45％，糖尿病，多枝冠動脈疾患（2 番目の冠動脈狭窄が 50％以上），心筋梗塞の既往，60 歳以上	**除外基準** NA
介入 【スピロノラクトン群】3537 例 スピロノラクトン 25 mg を服用した	**対照** 【プラセボ群】3525 例 スピロノラクトンと同様の方法でプラセボを服用した
症例数 7062 例（割り付け 1：1）	**プライマリアウトカム** （1）心血管死亡，心不全の新規発症/増悪の複合（イベント総数），（2）心筋梗塞，脳卒中，心不全の新規発症/増悪，心血管死亡の複合（初発を time-to-event 解析）

結果 プライマリアウトカム（1）は，追跡期間中央値 3 年で，スピロノラクトン群 183 イベント（1.7 イベント/100 患者年），プラセボ群 220 イベント（2.1 イベント/100 患者年）が発生した（非心血管死亡の競合リスクで調整した HR 0.91，95％CI 0.69～1.21，p=0.51）。プライマリアウトカム（2）は，スピロノラクトン群 7.9％，プラセボ群 8.3％にイベントが発生した（競合リスクで調整した HR 0.96，95％CI 0.81～1.13，p=0.60）。重篤な有害事象はスピロノラクトン群 7.2％，プラセボ群 6.8％で報告された。

著者の結論 心筋梗塞患者において，スピロノラクトンは心血管死亡，心不全の新規発症/増悪の発生率，あるいは心血管死亡，心筋梗塞，脳卒中，心不全の新規発症/増悪の複合アウトカムの発生率を減少させなかった。

12. Early, individualized recommendations for hospitalized patients with acute kidney injury: a randomized clinical trial. (KAT-AKI)
Aklilu AM, Menez S, Baker ML, et al. JAMA 2024;332:2081-90. PMID:39454050

多施設非盲検化

目的 急性腎障害（AKI）患者において，専門の腎臓アクションチーム（KAT）からの個別化された推奨が，腎機能悪化と死亡という臨床転帰を改善させるか検証する	
場所 米国7病院	**期間** 2021年10月29日～2024年2月8日
参入基準 Kidney Disease Improving Global Outcomes (KDIGO)基準のAKIを発症した入院成人患者（18歳以上）	**除外基準** 透析を受けている腎不全，ステージ5のchronic kidney disease (CKD)，入院時のCre>4 mg/dL，固形臓器移植，ホスピスまたは緩和ケアのみ，K>7 mEq/L，透析性のある毒性物質の摂取，難治性用量過多，人工呼吸にもかかわらずpH<7.15の代謝性アシドーシス，BUN>150 mg/dL，同入院中に腎臓内科コンサルトまたは腎代替療法を受けている，腎摘出術後（2024年4月5日～）
介入 【介入群】1999例 AKI発症に関する警告が医師と薬剤師からなるKATに提供され，KATはAKI発症を認知した1時間以内に電子カルテを通じて，5つの主要カテゴリー（診断検査，量，カリウム，酸塩基，投薬）について患者ごとに個別化された推奨を行った	**対照** 【通常ケア群】2004例 通常ケアを実施した。KATによる推奨は実施されたが臨床医には伝えられなかった
症例数 4003例（割り付け1:1）	**プライマリアウトカム** AKIの悪化，透析，死亡の複合アウトカム
結果 KATは14539件の推奨を行い，患者1人当たりの推奨件数は3件（IQR 2～5）であった。プライマリアウトカムは，介入群19.8%，通常ケア群18.4%で発生した（差1.4%，95%CI -1.1～3.8，$p=0.28$）。6つのセカンダリアウトカム（死亡，透析，AKI進行，腎臓内科診察，緩和ケア導入，推奨実施率）のうち，推奨実施率のみが有意差を示した（介入群33.8%，通常ケア群24.3%が24時間以内に実施，差9.5%，95%CI 8.1～11.0）。	
著者の結論 AKIで入院した患者において，KATからの推奨は介入群では通常ケア群よりも推奨実施率が高かったにもかかわらず，AKIの悪化，透析，死亡の複合アウトカムを有意に減少させなかった。	

13. Biomarker-guided antibiotic duration for hospitalized patients with suspected sepsis: the ADAPT-sepsis randomized clinical trial.
Dark P, Hossain A, McAuley DF, et al. JAMA 2025;333:682-93. PMID:39652885

多施設非盲検化（非劣性）

目的 敗血症が疑われる重篤な入院患者おいて，CRPまたはプロカルシトニン（PCT）をモニタリングする治療プロトコルが，抗菌薬投与期間を安全に短縮させるか検証する		
場所 英国41施設		**期間** 2018年1月1日～2024年6月5日
参入基準 敗血症が疑われ重症もしくはICU入室前24時間以内に抗菌薬静注が開始され，少なくとも72時間以上の継続が予定されていた患者（18歳以上）		**除外基準** 長期抗菌薬投与が必要（21日以上），敗血症以外の原因による重篤な免疫不全（例：好中球数＜500/μL），入院中にインターロイキン（IL）-6受容体阻害薬（例：トシリズマブ，サリルマブ）の投与が予定されている，無益性のため24時間以内に敗血症治療が中止される可能性が高い，同意拒否，過去に一度本試験に参入している
介入 血液検査は割付から毎日実施された。介入は抗菌薬投与が中止されるか，患者が死亡または脱落するまで続けられた		
【PCT群】918例 PCT<0.25 ng/mLで抗菌薬中止が強く推奨，ベースラインからのPCT低下≥80%またはPCT 0.25～0.5 ng/mLで抗菌薬中止が提案された	【CRP群】924例 CRP<2.5 mg/dLで抗菌薬中止が強く推奨，ベースラインからのCRP低下≥50%で抗菌薬中止が提案された	【標準治療群】918例 毎日血液検査は実施されたがPCTやCRPの測定はされなかった。各研究チームのために標準化されたコンピューターによる治療アドバイスが行われた
症例数 2760例（割り付け1:1:1）		**プライマリアウトカム** 効果：28日までの抗菌薬投与期間，安全：28日全死亡率
結果 28日までの抗菌薬投与期間は，標準治療群と比較してPCT群で有意に短縮した（平均投与期間：標準治療群10.7日，PCT群9.8日，平均差0.88日，95%CI 0.19～1.58，$p=0.01$）。28日全死亡率は，PCT群が標準治療群に対して非劣性であった（非劣性マージン5.4%，標準治療群19.4%，PCT群20.9%，絶対差1.57，95%CI -2.18～5.32，$p=0.02$）。抗菌薬投与期間については，標準治療群とCRP群に有意差は認めなかった（平均投与期間：CRP群10.6日，平均差0.09，95%CI -0.60～0.79，$p=0.79$）。28日全死亡率については，CRP群と標準治療群と比較した場合の結論は得られなかった（CRP群21.1%，絶対差1.69，95%CI -2.07～5.45，$p=0.03$）。		
著者の結論 PCTガイドによる治療は，標準治療と比較して抗菌薬投与期間を安全に短縮させるが，CRPガイドによる治療はそうではなかった。CRPガイドによる治療が全死亡率を上昇させるかどうかについては結論が出なかった。		

14. Antibiotic treatment for 7 versus 14 days in patients with bloodstream infections. (BALANCE)
Daneman N, Rishu A, Pinto R, et al. N Engl J Med 2025;392:1065-78. PMID:39565030

多施設非盲検化（非劣性）

目的 菌血症患者において，7日間と14日間の抗菌薬投与を比較検証する	
場所 7か国74病院	**期間** 2014年10月17日～2023年5月5日
参入基準 入院中に血液培養が陽性となった患者	**除外基準** 過去に本研究へ参入した，重度の免疫不全患者（好中球減少症，臓器移植や造血幹細胞移植後の免疫抑制療法など），人工弁や血管内グラフトを有する，長期治療が必要な感染症が証明または疑われる（心内膜炎，骨髄炎，敗血症性関節炎，ドレナージできていない膿瘍，抜去されていない人工関節症など），コンタミネーションと考えられる菌による菌血症（コアグラーゼ陰性ブドウ球菌など），長期治療が必要な黄色ブドウ球菌または*S. lugdunensis*菌血症，長期治療が必要とされるまれな原因菌による菌血症，真菌血症
介入 【7日群】1814例 適切な抗菌薬投与を7日間行った。適切な抗菌薬投与とは，起因菌に感受性を示す抗菌薬と定義した。 両群ともアドヒアランスの評価は毎日行われた。具体的な抗菌薬の選択，投与量，投与頻度，投与経路は臨床医の裁量に委ねられた	**対照** 【14日群】1794例 適切な抗菌薬投与を14日間行った
症例数 3608例（割り付け1:1）	**プライマリアウトカム** 菌血症診断後90日以内の全死亡
結果 参入患者の55.0%がICUに，45.0%が病棟に入院していた。感染症は市中感染（75.4%），病棟感染（13.4%），ICU感染（11.2%）であった。菌血症の原因としては尿路（42.2%），腹部（18.8%），肺（13.0%），血管カテーテル（6.3%），皮膚または軟部組織（5.2%）が多かった。プライマリアウトカムは7日群14.5%，14日群16.1%に発生し（差 -1.6%ポイント，95.7%CI -4.0～0.8），非劣性が証明された。7日群23.1%，14日群10.7%で，決められた期間よりも長い期間治療が行われた。per-protocol解析でも非劣性が示された（差 -2.0%ポイント，95%CI -4.5～0.6）。これらの結果は，セカンダリアウトカム，および患者，病原体，症候群の特徴に従って事前に定義されたサブグループ解析でも概ね一貫していた。	
著者の結論 菌血症の入院患者において，7日間の抗菌薬投与は14日間よりも劣っていなかった。	

15. Seven versus 14 days of antimicrobial therapy for severe multidrug-resistant Gram-negative bacterial infections in intensive care unit patients (OPTIMISE): a randomised, open-label, non-inferiority clinical trial.

Arns B, Kalil AC, Sorio GGL, et al. Crit Care 2024；28：412. PMID：39695798

多施設非盲検化（非劣性）

目的	多剤耐性グラム陰性菌（MDR-GNB）による重症感染症において，適切な抗菌薬投与7日目に血行動態が安定し無熱であったICU患者に対する抗菌薬7日間投与が抗菌薬14日間投与と比べて非劣性か検証する		
場所	ブラジル18 ICU	期間	2022年1月1日～2023年12月20日
参入基準	18歳以上，書面による同意ができる（または法的代理人がいる），感染発症時（培養が採取された日）に少なくとも48時間ICUに入院していた，MDR-GNBによる重症感染症，感染症から適切な抗菌薬が7±1日投与され少なくとも48時間以上血行動態が安定し無熱である，臨床チームが参入に同意。重症感染症とは，菌血症，肺炎，その他の部位の感染症で敗血症もしくは敗血症性ショックを伴うものと定義した。MDR-GNBとは，(1) 他の抗菌薬に対する感受性にかかわらず，*in vitro* でカルバペネムに耐性を示す *Enterobacterales* 属，緑膿菌，*A. baumannii*，(2) セフトリアキソンとセフェピムの両方に耐性を示す *Enterobactera*，(3) セフタジジム，セフェピム，カルバペネムのうち少なくとも1つに *in vitro* で耐性を示す緑膿菌，(4) カルバペネムに感受性を示すが，アンピシリン／スルバクタムを含む他のβラクタム系に感受性のない *A. baumannii* と定義した	除外基準	抗菌薬に関連する他の研究に参加，長期治療を必要とする感染症，免疫抑制，割付48時間前に採取された血液培養で診断時と同じ細菌が培養された，他のGNBによる制御できない感染症を併発している，本研究への参加歴がある，妊娠，緩和ケアの対象
介入	【7日群】59例 適切な抗菌薬を7日間投与した	対照	【14日群】47例 適切な抗菌薬を14日間投与した
症例数	106例（割り付け1：1）	プライマリアウトカム	28日以内の治療失敗（治療失敗は死亡または感染症再発と定義。感染症再発は，MDRの判断に使用された際と同様の抗菌薬感受性をもつ同種のGNBによる部位を問わない感染と定義）
結果	プライマリアウトカムは，intension-to-treat解析で7日群42.4%，14日群44.7%（RD −2.3，95%CI −21.3～16.7），per-protocol解析で7日群46.8%，14日群50.0%（RD −3.2，95%CI −26.6～20.2）に認められた。多くの感染症が呼吸器感染症（68.9%）であり，起因菌の多くはカルバペネム耐性 *Enterobacterales*（39.6%）であった。本研究は，症例の登録率が低く，予定していたサンプルサイズ（520例）に達する前に終了した。		
著者の結論	本研究では，症例の登録率が低く研究が早期終了したため，MDR-GNB重症感染症における抗菌薬7日間投与は14日間投与に対する非劣性を証明することができなかった。		

16. Electronic sepsis screening among patients admitted to hospital wards: a stepped-wedge cluster randomized trial.（SCREEN）

Arabi YM, Alsaawi A, Alzahrani M, et al. JAMA 2025；333：763-73. PMID：39658862

多施設非盲検化

目的	病棟入院患者において，quick Sequential Organ Failure Assessment（qSOFA）による電子的な敗血症スクリーニングがスクリーニングなしと比較して，90日院内死亡率を減少させるか検証した		
場所	サウジアラビア5病院43病棟	期間	2019年10月1日～2021年7月31日
参入基準	内科，外科，腫瘍病棟に入院した成人患者	除外基準	NA
介入	【スクリーニング群】29442例 血圧と呼吸回数は4時間ごと，GCSは12時間ごとに評価・入力し，qSOFAの構成要素（収縮期血圧≦100 mmHg，呼吸回数≧22回/min，GCS<15）のうち2つ以上が満たされた場合にアラートが発せられた。アラートは，看護師や医師の電子カルテにポップアップメッセージとして表示され，病棟責任看護師が携帯する端末にも視覚的および音声アラートとして通知された。アラートを確認した看護師は患者を評価して担当医と連絡をとり，担当医は患者が敗血症であるか否かを評価することが求められた	対照	【非スクリーニング群】30613例 アラートをサイレントモードとした
症例数	60055例（割り付け1：1）　　　　　　　　　　　　＊Stepped-Wedgeクラスターランダム	プライマリアウトカム	90日院内死亡率
結果	アラートはスクリーニング群14.6%，非スクリーニング群17.6%で発生した。スクリーニング群は非スクリーニング群と比較して，アラート発生後12時間以内に血清乳酸値の検査（調整RR 1.30，95%CI 1.16～1.45），輸液（調整RR 2.17，95%CI 1.92～2.46）を受ける可能性が有意に高かった。プライマリアウトカムは，スクリーニングで有意に低下した（調整RR 0.85，95%CI 0.77～0.93，$p<0.001$）。スクリーニングにより昇圧薬使用および多剤耐性菌は減少したが，コードブルー発動，腎代替療法，クロストリジオイディス・ディフィシル感染症は増加した。		
著者の結論	病棟入院患者において，電子的な敗血症スクリーニングはスクリーニングなしと比較して，90日院内死亡率を有意に低下させた。		

観察研究

17. A multivariable prediction model for invasive pulmonary aspergillosis in immunocompromised patients with acute respiratory failure (IPA-GRRR-OH score).

Friol A, Dumas G, Pène F, et al. Intensive Care Med 2025；51：72-81. PMID：39853358

前向きコホート研究

目的	ICU入室時に容易に入手可能な臨床データに基づいて，invasive pulmonary aspergillosis（IPA）の早期診断のためのリスク予測ツールを開発し，検証する		
場所	フランス12 ICU	期間	2001年～2017年
参入基準	急性低酸素性呼吸不全（頻呼吸>30回/min，SpO₂<90%室内気，PaO₂<60 mmHg，酸素6 L/min以上と定義），年齢>18歳，免疫抑制〔血液悪性腫瘍，固形腫瘍（活動中または寛解5年未満），同種幹細胞移植，固形臓器移植，免疫抑制薬〔長期（30日以上）または高用量（0.5 mg/kg/日）ステロイド〕	除外基準	高二酸化炭素性呼吸不全，心原性肺水腫，妊娠中／授乳中，患者／代理人による同意拒否
観察項目	導出コホートにおいて集団の記述的分析を行い，単変量解析によりIPA診断に関連する因子を同定した。次に多変量ロジスティックモデルを用いて，IPAに関連する独立因子を同定した。選択された因子のすべての組み合わせから構築された全モデルを検証し，赤池情報量規準（AIC）を計算した。最終モデルは，AICの統計量を最小化するものであった。Schneeweissのスコアリングシステムを用いて回帰係数に重み付けし，リスクスコアは各危険因子と重みを合計することによって計算した		
症例数	導出コホート3262例，検証コホート776例	プライマリアウトカム	IPA
結果	IPAは導出コホート4.5%（146/3262例），検証コホート3.3%（26/776例）に認めた。最終モデルには，IPA-GRRR-OHスコアを構成する8つの変数（免疫抑制の種類，高用量または長期のコルチコステロイド，好中球減少症，構造的肺疾患の存在，症状発現からICU入室までの期間7日以上，喀血，胸部画像上の巣状肺胞パターン，ウイルス重複感染）が含まれた。スコアの中央値［IQR］は，導出コホート2［1～3］，検証コホート1［0～3］であった。IPA診断のための最良のカットオフ値は4であった（感度23.1%，特異度90.5%，陰性的中率91.4%）。識別能と較正能は，導出コホート（AUC 0.72［0.68～0.76］）と検証コホート（AUC 0.85［0.76～0.93］）の両方で良好であった。		
著者の結論	IPA-GRRR-OHは，免疫不全患者の急性呼吸不全においてICU入室時に容易に入手可能であり，IPAを確実に予測する臨床スコアである。このスコアを臨床に導入することの有用性を示す研究が必要である。		

18. Utilization and outcomes of life-supporting interventions in older ICU patients in Japan: a nationwide registry study.
Shiotsuka J, Masuyama T, Uchino S, et al. Intensive Care Med 2025；51：115-24. PMID：39774864　**横断研究**

目的	日本の ICU における高齢患者の介入実施と短期予後を検証する		
場所	日本 83 ICU	期間	2015 年 4 月 1 日〜2022 年 3 月 31 日
参入基準	Japanese Intensive Care Patient Database（JIPAD）参加施設の ICU に入室した全患者	除外基準	18 歳未満，除細動などの処置を受けるためだけに ICU 入院，24 時間以内に生存退院
観察項目	参入した患者を 18〜59 歳，60〜69 歳，70〜79 歳，80〜89 歳，90〜99 歳，100 歳以上の 6 つの年齢群に分け，ICU における介入〔生命維持のための介入：人工呼吸，腎代替療法，体外式膜型人工肺（ECMO），NIV，気管切開，大動脈内バルーンパンピング（IABP）など〕と転帰をこれら 6 つの年齢群で比較した		
症例数	233093 例	プライマリアウトカム	ICU で生命維持のための介入を受けた患者の割合
結果	年齢中央値は 71 歳で，80 歳台が 18.2%，90 歳台が 5303 人（2.3%），100 歳台が 67 人であった。多くの生命維持介入が高齢患者に行われていた。複合的介入を受けた患者の割合は，18〜59 歳の 40.4% と比較し 90〜99 歳で 27.6% に減少した。NIV の使用率は年齢とともに増加したため，NIV または侵襲的人工呼吸のいずれかを受けている患者の割合は 90 歳台と同様であった。80 歳以上の ICU 死亡率は 5.6% であり，この年齢群の病院死亡率は 12.9% であった。80 歳台の患者の約半数，90 歳以上の患者の 60% が自宅に戻れなかった。		
著者の結論	生命維持のための介入は加齢とともに減少する傾向にあるが，高齢患者のかなりの数が依然としてこれらの介入を受けていた。		

システマチックレビュー・メタ解析

19. Non-adrenergic vasopressors for vasodilatory shock or perioperative vasoplegia: a meta-analysis of randomized controlled trials.
Kotani Y, Belletti A, D'Amico F, et al. Crit Care 2024；28：439. PMID：39736782

目的	血管拡張性ショックまたは周術期血管麻痺に対して血管収縮薬を投与されている患者において，非アドレナリン作動性血管収縮薬が死亡率を低下させるか検証する		
参入基準	血管拡張性ショックまたは周術期血管麻痺に対して血管収縮薬を投与されている成人患者において，非アドレナリン作動性血管収縮薬とアドレナリン作動性血管収縮薬またはプラセボを比較した RCT を対象とした。非アドレナリン作動性血管収縮薬には，バソプレシン，terlipressin，selepressin，アンジオテンシン II，メチレンブルー，ヒドロキシコバラミンが含まれた。除外基準は，非ランダム化試験，準ランダム化試験，観察研究，システマチックレビュー，解説，論説，ナラティブレビュー，動物実験，または学会抄録とした。また，死亡率データのない研究や小児患者（15 歳以下）を登録した研究も除外した	検索方法	PubMed, Embase, Cochrane Central Register of Controlled Trials を刊行から 2024 年 1 月 29 日まで検索した。言語による制限は行わなかった
研究数	51 研究（5715 例）	アウトカム	追跡可能な最長期間での死亡率
結果	対象となった 51 研究の主な母集団は敗血症性ショック 30 研究，心臓手術 11 研究，非心臓手術 10 研究であった。Cochrane risk-of-bias tool for randomized trials version 2 により，17 研究がバイアスリスクが低いと判断された。敗血症性ショックにおいて，アウトカムは非アドレナリン作動性血管収縮薬群で有意に低かったが（43% vs. 48%，RR 0.92，95%CI 0.86〜0.97，$p=0.03$，$I^2=0$%），個々の非アドレナリン作動性血管収縮薬で有意差を示したものはなかった。心臓手術を受けた患者（8.3% vs. 11%，RR 0.82，95%CI 0.55〜1.22，$p=0.32$，$I^2=12$%），非心臓手術を受けた患者（2.3% vs. 4.7%，RR 0.66，95%CI 0.31〜1.41，$p=0.28$，$I^2=0$%）では，アウトカムに有意差は認めなかった。		
著者の結論	非アドレナリン作動性血管収縮薬は，敗血症性ショックの死亡率低下と有意に関連していた。しかし，個別解析で統計的有意差を示した薬物はなかった。心臓または非心臓手術を受けた患者において，生存に対する非アドレナリン作動性血管収縮薬のプール効果は統計学的有意差に達しなかったが，CI には非アドレナリン作動性薬物による無益性と臨床的に重要な有益性の両方が含まれていた。本結果は，非アドレナリン作動性血管収縮薬とノルアドレナリン単独治療とを比較するさらなる RCT の実施を正当化するものである。		

20. Mortality in septic patients treated with short-acting betablockers: a comprehensive meta-analysis of randomized controlled trials.
Alexandru MG, Niewald P, Krüger S, et al. Crit Care 2024；28：392. PMID：39605034

目的	成人敗血症患者において，短時間作用型 β 遮断薬が死亡率に及ぼす影響を検証する		
参入基準	短時間作用型 β 遮断薬（ランジオロール／エスモロール）の効果を，標準治療またはプラセボと比較した RCT。対象は，Sepsis-3 基準で定義された敗血症，2 つ以上の全身性炎症反応症候群（SIRS）基準＋感染症，またはノルアドレナリンを必要とする敗血症性ショックを呈する成人患者（18 歳以上）とした。死亡率および死亡率評価の時期に関する有効なデータがない研究は除外した	検索方法	PubMed, Web of Science, ClinicalTrials.gov, Cochrane Library を 2024 年 8 月 31 日まで検索した
研究数	7 研究（854 例）	アウトカム	死亡率（短期死亡率，90 日死亡率，院内死亡率）
結果	短期死亡率およびプール死亡率（死亡率に関するデータの最長期間）は，標準治療と短時間作用型 β 遮断薬治療で有意差を認めなかった（RR −0.10，95%CI −0.22〜0.02，$p=0.11$，CochranQ 検定 $p=0.001$，$I^2=73$%）。65 歳未満と 65 歳以上（$p=0.11$），洞性頻拍と心房細動（$p=0.27$）を比較しても有意差は認めなかった。統計的異質性はあるが，有意な出版バイアスは認めなかった。		
著者の結論	短時間作用型 β 遮断薬は，頻脈が持続する敗血症患者の短期死亡率を低下させなかった。今後の研究では，治療前および治療中の心機能特性を明らかにするために，多くの血行動態データを報告すべきである。		

今日から使える医療統計 第2版

新谷 歩 大阪公立大学大学院医学研究科医療統計学教授

進化する統計手法を実践的に学ぶための決定版、待望の第2版!

臨床研究から論文抄読まで、医療統計の広範な知識を深める信頼の一冊が待望の改訂!
「医療統計は難しい」と感じる方向けに、よくある疑問や陥りやすいピットフォールに
丁寧に答え、確実な理解へと導く。数式をできる限り避けた実例を豊富に取り入れ、
手順を明快に解説。改訂版では新しい統計手法にも対応し、今の時代に即した知識が
身につく。医療統計を実践的なツールとして活用したい方に必携の書!

進化する統計手法を実践的に学ぶための決定版
医療統計の基本から陥りやすいピットフォールまで、著名な生物統計家がわかりやすく解説。
待望の第2版!

● A5 頁248 2024年 [ISBN 978-4-260-05758-5]
定価:3,740円(本体3,400円+税10%)

Contents

- Lesson 1 統計の基礎知識 ― 統計って何だろう
- Lesson 2 同等性・非劣性の解析
- Lesson 3 グラフの読み方・使い方
- Lesson 4 単変量統計検定の選び方
- Lesson 5 リスク比,オッズ比,レート
- Lesson 6 生存時間解析
- Lesson 7 交絡と多変量解析
- Lesson 8 交絡と傾向スコア
- Lesson 9 症例数とパワー計算
- Lesson 10 多重検定
- Lesson 11 中間解析
- Lesson 12 無作為化比較試験(RCT)におけるデータ解析
- Lesson 13 インターアクション(交互作用)
- Lesson 14 感度・特異度
- Lesson 15 回帰分析のメカニズム
- Lesson 16 欠損値の問題
- Lesson 17 繰り返し計測したデータの解析
- Lesson 18 統計学の新たな手法 ― P値を用いないベイズ法

医学書院
〒113-8719 東京都文京区本郷1-28-23 [WEBサイト]https://www.igaku-shoin.co.jp
[販売・PR部]TEL:03-3817-5650 FAX:03-3815-7804 E-mail:sd@igaku-shoin.co.jp

Ethical Guidelines

Human and Animal Rights

The authors must comply with the ethical principles stated in the latest Declaration of Helsinki for Medical Research Involving Human Subjects, by the World Medical Association[1]. The authors must also comply with guidelines including the "Ethical Guidelines for Medical and Health Research Involving Human Subjects"[2], the "Ethical Guidelines for Human Genome and Gene Analysis Research"[3] and the "Guidelines on Clinical Research for Gene Therapy"[4] by the Ministry of Health, Labour and Welfare and the Ministry of Education, Culture, Sports, Science and Technology.

When presenting the results of clinical research (or off-label use of treatments), the authors must include a statement from the research ethics committee or Institutional Review Board indicating approval of the research in the text. Also, informed consent to participate in the study should be obtained from participants (or parents or guardians) and a relevant statement should be placed in the text.

Careful consideration is necessary not to violate patients' privacy. Any description allowing readers to identify a patient's personal information should carefully be excluded before submission of the manuscript. Written informed consent for publication with a signature must be obtained from the patient (or parent or guardian), before submitting case reports.

When presenting the results of animal research, the authors must include a statement of approval by the research ethics committee or Institutional Review Board, and that the study was performed in compliance with animal experiment regulations, in the text.

Conflicts of Interest

The authors must disclose any potential conflicts of interest in relation to their work including financial, personal, academic, or political relationship with individuals, companies, or organizations (e.g. provision of laboratory environment or instruments ; research grant ; lecture or consultation fee ; expenses for food, accommodation or travel ; employment by the entities). Each author must submit a Conflict of Interest Checklist at the time of manuscript submission.

Authorship

Each "author" should i) make substantial contributions to the conception and design of the study, acquisition, analysis and interpretation of the data, ii) be involved in the preparation of the manuscript, or critical review regarding the important intellectual contents of the work, iii) give final approval for publication, and iv) be able to answer questions relevant to the author's participation after publication. Each "author" must comply with all four qualifications.

References

1. https://www.wma.net/policies-post/wma-declaration-of-helsinki-ethical-principles-for-medical-research-involving-human-subjects/
2. http://www.mhlw.go.jp/file/06-Seisakujouhou-10600000-Daijinkanboukouseikagakuka/0000080278.pdf
3. http://www.lifescience.mext.go.jp/files/pdf/n796_00.pdf
4. http://www.mhlw.go.jp/file/06-Seisakujouhou-10600000-Daijinkanboukouseikagakuka/150812_rinrisisin.pdf

---

倫理規定：

人を対象とする医学研究においては，最新のヘルシンキ宣言（世界医師会）の倫理的原則を遵守しなければなりません。また，「人を対象とする医学系研究に関する倫理指針」（文部科学省，厚生労働省），「ヒトゲノム・遺伝子解析研究に関する倫理指針」（文部科学省，厚生労働省，経済産業省），「遺伝子治療等臨床研究に関する指針」（厚生労働省）などの指針も遵守してください。

臨床研究（または薬物の適用外使用など）においては，患者・被験者の同意および所属施設倫理委員会などの承認を受け，その旨を明記してください。また，患者・被験者のプライバシー侵害とならないよう配慮し，個人情報の保護に留意しなければなりません。症例提示が含まれる場合，患者本人（もしくはその両親または保護者）より，論文への掲載に関して同意を得てください。

動物実験においては，所属施設倫理委員会などの承認を受け，動物実験実施規定などに準拠して行われたものであることを明記してください。

利益相反の開示：

著者は利益相反となり得るすべての資金的援助，企業・機関との関係（研究場所・器具の提供，企業主催の研究会参加における講演謝礼や旅費，宿泊費の提供など）を開示しなければなりません。利益相反に関するチェックリストを提示してください。

著者および共同著者：

著者または共同著者は，①構想，デザイン，データ収集・分析・解釈において重要な貢献をした，②論文作成または重要な知的内容についての批判的な校閲・推敲に関与した，③出版原稿の最終承認を行った，④論文出版後，論文の内容に関して疑義が呈されたとき，責任をもって疑義に答えることができる，以上の4点に基づいて決定されるべきものです。著者は①〜④のすべてを満たす必要があります。

Intensivist Back Number

■ Vol.11 (2019年)
- No.1 重症感染症 2
- No.2 栄養療法アップデート 前編
- No.3 栄養療法アップデート 後編
- No.4 気道

■ Vol.12 (2020年)
- No.1 生理学
- No.2 災害と ICU
- No.3 移植（ドナー管理と移植の手術手技）
- No.4 集中治療の今と未来

■ Vol.13 (2021年)
- No.1 循環器集中治療 (Critical Care Cardiology)
- No.2 薬理学
- No.3 COVID-19
- No.4 麻酔

■ Vol.14 (2022年)
- No.1 長期予後
- No.2 生理学 2
- No.3 臨床研究
- No.4 多職種連携

■ Vol.15 (2023年)
- No.1 予防
- No.2 熱傷
- No.3 Critical Care Nephrology
- No.4 ICUで遭遇する免疫異常

■ Vol.16 (2024年)
- No.1 ARDSの今を語り尽くす
- No.2 ショックの Patient Journey
- No.3 Respiratory ECMO 2.0
- No.4 どうする？ PCAS

■ Vol.17 (2025年)
- No.1 酸塩基平衡，電解質異常に挑む
- No.2 ICUにおける抗菌薬 new era strategy
- No.3 心原性ショック診療（予定）
- No.4 NPPV/HFNC（予定）

■ Vol.18 (2026年)
- No.1 血液凝固異常（予定）
- No.2 脳卒中・頭部外傷（予定）

QRコードからすべてのバックナンバーをチェックできます。気になった号はそのままご購入も可能です。

2025年 第3号（Vol. 17 No. 3）予告 ［7月発行］

特集：心原性ショック診療： エビデンスに基づく最適化への挑戦

心原性ショックは，循環器内科における最も深刻な課題の1つであり，その管理は長年にわたり困難を極めてきました。循環器医学全般が飛躍的な進歩を遂げるなかでも，心原性ショックの予後改善は大きな課題として残されており，専門医のみならず，多くの集中治療医や関連分野の医療従事者を悩ませています。しかし，近年の研究や臨床試験により，新たな知見や治療戦略が明らかになりつつあり，希望の光が差し始めています。

本特集では，SHOCK試験から始まり，心原性ショックの現状や予後の変遷，ステージングの考え方について深く探求します。また，ST上昇型心筋梗塞（STEMI）や非ST上昇型急性冠症候群（NSTE-ACS）に合併する心原性ショックの複雑な管理，カテコールアミン治療の最適化，機械的補助循環（MCS）デバイスの選択とその未来など，最新のエビデンスに基づく治療戦略を詳述します。

少しずつ見えてきた光明をどのようにとらえ，臨床に生かすべきかを考察します。本特集を通じて，心原性ショックの管理における現状と課題，そして未来への展望を共有し，臨床現場での課題解決に貢献できれば幸いです。

1. それはSHOCK試験から始まった：心原性ショック管理の歴史的変遷
 慶應義塾大学医学部 循環器内科　香坂 俊
2. 心原性ショックの現実：疫学的な見地から
 慶應義塾大学医学部 循環器内科　大畑 孝憲
3. 心原性ショックの現実：院内のマネージメントと予後予測
 市立豊中病院 循環器内科　西本 裕二
4. 複雑化するACS合併の心原性ショック：血行再建か全身管理か？
 熊本大学病院 循環器内科　中島 啓裕・山本 正啓
5. 【コラム】心原性ショック症例での人工呼吸器管理
 東京ベイ・浦安市川医療センター 救急集中治療科　山本 一太
6. 【コラム】HF合併の心原性ショック：ACSとは異なるメカニズムと管理法
 ノースウェスタン大学 循環器内科　夜久 英憲
7. 【コラム】急性期後の血行再建： Ischemic Cardiomyopathyに対するPCIとCABGの現在地
 聖路加国際病院 循環器内科　鈴木 隆宏
8. 重症肺高血圧症による心原性ショックの特徴と治療指針
 国立循環器病研究センター 肺循環科　上田 仁
9. カテコールアミン治療の是非：強心薬 vs. 昇圧剤　最適解は？
 東京ベイ・浦安市川医療センター 循環器内科　浅野 和宏・小島 俊輔
10. T-MCSデバイスの選択とその未来：ECLSとDANGER試験の教訓
 済生会熊本病院 循環器内科　稲森 大治・鵜木 崇
11. 心原性ショック時の弁膜症介入：タイミングを見極める
 帝京大学医学部附属病院 循環器内科　三浦 瑞樹・片岡 明久
12. 【コラム】弁膜症症例における血管拡張薬とカテコールアミンの使い分け
 板橋中央総合病院 集中治療科　三反田 拓志
13. LVAD導入の現実と課題：橋渡し治療から Destination Therapyまで
 聖路加国際病院 救急科　羽田 佑
14. 現場から見た心原性ショック管理：SHOCKチームと高齢者へのアプローチ
 クリーブランドクリニック 循環器内科　宮下 智
 日本医科大学付属病院 心臓血管集中治療科　渡邉 将央
 富山大学大学院医学薬学研究部 内科学第二　絹川 弘一郎

※誌面の都合により，内容が変わることがあります。

■ 訂正とお詫び

INTENSIVIST Vol.17 No.1「酸塩基平衡，電解質異常に挑む」に誤植がございました。ここに訂正するとともに，読者の方々に深くお詫びいたします。

45ページ右段下の見出し「●その他のK吸着薬［STEP 3］」の文章
（誤）
SZCの登場までは，ポリスチレンスルホン酸ナトリウム（カリメート®，アーガメイト®），ポリスチレンスルホン酸カルシウム（ケイキサレート®）といったイオン交換樹脂が主に用いられてきた。
（正）
SZCの登場までは，ポリスチレンスルホン酸ナトリウム（ケイキサレート®），ポリスチレンスルホン酸カルシウム（カリメート®，アーガメイト®）といったイオン交換樹脂が主に用いられてきた。

53ページ，文献6の3行目
（誤）Thyroid 200；18：1321-4.
（正）Thyroid 2008；18：1321-4.

〔編集委員〕

則末 泰博	東京ベイ・浦安市川医療センター 救急集中治療科 呼吸器内科
真弓 俊彦	独立行政法人地域医療機能推進機構中京病院 ICU 診療部
武居 哲洋	横浜市立みなと赤十字病院 救急救命センター
安田 英人	自治医科大学附属さいたま医療センター 救急科
瀬尾 龍太郎	神戸市立医療センター中央市民病院 救急救命センター
植西 憲達	藤田医科大学 救急総合内科
牧野 淳	東京都立墨東病院 集中治療科
片岡 惇	練馬光が丘病院 総合救急診療科 集中治療部門
櫻谷 正明	JA 広島総合病院 救急・集中治療科
中島 幹男	東京都立広尾病院 救命救急センター
岩永 航	浦添総合病院 救急集中治療部
岡田 和也	東京都立墨東病院 集中治療科
藤谷 茂樹	聖マリアンナ医科大学 救急医学/東京ベイ・浦安市川医療センター
讃井 將満	自治医科大学 麻酔科学・集中治療医学講座
林 淑朗	鉄蕉会亀田総合病院 集中治療科

〔編集協力委員〕

植田 育也	埼玉県立小児医療センター 小児救命救急センター 救急診療科
内野 滋彦	自治医科大学附属さいたま医療センター 集中治療部
大庭 祐二	University of Missouri 呼吸集中治療内科
志馬 伸朗	広島大学大学院 医系科学研究科 救急集中治療医学
田中 竜馬	LDS Hospital 呼吸器内科・集中治療科
橋本 圭司	出雲徳洲会病院 麻酔科
橋本 悟	NPO 法人 集中治療コラボレーションネットワーク (ICON)
平岡 栄治	東京ベイ・浦安市川医療センター 総合内科
松浦 謙二	

日本集中治療教育研究会 (JSEPTIC) http://www.jseptic.com/

「特集：ICUにおける抗菌薬：new era strategy」
にご協力いただいた方々
（五十音順，敬称略）

岩崎 夢大	済生会宇都宮病院 救急・集中治療科
岡崎哲ロバート	亀田総合病院 集中治療科
岸田 直樹	総合診療医・感染症医 / 感染症コンサルタント / Sapporo Medical Academy (SMA)
興梠 貴俊	亀田総合病院 集中治療科
木庭 茂	練馬光が丘病院 総合救急診療科 集中治療部門
髙木 奏	聖マリアンナ医科大学病院 薬剤部
前田 幹広	聖マリアンナ医科大学病院 薬剤部
永山 智久	亀田総合病院 集中治療科
鍋島 正慶	東京ベイ・浦安市川医療センター 救急集中治療科 集中治療部門
増山 智之	獨協医科大学 救急・集中治療医学講座
三池 慧	聖マリアンナ医科大学横浜市西部病院 救命救急センター / 東京大学大学院 公共健康医学専攻

〔編集人〕高木 健太・荻上 朱里・金子 史絵
〔レイアウト〕アップロードハウス
〔表紙デザイン〕公和図書デザイン室（臼井 弘志）

■弊誌はリニューアル以降，ゲストエディターの皆様に「キャッチーな特集タイトルを」とお願いしています。本特集は，新時代がキーワードだったので「ICU における抗菌薬：new era strategy」になりましたが，その過程でふと「キャッチーってなんだ？」と考え込んでしまい，ものは試しに生成 AI に頼んでみました。「ビジネス書っぽく」とオーダーすると，「ICU での抗菌薬投与 7 つの原則」「抗菌薬エビデンス実践術─ICU で正しい選択をするために」など，まあまあありがちな感じに。そこで「ラノベ風にして」と頼んでみたら，返ってきたのは表に出せる代物ではありませんが，存外面白く。以来，生成 AI に話しかけることが増えました。

広告一覧（五十音順）

アネスアルファ	i, iii
医学書院	296, 305
金原出版	204
南山堂	218
日本医事新報社	186
日本ベクトン・ディッキンソン	表 4
メジカルビュー社	288
羊土社	230

Vol. 17 No. 2 2025 年 4 月 1 日発行〔年 4 回 (1, 4, 7, 10 月 1 日) 発行〕
ISBN978-4-8157-2107-7
（1 部）定価（本体 4,700 円＋税）
2025 年年間購読料 19,800 円
（4 冊，税込，送料弊社負担）

INTENSIVIST

発行者 金子 浩平

発行所 株式会社 メディカル・サイエンス・インターナショナル
〒113-0033 東京都文京区本郷 1-28-36
電話：編集部 03-5804-6056 FAX：編集部 03-5804-6054
　　　販売部 03-5804-6051　　　　販売部 03-5804-6055
URL：http://www.medsi.co.jp E-メール：icc@medsi.co.jp
振替：東京 7-28572

印刷所　横山印刷株式会社　電話 03-3622-6161
広告取扱　メディカルブレーン　電話 03-3814-5980
　　　　　文京メディカル　　　電話 03-3817-8036

販売部 X（旧 Twitter）
雑誌編集部 Instagram

最新情報をお届け！フォローしてね！

本誌の複製権・翻訳権・上映権・譲渡権・貸与権・公衆送信権（送信可能化権を含む）は（株）メディカル・サイエンス・インターナショナルが保有します。本誌を無断で複製する行為（複写，スキャン，デジタルデータ化など）は，「私的使用のための複製」など著作権法上の限られた例外を除き禁じられています。大学，病院，診療所，企業などにおいて，業務上使用する目的（診療，研究活動を含む）で上記の行為を行うことは，その使用範囲が内部的であっても，私的使用には該当せず，違法です。また私的使用に該当する場合であっても，代行業者等の第三者に依頼して上記の行為を行うことは違法となります。

JCOPY ＜出版者著作権管理機構 委託出版物＞本誌の無断複製は著作権法上での例外を除き禁じられています。複製される場合は，そのつど事前に出版者著作権管理機構（電話 03-5244-5088，FAX 03-5244-5089，info@jcopy.or.jp）の許諾を得てください。